KB139117

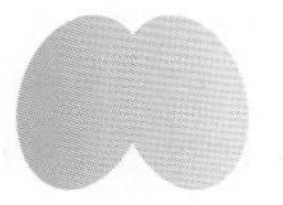

열리는 숨길,
호흡기 건강 비결을 찾아서

프롤로그

매일 새벽 나는 집 근처 수리산에 오른다. 전염병이 전 세계에 창궐하여 인류의 생명을 위협할 때도, 인간의 끝없는 욕심으로 세계 곳곳에 무자비한 개발과 전쟁의 포화가 끊이지 않을 때에도 나의 발걸음은 늘 숲을 향해왔다. 그곳에는 나보다 훨씬 키가 크고 오래 산 나무들이 맑은 산소를 내뿜으며 말없이 세상을 굽어보고 있다.

나의 날숨으로 빠져나간 이산화탄소를 들이마신 식물들은 광합성을 통해 맑고 깨끗한 산소로 정화하여 돌려주고, 나의 들숨은 신선한 산소를 폐부 깊숙이 들이마신다. 맑게 씻긴 머리와 상쾌해진 몸, 깊고 편안해진 숨결 따라 마음도 평온하고 넉넉해진다. 어느새 나무와 나는 생명의 호흡을 주고받는 형제가 된다.

직업적인 비밀이지만 어쨌든 말하겠다
우리 의사들은 아무것도 하지 않는다
우리는 그저 환자 내면의 의사를 돕고 격려할 뿐이다

- 알베르트 슈바이처

나에게 하루를 숲에서 시작할 수 있다는 것은 커다란 축복이자 선물이다. 모든 인위(人爲)를 거부하고 청정한 대기와 싱싱하게 돋아나는 풀잎은 인류에게 자연 치유만이 진정한 치료의 길임을 역설하고 있는 듯하다.

그러나 도시의 빌딩숲에서 각종 배기가스와 미세먼지를 마시며 과로와 스트레스에 시달리는 현대인들은 면역력이 자라날 겨를이 없다. 자연과 멀어질수록 스트레스와 우울증, 공격적 성향은 강해지고, 자가 치유력은 급격히 떨어진다.

그뿐인가? 현대 자본주의 산업사회의 화석연료를 기반으로 한 대량 생산, 대량 소비, 대량 폐기의 악순환 속에 양산된 심각한 환경오염은 기후 위기는 물론 각종 환경성 질환과 만성 질환, 치명적인 호흡기 질환 등을 유발하고 있다. 인류는 사스, 메르스, 코로나19와 같은 각종 호흡기 감염 질환이 올 때마다 당황하고 있는데, 앞으로 5년 이내에 다가올 또 다른 무서운 전염병도 근본적인 해결책을 찾지 않는 한 공포의 대상일 뿐이다.

이런 때일수록 기본에 충실해야 한다. 인간의 생명에 공기보다 더 필수적인 것은 없다. 특히나 3분만 숨을 못 쉬어도 '목숨'을 잃게 되는 인간에게 오염된 공기는 치명적이다. 실제로 WHO(세계보건기구)는 대기오염으로 인해 매년 전 세계 700만 명이 조기 사망한다고 밝혔다. 미세먼지와 초미세먼지는 폐 깊숙이 침투할 수 있으며, 그중 지름이 2.5마이크로미터(㎛) 이하인 초미세먼지는 혈류 속으로 들어가 심혈관과 호흡기에 악영향을 주고, 다른 장기에도 악영향을 미쳐 폐렴과 천식, COPD(만성폐쇄성폐질환), 뇌졸중과 암 등을 유발할 수 있다.

문제는 늘 시간에 쫓기며 바쁘게 사는 현대인들은 이를 근본 치유, 자연 치유하지 못하고 일시적으로 증상을 억누르는 진통, 진정, 항생, 소염제에 의지하여 더욱 인체의 면역력을 떨어뜨려 치료를 어렵게 하는 악순환을 끊임없이 반복하고 있다는 데 있다.

이러한 현대의학의 약물 오남용으로 인한 대증치료(對症治療)는 독으로 면역 시스템을 파괴하여 내 몸 스스로 자연 치유할 수 없도록 방해하는 악독한 처방이다. 더구나 최근 항생제에 내성을 가진 슈퍼 세균들이 속속 나타나면서, 서양의학은 인류가 세균 앞에 무기력해질 것이라는 암울한 미래상마저 내놓고 있다.

그렇다면 대안이 있는가? 물론 있다. 인간의 생로병사를 관장하는 '호흡' 속에 면역력을 깨우는 자연 치유의 기적이 숨어 있다. 이는 막연한 추측이나 상상이 아니라, 필자가 50여 년에 걸쳐 19만 7천여 명을 치료하는 동안 체험한 임상 데이터가 한결같이 증명하는 바다. 몸과 마음을 조화롭고 건강하게 가꾸는 비결, 그 핵심에 호흡기의 중심, 폐를 깨끗하게 청소하는 '청폐(淸肺)' 비법이 숨어 있다.

왜 그런가?

바로 이 책의 1장에서 그 까닭을 상세히 설명하겠다. 생명의 본질은 무엇이고, 호흡은 무엇인지. 인체에 들어온 숨이 지나는 호흡기의 경로와 효용, 작동 원리는 어떻게 되는지. 왜 인간은 생로병사(生老病死) 하며, 도대체 병이란 무엇인지. 그렇다면 면역력은 무엇인지. 왜 콧물, 기침, 가래, 열 등이 나는 건지. 서양의학의 한계는 무엇이고, 핵심 생명인 폐를 어떻게 살려 무병장수할 것인지. 그 비밀을 낱낱이 밝히고자 한다. 각 장이 끝날 때마다 환자들이 가장 많이 질문하는 물음에 답하는 '호흡기 건강 즉문즉설' 꼭지도 마련하였다.

2장에서는 구체적인 개별 질환으로 들어가 감기, 비염, 천식, COPD,

폐섬유화, 폐렴, 폐암 등 쉽게 낫지 않고 자주 재발하며 경우에 따라 생명을 위협하는 현대인의 골칫거리 각종 폐 · 호흡기 질환의 원인과 증상, 치료법은 물론, 누구나 일상에서 쉽게 실천할 수 있는 운동 · 식이 · 약차 요법과 호흡법 등 유용한 생활 관리법을 소개하겠다. 여기에 코로나19 후유증으로 고생하는 많은 분들께 코로나 장기 후유증 관리 팁도 더불어 공개하고자 한다.

이 책의 하이라이트인 마지막 3장에서는 50여 년 동안 나의 스승이자 등불이 되어준 우수 환자 치료 사례를 소개하여 진정한 자연 치유의 길을 보여주고자 한다. 가벼운 감기부터 죽음의 저승사자인 중증 폐질환은 물론, 침묵의 살인자 폐암까지 인체의 면역력을 최상으로 끌어올려 새 생명을 얻은 놀라운 국내외 치료 사례들을 질환별로 진솔하게 만나볼 수 있다.

이를 통해 합성약으로부터 해방되어 각종 난치성 호흡기 질환을 극복하고 앞으로 다가올 어떠한 호흡기 감염 질환에도 끄떡없는 궁극적인 치료 원리를 독자들과 나누고자 한다. 내 몸 살리는 명쾌한 '청폐(淸肺) 요법'을 통해 난치성 호흡기 질환에 대한 막연한 두려움을 내려놓고, 인위적인 합성약에서 벗어나 빛나는 자연 치유의 해답을 얻어 가는 소중한 시간 되시기 바란다.

편강한의원 대표원장 서 효 석

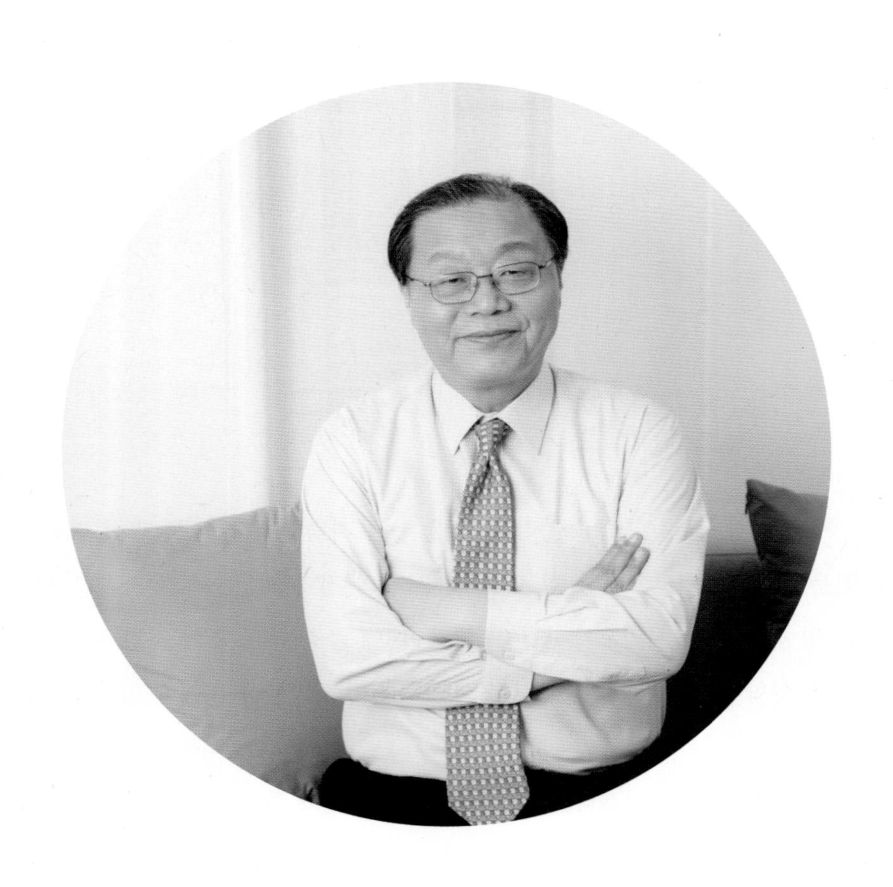

편강탕 체험기

고질적인 만성비염 이렇게 완치했다

추천사

저는 속칭 '글쟁이'라고 불리는, 글을 쓰는 사람입니다. 바둑 관련 칼럼, 신문 관전기를 15년 이상 썼고 프로기사들의 전기(傳記), 수법에 관한 책을 몇 권 냈으며 시인으로서 2017, 2019년에 출간한 두 권의 시집은 세종도서, 문화예술위원회 우수도서로 선정돼 전국 도서관에 비치돼 있습니다.

작은 재주를 자랑하겠다는 의도가 아닙니다. 글에 관한 한 저는, 전문가이며 지금부터 쓰려는 이 글의 진정성에 대한 담보랄까, 읽는 분들께 그런 믿음을 주고자 하는 마음의 발로라고 생각하시면 되겠습니다.

사실, 저는 서점 구석에 깔린 건강 관련(기적의 암 치료 같은) 책에서 흔히 볼 수 있는 체험기 같은 내용을 잘 믿지 않고 좋아하지도 않습니다. 그런 제가 이런 글을 쓰게 됐으니 참, 사람 일은 한 치 앞도 알 수 없다는 말이 맞는 것 같습니다.

"네? 비염을 완치할 수 있다고요?"

그 말을 듣고 깜짝 놀랐습니다. 2010년 가을쯤으로 기억합니다. 그때 저는 극심한 비염으로 고통을 받고 있었습니다. 청년 시절부터 프리랜서로 일하던 2001년까지는 미미한 비염 증세를 달고 살았는데 큰 불편이 없어 그때그때 임시처방으로 때웠고 평생 그 정도 불편은 감수할 작정이었습니다. 왜냐하면, 그때까지 제 주변의 의사나 약사들로부터 귀동냥으로 들은 상식으로는 '비염은 완치가 안 되고 평생 관리하면서 살아야 한다'는 것이었기 때문입니다.

문제는, 2002년 가을 인터넷 바둑 업체에 사업 본부장으로 취업하게 되면서 시작됐습니다. 직무상 거래처 사람들과 거의 매일 술을 마시면서, 그저 조금 불편한 정도였던 비염이 악성으로 변했고 하루하루, 지옥 같은 삶을 보내게 됐습니다. 술을 마시고 나면 이튿날은, 걷잡을 수 없는 콧물, 재채기 때문에 화장지 두 통은 기본이고 밤에는 눕기만 하면 목구멍으로 콧물이 넘어가 잠을 이룰 수가 없었습니다. 벽에 기대앉아 잠을 자는 둥 마는 둥 하는 밤이 끝없이 이어지는 고통은 당해보지 않은 사람은 모릅니다. 그러던 와중에, 우연히 만난 한의사 한 분께 '비염은 완치할 수 있는 질병'이라는 말을 듣게 된 것입니다. 그러니 놀랄 수밖에요. 그분은 편강한의원의 서효석 원장님이었습니다.

“비염을 평생 안고 살아야 한다는 말은 잘못된 상식이에요. 완치할 수 있어요.”

저는 그날을 잊지 못할 겁니다. 사실, 처음에는 서 원장님이 권하는 편강탕(扁康湯)의 효과를 믿지 못했습니다. 왜냐고요? 우선, 이분은 다른 한의사들처럼 시시콜콜한 사항을 일일이 물어보며 진료하지 않고 중요한 사항만 확인했습니다. 제 기억으론 간단한 진맥 그리고 몇 가지, 체질과 약물반응에 관한 문답이 전부였습니다.

그때까지 제가 아는 비염은 완치가 어려운 난치병이었는데, 그런 질병을 제대로 진료도 하지 않고 진료에 맞는 처방도 없이 그냥 편강탕만 먹으라고 하는데 믿을 수가 있었겠습니까? 물론 그렇게 주요 사항만 확인하는 진료가 비염에 관한 깨달음을 얻은 고수만이 할 수 있는 정문(頂門)의 일침(一鍼)이라는 걸 안 건 훨씬 나중의 일입니다.

그런 의미에서 저는 행운아였습니다. 서 원장님이 잘 모르는 한의사였다면 적당히 그 자리를 얼버무리고 일어섰을 겁니다. 당연히 편강탕도 복용하지 않았겠지요. 그런데 당시 서 원장님과 저는 의사와 환자 이전에, 바둑이라는 매개체로 여러 차례 교류를 가진 뒤 서 원장님을 인터뷰해 월간지에 기고한 글쟁이로서 서로 상대의 말에 귀를 기울일 만큼의 신뢰를 쌓은 관계였습니다. 그래서 자리를 박차고 일어나는 대신 무례한 질문을 던졌습니다.

친분이 형성되지 않았다면 도저히 건넬 수 없는 질문이었지요.

“아니, 원장님 말씀을 들으니 편강탕이 무슨 만병통치약이라도 되는 것 같은데 그 말을 그대로 믿어야 하는 겁니까?”

무례한 질문 맞습니다. 웃으면서 에둘러 말했지만 ‘이거, 사기 아녜요?’ 그렇게 되묻는 거나 다름없는 말이었으니까요. 그때 서 원장님이 제 말에 역정을 내거나 불쾌하게 받아들였다면 이 글은 쓸 수 없었을 겁니다. 물론, 저는 여전히 비염에 시달리며 살고 있을 테고요. 그런데 서 원장님은 웃으면서 이렇게 답했습니다.

“비염은 내가 치료해 주는 게 아니에요. 편강탕은 손 전무님(회사에서 상무였고 그대로 퇴직했는데 서 원장님은 지금도 저를 손 전무라고 부르십니다.) 폐를 깨끗하게 청소해 줄 뿐이고, 비염 치료는 강해진 손 전무님의 면역력이 스스로 하는 거예요.”

이게 무슨 말일까요? 의사가 치료를 받으러 온 환자에게 ‘치료는 내가 하는 게 아니라 네 몸의 면역력이 하는 것’이라니요? 한방, 양방을 통틀어 이렇게 말하는 의사는 그때 처음 봤습니다. 그리고 들려준 이야기는 알기 쉬우면서도 설득력이 있었습니다.

젊은 시절, 서 원장님은 극심한 편도선염 환자였습니다. 그때는 편도선염에 대한 한방치료가 마땅치 않았고 양방치료를 받아야 했는데 병원에 가서 접수하고 치료를 받을 때마다, 의사가 자신의 병을 고치지 못하고 다른, 그것도 양방병원을 다닌다는 수치심과 자괴감 때문에 몹시 괴로워했습니다.

그리고 어느 날 드디어 결심을 하게 됩니다. '자신의 병조차 고치지 못하는 의사가 어떻게 타인의 병을 치료할 수 있나. 내 병은 내가 고친다.'라는 각오 끝에 자신을 마루타 삼아 온갖 약재를 구해 연구에 연구를 거듭하고 수없는 실패를 반복하면서 임상실험에 돌입합니다. 어쩌면 목숨을 걸어야 할 수도 있는 그런 위험한 시도를 결행할 수 있었던 이유는 서 원장님 자신이 보기 드문 승부사였기 때문이었는지도 모릅니다.

아는 사람은 다 알고 있는, 서 원장님은 소문난 바둑 애호가인데 그냥 바둑을 좋아하는 아마추어 정도가 아니라 '프로를 울리는' 고수입니다. 이름만 대면 바로 알 수 있는 유명 프로들을 당황하게 만든 일화가 많지만 여기서 할 얘기는 아니고 아무튼 그런 승부근성이 자신을 모르모트 삼아 치료약을 개발하는 연구에 '올인'하게 만든 것은 아닐까 생각합니다.

편강탕은 그런 지난한 과정을 거쳐 탄생했습니다. 서 원장님은 자신의 의지를 관철시켜 편도선염을 완치했고, 최초의 편강탕은 '편도선(扁桃腺)을 강(强)하게 만들어 준다'는 의미를 담아 '편강탕(扁强湯)'이라는 이름을 갖게 됐습니다.

그런데 편강탕으로 완치된 환자분들이 보내온 감사 편지에서 '편강탕을 복용하고 나니 온몸이 편안하고 마음까지 건강해진 기분'이라는 글을 발견하고 편강탕(便康湯)으로 바꾸었다고 하는데, 한바탕 해프닝을 거쳐 편강탕(扁康湯)으로 또 한 번 변신하게 됩니다.

해프닝은 세계 삼십여 개국으로 수출되는 편강탕의 인기와 관계가 있습니다. 세계시장에서도 가장 규모가 큰 중화권 즉, 한자 생활권에서는 편안할 '편(便)' 자와 배설물을 뜻하는 '변(便)' 자의 발음이 똑같아 '변비약'을 연상시킨다는 문제가 발생한 거죠. 우습지만 웃지 못한 해프닝, 세상일은 늘 그렇습니다. 중국 무협소설을 보면 '도고일척(道高一尺) 마고일장(魔高一丈)'이란 글이 자주 눈에 띄는데, 좋은 일에는 항상 시시비비가 따른다는 뜻입니다. 인기가 높을수록 조심하라는 뜻이기도 하지요. 아무튼 그렇습니다. 편강탕은 폐를 깨끗하게 청소해 줄 뿐이지만 폐는 우리 몸에서 숨(호흡)과 관련된 모든 기관과 밀접한 관계가 있고 폐가 건강해지면 면역력이 강해집니다. 그 막강해진 면역력이 체내에 침투한 바이러스를 박멸하는 겁니다.

저는 비로소 서 원장님이 진료를 '제대로 하지 않는' 이유를 알게 됐습니다. 편강탕은 비염, 천식, 폐섬유화, COPD(만성폐쇄성폐질환) 등에 탁월한 효능을 발휘하지만 결과로써 치료 효과를 거둘 뿐 치료제가 아니라 폐를 청소하는 생약이기 때문입니다. 그래서 편강탕을 달리 '청폐탕(淸肺湯)'이라고도 합니다. 생각해 보면 편강탕은 '근원(根源) 치료'라는 한방의 원리를 가장 이상적으로 실현한 신약이 아닌가 싶습니다. 양방이 환부에 직접 약물을 주입하거나 메스를 들이대는 것과 달리 한방은 발병의 원인을 찾고 근원을 다스리니까요.

저는 편강탕을 삼 개월 복용하고 비염을 완치했습니다. 이비인후과를 수 없이 드나들고 급성 축농증 수술까지 하고도 좋아지지 않았던 만성비염이 흔적도 없이 사라졌습니다. 요즘은 만취 상태가 돼야 코를 조금 킁킁거리는 정도입니다. 물론, 이튿날은 아무 이상 없고요.

비염이 완치된 이후로 삶의 질이 몰라보게 좋아졌습니다. 이제는 밤새 폭음을 해도(이젠 그럴 나이도 아니지만) 콧물을 줄줄 흘리거나 재채기를 하지 않고 이튿날도 멀쩡합니다. 당연히, 똑바로 누워서 잠드는 기쁨을 되찾았고, 코로 숨 쉬는 게 얼마나 편안한 일인지 새삼 깨닫게 됐습니다. 어떻게 편강탕 삼 개월 복용만으로 지긋지긋하던 비염이 이렇게 깨끗하게 사라질 수가 있을까요? 서 원장님께 물었습니다.

"다른 비염 환자들도 저처럼 그렇게(쉽게) 치료가 되나요?"
서 원장님은 빙그레 웃으며 이렇게 되물었습니다.
"손 전무님, 담배 안 피우는 건 알고 평소 약 같은 거 잘 안 드시지?"

그렇습니다. 앞서 제가 행운아라고 말한 이유는 여러 가지가 있습니다만, 평소 약을 잘 이용하지 않는다는 것도 그 안에 포함됩니다. 양방에서 제조한 약들은 대체로 스테로이드제제가 들어갑니다. 스테로이드는 일시적인 효과는 있지만, 시간이 지나면 오히려 증상을 더 악화시킵니다.

저는 평소 감기에 걸려도 콧물, 재채기처럼 통제 불능의 경우를 제외하고는 거의 약국을 이용하지 않습니다. 왜 그런 말 있지요? '평소 약을 잘 안 먹는 사람들은 약발이 잘 듣는다.' 그와 비슷한 경우일 겁니다. 서 원장님 말씀으로는 제가 '스테로이드에 거의 노출되지 않아서 효과가 빨랐던 것 같다'고 합니다. 다시 말해서, 담배도 안 피우고 평소 스테로이드가 들어있는 약물도 거의 복용하지 않으니 그만큼 폐를 청소하는 시간이 빨랐다는 뜻입니다.

편강탕의 놀라운 효과를 경험하면서 비염을 완치한 이후 저는 '편강탕 전도사'가 됐습니다. 불과 몇 해 전까지 술자리에서 콧물을 줄줄 흘리면서 재채기하는 저의 모습을 목격한 사람들은 모두 제 비염 완치의 산증인이 되는 셈이죠. '비염은 평생 달고 사는 병이라는데 어떻게 치료했냐?'며 묻는 지인이 많았습니다.

저에게 또 하나의 행운이 있었다면 그건, 믿는 마음입니다. 여기서는 환자로서 자신을 치료하는 의사를 신뢰하는 마음을 말합니다. 저는 '편강탕은 만병통치약이 아니라 폐를 깨끗하게 청소해 면역력을 강화해 주는 것이고, 그 면역력이 당신의 비염을 치료한다'라는 의사의 말을 굳게 믿었습니다. 그리고 거짓말처럼 오래 앓아왔던 비염을 완치했습니다.

이 글이 비염으로 고생하는 많은 분들께 도움이 되기를 바랍니다.

전 월간바둑 편집장 · 시인 손 종 수

제1장

생명의 호흡과 자연 치유의 비밀

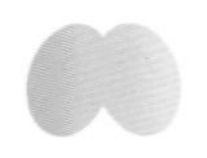

제2장

호흡기 질환별 근본 치료법

제3장

마음껏 숨 쉬는 행복! 우수 치료 사례

제1장

생명의 호흡과 자연 치유의 비밀

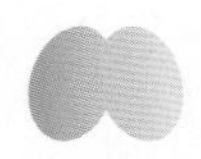

야훼 하느님께서
진흙으로 사람을 빚어 만드시고
코에 입김을 불어넣으시니
사람이 되어 숨을 쉬었다

- 『공동번역 성서』 창세기 2장 7절

숨은 생명의 고향

인간은 자연에서 왔기에 자연을 늘 그리워한다. 정신분석학자이자 사회심리학자인 에리히 프롬(Erich Fromm, 1900~1980)은 이것을 '바이오필리아(Biophilia), 생명애(生命愛)'라 했다.

이후 저명한 사회생물학자였던 하버드대 교수, 에드워드 윌슨(Edward O. Wilson, 1929~2021)이 인간의 자연에 대한 애착과 회귀 본능이 무의식적인 선택과 행동에 강력한 영향을 미친다는 바이오필리아 가설을 주장하면서 널리 알려지게 되었다.

에드워드 윌슨은 휴일이면 산과 바다 등 자연을 찾는 현상, 자연물이 결여된 인공 환경에서 발생하는 몸의 이상 증세와 정서장애 등도 자연과 생명을 좋아하는 인간의 본성과 관련이 있다고 설명했다.

진화론적 관점에서 보아도 약 46억 년 전 탄생한 지구에서 700만 년 전 등장한 인류의 조상은 그중 699만 년 동안 숲(자연)에서 살았고, 진화하였기에 인간의 마음과 유전자 속에 늘 자연을 그리워하는 '녹색 갈증'이 내재해 있는 것은 어찌 보면 당연한 일이다. 이는 누구나 자연과 함께할 때 정신적, 신체적 행복과 평화를 느끼는 것만 보아도 쉽게 알 수 있다.

어디 인간뿐이랴. 천지 만물이 우리의 인체만큼이나 특별하고 신성하며, 그 자체로 완전한 소우주를 이루고 있다. 인간을 포함한 모든 지구 생명체는 자연에서 많은 것을 얻지만, 그중 가장 중요한 것을 꼽으라면 단연 공기라고 말할 수 있다. 왜냐면 없을 때 빨리 죽는 순서는 첫째가 공기, 둘째가 물, 셋째가 음식이기 때문이다.

실제로 지구상의 거의 모든 생명체가 여러 기체의 혼합물인 지구 공기층에 의존하며 산다. 지구상에는 약 6조 톤의 공기가 존재하는데, 모든 생물이 숨 쉴 수 있게 하고, 태양에서 나오는 빛과 열을 생물이 살아가는데 필요한 만큼만 지구에 들어오도록 조절해 주는 것이 바로 공기다.

또한, 공기는 우주에서 날아오는 운석 등의 물체가 지표면에 닿기 전 태워 없애며, 소리와 냄새를 전달하는 역할도 한다. 따라서 지구의 모든 동식물은 공기 덕분에 쾌적한 환경에서 살고 있다고 해도 과언이 아니다.

공기의 구성 성분은 질소 78%, 산소 21%, 아르곤과 이산화탄소 등 기타 성분이 나머지 1%를 이루고 있다. 그렇다면 이들 중 인간에게 가장 유용한 성분은 무엇일까? 고민할 필요도 없이 산소다. 왜 그럴까? 우리 몸을 구성하는 약 100조 개의 세포들이 바로 산소로 호흡하기 때문이다.

인체를 구성하는 가장 기본 단위인 세포들이 정기적으로 산소를 공급받아야 영양분을 산화하여 생명 활동에 필요한 에너지를 얻어 생존할 수 있기 때문에 음식은 한 달, 물은 일주일을 못 먹어도 살 수 있지만, 숨은 단 몇 분만 못 쉬어도 황천길로 가게 되는 것이다.

공기를 생명으로 바꾸는 기관, '폐(肺)'

당연한 이야기지만, 살아 있는 생명체들은 숨을 쉰다. 물론, 숨을 쉬는 기관은 저마다 다를 수 있다. 인간처럼 폐(허파)로 숨을 쉬기도 하고, 물고기처럼 아가미로 숨을 쉴 수도 있으며, 지렁이처럼 피부로 숨을 쉴 수도 있다. 그러나 한 가지 분명한 사실은, 땅속이든 땅 위든 물속이든 하늘이든 살아 있는 것들은 숨을 쉰다는 사실이다. 역으로 말하면, 숨을 쉰다는 것은 곧 살아 있다는 뜻이다. 따라서 숨이야말로 '생명의 고향'이라 말할 수 있다.

실제로 인간의 삶은 숨에서 시작해서 숨으로 끝이 난다. 아기가 엄마 배 속에서 태어나면 "응애!" 소리와 함께 접혀 있던 폐가 활짝 펴지면서 대자연의 큰 기운인 '대기(大氣)'를 흠뻑 받아들인다. 이때부터 아기는 엄마의 탯줄을 통해 공급받던 산소 대신, 자신의 폐포(肺胞)를 통해 스스로 산소를 흡수하고 혼탁해진 이산화탄소를 버리는 기체교환 활동을 함으로써 독립적인 생명체로 거듭난다. 이로써 생명의 고향, 숨을 운용하는 주체적인 소우주 하나가 탄생하는 것이다.

지구를 둘러싸고 있는 기체, 이를 서양에서는 단순히 비어 있다고 하여 '공기(空氣)'라 하지만, 동양에서는 지구를 둘러싸고 있는 큰 기운인 '대기(大氣)'라고 하며, 대기가 생명체 속에 들락날락하는 생명현상을 '숨'이라 한다. 서양의 생각이 직관적이라면, 동양의 생각은 좀 더 철학적이다. 인간은 지구를 둘러싸고 있는 기체를 빌려 쓰는 동안에만 생명이 존재하기에 최후에

"숨을 거두셨습니다"와 함께 숨이 지면 누구나 흙으로 돌아가는 존재이다.

우리는 손가락 하나, 발가락 하나를 움직이는 데에도 에너지가 필요한데, 이 에너지의 원천이 바로 폐에 담긴 대기, 그중에서도 산소다. 숨을 쉴 때 몸 안으로 들어온 산소는 탄수화물과 지방을 분해하여 에너지를 만들고, 그 에너지로 우리는 생명 활동을 영위한다. 폐에 담긴 일정량의 대기를 '원기(元氣)'라 하는데, 원기가 맑고 깨끗해야 내 몸이 건강하기에 깨끗한 숨, 맑은 숨이야말로 만병 치료의 근원이라 할 수 있다.

제1장의 도입부에서 인용한 성서에서 '하느님이 진흙으로 사람을 빚고, 코에 입김을 불어넣으니 사람이 되어 숨을 쉬었다'라는 창세기 구절도 인간은 흙에서 와서 흙으로 돌아가는 존재이자, 생명현상의 시작과 끝이 바로 숨이라는 사실을 새롭게 일깨워 준다.

그렇다면 생명의 핵심은 숨인데, 숨을 달리 표현하면 폐의 신축 운동이 될 것이다. 생명현상을 최대로 축소하면 폐가 신축하고 있음을 알 수 있고, 건강하고 활기차게 신축하는 폐야말로 외적으로는 대자연의 기운을 주고받고 내적으로는 오장육부의 모든 기(氣)를 주관하는 진정한 생명의 전당이 될 것이다. 그래서 중국의 가장 오래된 의서 『황제내경(黃帝內經)』에서는 공기를 생명으로 바꾸는 기관, 폐를 '폐자기지본(肺者氣之本)'이라 하여 우주적 생명력의 원천인 '기(氣)의 근본(根本)'으로 본 것이다.

깊은 호흡을 통해 대자연의 기운을 흠뻑 받아 맑은 산소를 혈액에 실어 심장의 펌핑 작용으로 힘껏 밀어주면, 온몸의 기혈순환(氣血循環)이 원활해져 모든 기관이 풍부한 산소와 영양분을 공급받아 제 기능을 다하게 된다. 자연히 오장육부가 순항하여 편안한 마음에 건강한 몸이 깃들어 조화로운 삶을 영위할 수 있는 여유와 에너지가 차고 넘치게 된다. 결국, 맑고 깨끗한 숨이 질병을 이겨내고 사람들과 어울려 화평하게 살 수 있는 건강의 토대를 선물하는 것이다.

몸속 산소의 여행

인간이 태어나서 죽을 때까지 가장 많이 하는 운동은 무엇일까? 바로 숨쉬기 운동이다. 우리는 의식을 하든 하지 않든 매 순간 숨을 쉬고 있다. 건강한 성인은 1분에 약 15~18번, 하루에 2만 번 이상 숨을 쉰다. 만일 80년 넘게 산다면 대략 6억 번 이상 숨을 쉬는 셈이다. 그렇다면, 코나 입으로 들이마신 공기는 어디로 가는 것일까? 지금부터 곳곳에 호위 무사를 배치한 신비한 호흡기의 경로를 알아보자.

먼저, 우리가 코로 공기를 들이마시면 콧구멍에서 목젖 윗부분에 이르는 공간인 '비강(鼻腔)'에서 코털이 이물질을 걸러주고, 점막이 습도를 조절하며, 혈관망에 의해 찬 공기가 데워져 깔때기 모양의 '인두(咽頭)'를 거쳐 이물질이 기도로 들어가는 것을 막아주는 '후두(喉頭)'를 지나게 된다.

후두를 빠져나온 공기는 폐까지 연결된 '기관(氣管)'을 지나게 되는데,

기관의 내벽은 섬모가 있는 점막으로 둘러싸여 세균이나 먼지를 한 번 더 걸러주고, 기관이 다시 두 갈래로 갈라지면서 '기관지(氣管支)'를 따라 공기는 양쪽 폐로 들어가게 된다. 기관지는 또다시 수많은 미세 기관지로 갈라져 수천 개의 모세 기관지를 지나 그 통로 끝에 달린 3억~6억 개의 '폐포(肺胞, 허파꽈리)' 속으로 흘러 들어간다. '폐포'는, 포도 가지에 달린 포도알처럼 작은 공기주머니들이 기관지 끝에 주렁주렁 매달려 있다고 생각하면 이해하기 쉬울 것이다.

폐의 85%를 차지하는 폐포에는 각각 얇은 액체막이 있어 인체에 들어온 공기에서 산소를 흡수하고 혈액에 녹아 있는 이산화탄소를 배출하는 가장 핵심적인 기체교환 활동을 한다. 따라서 폐포 하나하나의 작용이 합쳐져 폐 전체의 기능이 된다고 해도 과언이 아니다. 당연히 폐포가 많을수록 표면적이 커져 가스교환이 활발해지고, 호흡도 편안해진다. 폐포 하나의 크기는 지름이 100~200㎛로 매우 작지만, 모두 펼치면 70~100㎡로, 테니스나 농구 코트의 절반에 해당하는 엄청난 크기다.

폐포는 아주 가는 핏줄(모세혈관)로 덮여 있는데, 산소는 폐포를 둘러싼 혈관으로 옮겨가 이 혈관 기차를 타고 몸속 구석구석을 다니며 우리 몸을 이루는 세포와 만나 산소와 영양분을 합쳐 우리가 살아가는 데 꼭 필요한 에너지원이 된다. 세포들이 에너지를 만들 때 이산화탄소도 만들어지는데, 인체에 필요하지 않은 노폐물이기에 이산화탄소를 몸 밖으로 내보내기 위해 다시 산소가 내린 혈관 기차에 이산화탄소를 싣고 폐포로 돌아가 날숨을 통해 내보낸다.

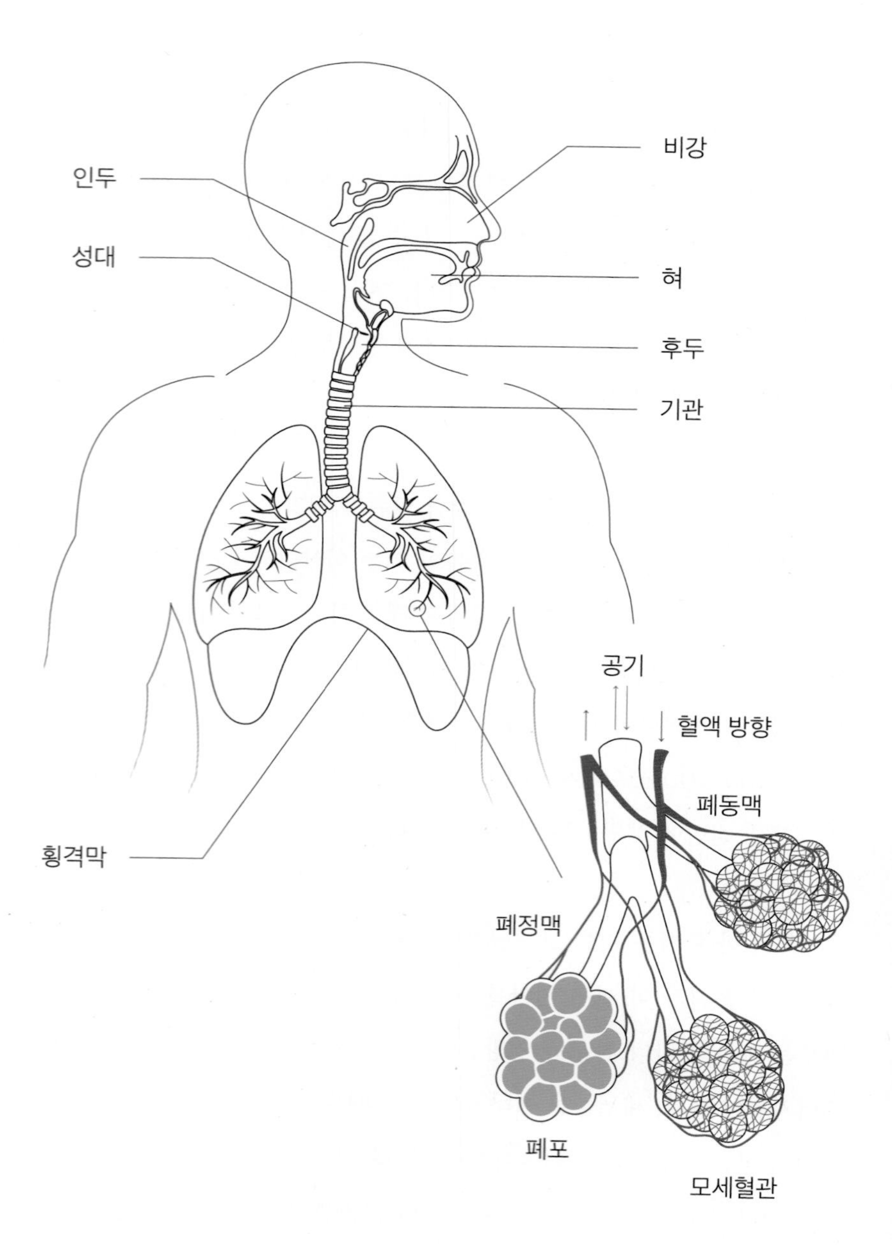

[호흡기의 구조]

이렇듯 폐는 우리 몸속에 들어온 산소가 모이는 곳이지만, 근육이 없어 스스로 늘어나거나 줄어들지 못한다. 그렇다면 어떻게 신축 운동을 하는 것일까? 바로 폐를 둘러싸고 있는 갈비뼈(늑골, 肋骨) 안의 가슴우리 전체를 에워싸는 20종이 넘는 '호흡근(呼吸筋)'과 '가로막(횡격막, 横膈膜)'이라고 하는 근육이 도와주기 때문에 가능하다.

우리가 숨을 들이마시면 호흡근의 도움으로 갈비뼈가 위로 올라가고 가로막이 아래로 내려가면서 가슴 속 공간이 넓어져 압력이 낮아짐에 따라 공기가 안으로 빨려 들어가 폐가 부풀어 오른다. 반대로 숨을 내쉬면 갈비뼈가 아래로 내려가고 가로막이 위로 올라가면서 가슴 속 공간이 좁아져 압력이 높아짐에 따라 폐가 줄어들면서 공기가 밖으로 빠져나가는 것이다.

다행히 우리는 이 복잡한 기체교환 과정을 뇌에서 알아서 조절해 주기 때문에 특별히 힘들이지 않고도 숨을 쉴 수가 있다. 호흡 운동은 뇌의 연수(延髓)에 있는 호흡 중추에 의해 반사적으로 조절되는데, 탄산가스의 양이 증가하면 호흡 중추의 흥분이 커져 호흡 횟수가 증가하면서 산소를 많이 흡수하게 된다. 이처럼 호흡은 자율적으로도 일어나지만, 늑골과 횡격막의 근육이 대뇌 의식 중추와 연결된 신경의 지배를 받고 있으므로 의식적으로도 호흡을 조절할 수 있다. 공기가 나쁜 곳에서 일시적으로 숨을 멈추거나, 의식적으로 복식호흡을 할 수 있는 것도 바로 이 때문이다.

호흡기의 기능은 성장하면서 점차 향상되는데, 여성은 10대 후반에 기능이 가장 좋아지지만, 남성은 20대 초반에 최고조가 된 뒤 이후부터 서서히 감퇴한다. 남성의 경우 매년 폐활량이 1%씩 감소해 75세가 되면 30대 폐활량의 45%밖에 되지 않는다. 따라서 나이가 들수록 공기 흡입량이 적어져 호흡 기능이 감퇴하고 호흡기 질환이 증가할 수 있다. 특히, 각종 폐질환이 있다면 비정상적으로 빠르게 호흡하는 빈호흡(頻呼吸, Tachypnea) 증상을 보일 수 있으므로, 평소 폐활량을 늘리고 폐 기능을 활성화하는 등산 등 유산소 운동을 꾸준히 하는 것이 좋다.

치명적 질병 부르는 대기오염

우리가 깨끗한 물을 마시려면 물을 담는 그릇이 깨끗해야 하듯, 깨끗한 숨을 쉬려면 당연히 숨을 담는 그릇, 폐가 깨끗해야 한다. 깨끗한 폐는 맑은 산소를 듬뿍 받아들이고, 더러운 탄산가스를 신속히 버려 인간의 건강 수명을 늘려주므로, 깨끗한 폐를 유지하는 것은 무병장수를 위한 필수 조건이다.

그러나 안타깝게도 엄마의 배 속에서 선명한 핑크빛으로 아름답던 아기들의 폐는 태어나 3년이 지나면 흑갈색으로 변해간다. 왜 그럴까? 다른 장기들이 몸속 깊숙이 숨어 있는 것과는 달리, 폐는 바깥 공기와 직접 연결되어 스스로 호흡을 시작하는 순간부터 날마다 수많은 미세먼지와 초미세먼지, 황사 등 오염물질들이 미처 다 걸러지지 못한 채 기관지 점막에 달라붙어 폐포 곳곳에 쌓이기 때문이다.

특히, 전 세계 인구의 절반 이상이 몰려 사는 대도시에는 일산화탄소,

황산, 염산, 질산, 청산, 벤젠, 메탄, 암모니아 등 수많은 매연, 배기가스, 금속 가루 등의 오염물들이 공기 중에 떠다녀 대기의 질이 탁하다. 이를 극명하게 보여주는 실험을 세계보건기구(WHO)에서 진행했는데, 인도 북부 도시 러크나우에서 실시한 인공 폐 실험이 그것이다. 새하얀 인공 폐에 헤파필터(HEPA Filter)를 붙이고 야외에 노출했더니 불과 24시간 만에 시커멓게 변하고 만 것이다.

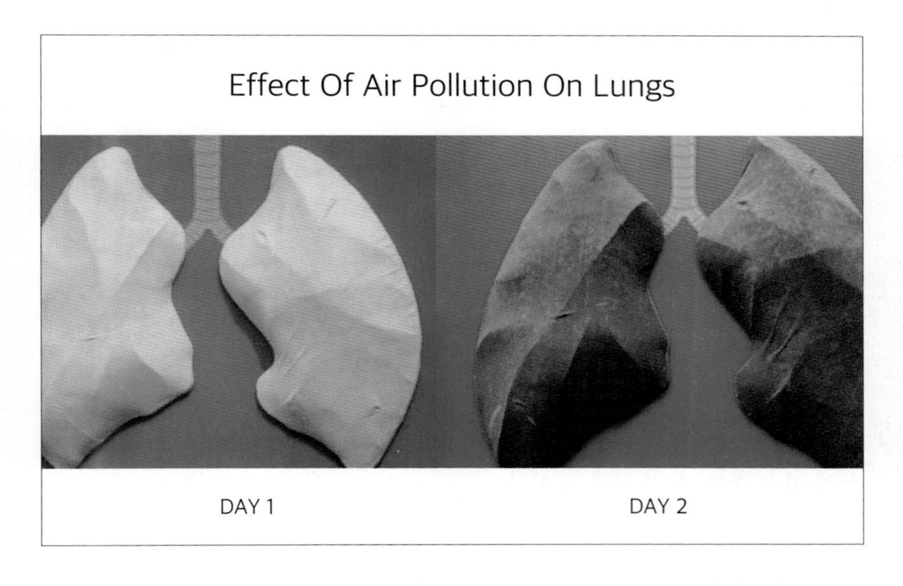

[WHO 제공] 인도에서 진행한 인공 폐 실험 결과 하루 만에 시커멓게 변한 폐

세계보건기구는 현대인의 건강을 위협하는 첫 번째 요인으로 대기오염과 온난화를 꼽았는데, 매년 대기오염으로 조기 사망하는 인구가 무려 700만 명에

달한다고 경고한 바 있다. 이는 흡연과 간접흡연으로 인한 사망자 600만 명보다 더 많은 수치로, 대기오염을 '보이지 않는 살인자', '신종 담배'라 부르는 이유다.

대기오염으로 인한 어린이의 피해는 더욱 심각하여 세계적으로 5세 미만 어린이의 사망 원인을 살펴보니 1위가 조산(미숙아), 2위가 대기오염에 의한 급성 하기도 감염(Acute Lower Respiratory Infection, ALRI)이었다.

특히, 특정 질병으로 조기 사망한 샘플 인구를 대상으로 연구한 결과 92%가 고농도 대기오염에 노출된 것으로 나타났는데, 대기오염 조기 사망자 중 약 60만 명이 어린이였다.

어린이들은 성인보다 호흡량이 더 많고 신체 기관이 발달 중이어서 대기오염에 더욱 큰 피해를 입는다. 어려서 대기오염에 노출될수록 평생 만성 질환에 시달리거나 주의력 결핍 과잉 행동 장애(ADHD)가 나타나는 등 심신에 후유증이 커 주의를 요한다.

대기오염 중 가장 무서운 것은 우리 몸에서 필터링할 수 없는 초미세먼지로, 혈관 속까지 침투하여 천식, 폐렴, 폐암 등 호흡기 질환뿐 아니라 뇌졸중과 허혈성 심질환 등 심혈관 질환의 원인이 될 수 있다. WHO의 분석에 따르면 폐암 사망의 29%, 폐질환 사망의 43%, 심장병 사망의 25%, 뇌졸중 사망의 24%가 대기오염과 직접 관련이 있었다고 한다.

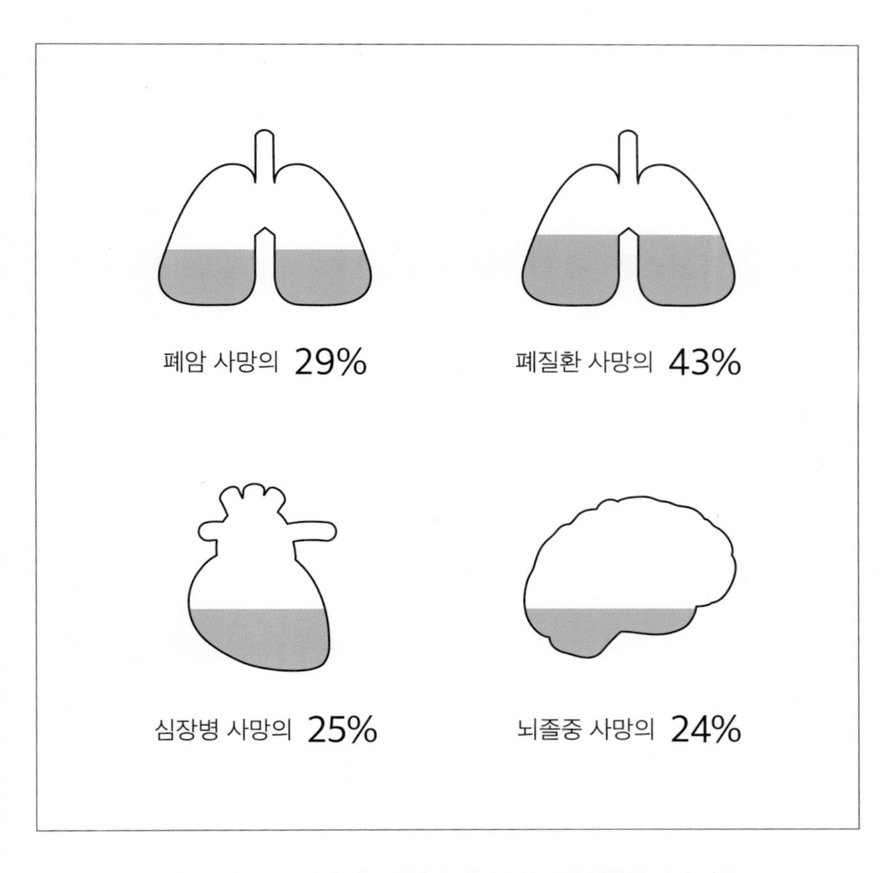

[WHO 제공] 보이지 않는 살인자, 대기오염 관련 질환별 사망 비율

WHO 네이라 국장은 "최근 10년간 세계 각국의 전문가들 연구를 분석해 보니 대기오염과 치명적 질병의 인과관계가 매우 강했다"며, "복권을 많이 살수록 당첨 기회가 늘어나는 것처럼 미세먼지 위험도 '안 좋은 복권'과 같다. 미세먼지가 심한데 담배를 많이 피우고, 술도 많이 마시고, 콜레스테롤 수치가 높다면 사망 확률은 더 높아진다. '미세먼지로 인해

사망했다'는 말은 '미세먼지 영향으로 특정 질병이 발현해 그로 인해 사망했다'는 의미"라고 경고한 바 있다.

대기오염은 대도시뿐 아니라 전 지구적 문제로 부상하여 청정 지역으로 여겨지는 남극 펭귄들의 몸속에서조차 상당한 대기오염물질이 존재하는 것으로 밝혀질 정도이니 얼마나 심각한 수준인지 알 수 있다.

병이란 무엇인가

인간의 모든 병도 사실은 깨끗하지 못한 폐에서 기인하는 경우가 많다. 왜냐면 대부분 오염물질, 세균이나 바이러스가 공기를 타고 코를 통해 기도(氣道)로 잠입하기 때문이다. 병균들에게 우리 몸은 자손만대의 먹거리인데, 침투하기 가장 좋은 곳이 숨길이다 보니 호흡기야말로 항시 적군의 침투에 비상경계 태세를 늦추어선 안 되는 최전방 방어선이다.

만일 면역력의 핵심, 폐가 깨끗하다면 호흡기를 통해 들어온 산소를 여러 기관으로 운반하는 24조 개의 적혈구 또한 폐포의 모세혈관에서 맑고 깨끗한 산소를 받아 갈 것이다.

심장으로 들어간 적혈구가 혈액순환으로 전신에 있는 100조 개의 조직세포에 충분한 산소를 공급하면 당연히 신선한 에너지를 생산해 신진대사가 원활해져 몸이 가볍고 피곤하지 않으며 기운이 솟아날 것이다.

또한, 깨끗한 폐에 백혈구가 찾아오면 면역 식별 능력을 회복한 백혈구는 200가지가 넘는 감기 바이러스는 물론, 독감(인플루엔자) 바이러스 모두를 식별하고, 수십 가지가 넘는 폐렴구균 모두를 막아내 내 몸을 철통같이 지켜낼 것이다.

그러나 폐가 계속 더러워지고 있는데도 수십 년 동안 한 번도 청소하지 않으면, 각종 오염물질로 더러워진 폐는 이제 더 이상 제 기능을 발휘하지 못하게 된다. 더러운 폐에 적혈구가 찾아오면 더러운 산소를 받아 가고, 이를 공급받은 세포는 에너지를 제대로 만들지 못해 신진대사가 원활하지 못하고 당연히 몸이 무겁고 피곤해진다.

세포가 생명 활동을 하는 데 필요한 것이 산소와 영양소인데, 영양소는 일시적으로 공급이 중단되어도 생명에 지장이 없지만, 산소는 잠시라도 공급이 중단되면 에너지를 만들지 못하고, 세포분열이 일어나지 못해 괴사가 발생할 것이다. 특히, 뇌는 산소 공급이 끊어지면 곧바로 활동이 중단되고, 그 상태가 30초간 지속되면 뇌세포가 파괴되기 시작해 2~3분이 지나면 재생 불능 세포가 나타날 것이다.

또한, 더러워진 폐에 백혈구가 찾아오면 쓰레기 더미 때문에 눈을 뜨지 못하여 면역 식별 능력이 떨어져 목구멍을 지키는 최전방 수비수, 편도선 역시 제 기능을 다하지 못해 인체에 세균이나 바이러스가 침투해도 속수무책일 것이다. 폐 건강의 바로미터인 편도선이 건강해야 튼튼한 백혈구가 흘러나와 기도에 잠입한 침입자들과 싸워 이겨낼 텐데, 싸울 힘이 없으면 면역 체계 전반에 비상이 걸릴 것이다.

그러다 보면 호흡기 곳곳에 염증이 생기고, 기관지에 가래가 끼게 될 것이다. 면역력(免疫力)은 외부에서 들어온 병원균에 저항하여 가장 이상적인 신체 리듬을 유지하는 힘인데, 이 면역력이 약화된 틈을 타 감기 바이러스가 침투하면 코감기나 목감기에 쉽게 노출되고, 감기가 뿌리를 내리면 이번에는 365일 코감기, 비염이 기다리고 있다. 이때까지 폐를 청소하지 못하면 천식의 나락으로 떨어지고, 불행히도 고열을 만나면 생명을 위협하는 폐렴과 치명적인 저승사자 폐기종, 기관지 확장증, 폐섬유화가 기다리고 있다.

이처럼 질병이란, 생명의 전당인 폐가 더러워져 제 기능을 다하지 못하는 데서 기인한 것이다. 인간은 태어나는 그 순간부터 숨을 쉬게 되고, 자연스럽게 폐 속에 먼지가 쌓이게 된다. 먼지가 쌓이는 동안 조그마했던 아기가 성체(成體)에 이르게 되지만, 성인이 된 뒤에도 계속해서 청소하지 못하고 폐 속에 쓰레기가 쌓이면 폐 세포가 망가져 온갖 통증과 질병이 찾아오게 된다. 하나의 질병은 여러 개의 질병으로 확산되고, 질병이 무거워 쓰러지면 생명은 끝이 나는 것이다.

'늙는다'는 것도 다시 정의를 내릴 필요가 있다. 사람들은 늙어간다는 것을 막연히 70이 80 되고 80이 90 되면 '나도 늙어서 살날이 머지않았구나…' 이렇게 생각한다. 그러나 늙어간다는 것은 나이가 많아지는 것을 뜻하는 것이 아니라, 몸 안에 쓰레기가 쌓여가는 것을 뜻한다. 그러니까 올 때는 순서 있으나

갈 때는 순서 없고, 다만 쓰레기가 많이 쌓인 사람이 빨리 가는 것이다.

그렇다면 몸속에 쌓인 쓰레기를 버릴 수만 있다면 우리는 다시 젊어질 수 있다. 폐를 깨끗이 청소하면, 내 몸 최대의 림프절(Lymph節)인 편도선(扁桃腺)에서 청소부이자 호위병인 림프구가 샘물처럼 흘러나와 몸속 구석구석에 쌓인 독소와 노폐물, 세균, 바이러스 등을 깨끗하게 청소한다.

림프절은 백혈구의 일종인 림프구가 각종 세균, 바이러스, 암세포 등과 싸우는 전쟁터라고도 할 수 있는데, 이곳에서 림프구가 해로운 균을 처치해 싸움에서 이기면 각종 염증과 질병이 사라지지만, 이들을 제거하지 못하면 염증이 림프관을 타고 온몸으로 돌아다니면서 퍼지게 된다.

따라서 폐 기능 강화로 면역력을 높여 이러한 림프 시스템(Lymphatic System)이 활성화되면 각종 병원균, 독소, 노폐물 등을 수시로 청소하고 배출하여 피부는 맑고 깨끗해지며, 온몸이 가볍고 피곤하지 않게 된다. 온갖 통증과 질병이 사라지고, 오장이 순항하여 99세까지 팔팔하게 사는 것은 기본 중의 기본이 되는 것이다.

그동안 인류는 폐를 깨끗이 청소하는 비법을 몰랐기 때문에 폐가 더러워지면서 인간에게 찾아오는 생로병사의 비극을 탈출하는 것이 불가능했다. 그러나 청폐(淸肺) 비법을 알게 된 순간부터 인간의 건강 수명은 빠르게 연장될 것이다. 병이란 살아있는 생명 속에 있고, 바로 숨 속에 병이 있기 때문이다.

이미 더러워진 폐를 깨끗이 씻어내 맑은 숨을 쉬는 것, 이것이 질병을 근본적으로 호전시키는 아주 중요한 원리이다. 폐를 깨끗이 청소해 면역력이 활성화되면 있는 병 사라지고, 오던 병 돌아가 누구나 건강 100세의 주인공이 될 수 있다.

콧물, 기침, 가래, 열은 왜 날까?

아무리 건강한 사람도 추운 겨울날 러닝셔츠 하나만 입고 밖에 나가면 콧물을 훌쩍이게 되는데, 이때 사람들은 쉽게 '감기에 걸렸네요'라고 말한다. 그러나 그것은 질병이 아니다. 찬 공기를 만나니까 내 코가 인체를 보호하기 위해 순간적으로 점액을 분비하는 것이다. 그 점액이 바로 콧물인데, 콧물은 우리가 호흡하는 대기와 상피세포 사이에 위치하여 코의 표피를 보호할 뿐만 아니라 온도와 습도를 조절하여 찬 공기로 인한 동상을 막아준다.

또한, 콧물은 비강(鼻腔, 콧구멍에서 목젖 윗부분에 이르는 빈 곳) 내로 들어오는 작은 크기의 이물질들을 포획하거나 녹여서 체외로 배출하는 자정작용도 한다. 콧속에는 많은 털들이 있어 세균, 먼지 등 유해물질이 들어오면 필터링하여 콧물이나 재채기를 통해 내보낸다. 그건 생리적 현상이지, 병리적 현상이 아니다.

기침도 마찬가지다. 우리의 목에는 두 개의 길이 있는데, 하나는 우리가 먹는 음식물이 지나가는 '식도(食道)'이고, 다른 하나는 호흡할 때 공기가 지나가는 '기도(氣道)'이다. 다행히 우리의 기도에는 '후두개(喉頭蓋)'라는 뚜껑이 있어 우리가 숨을 쉴 때는 열려서 공기가 통하게 하고, 음식이 넘어갈 때는 닫혀서 기도로 음식물이 들어가지 못하게 막는다.

그러나 자칫 잘못하여 후두개가 열려 있을 때 밥알이나 물 등이 기도로 잘못 들어가면, 몸이 알아차리고 얼른 음식물을 끄집어내려고 기침이 나오게 된다. 우리가 기침할 때 밥알이 날아가는 속도는 시속 160km도 넘는데, 그만큼 신속하게 유해물질을 날려버리는 데는 기침만 한 것이 없다. 이처럼 기침은 음식뿐 아니라 세균이나 먼지 등 이물질이 기도 속으로 들어가는 것을 막아주고, 기도 안에 가래 등 분비물이 쌓였을 때도 일부러 숨을 터뜨려 기관지를 깨끗하게 청소해 준다.

이렇게 코털이 먼지를 걸러주고, 콧물이 세균을 죽이고, 기침이 유해물질을 날려버려도 무사히 통과하는 세균이나 먼지들도 있게 마련이다. 다행히 현명한 인체는 핵심 생명인 폐에 가까워질수록 곳곳에 뛰어난 호위 무사들을 배치해 두었다.

우선 기도 벽에는 끈끈한 액체가 있어 우리 몸으로 들어오는 균들을 도망가지 못하게 잡아 놓고 '라이소자임(Lysozyme)'이라는 항균성 효소를 내뿜어 세균을 녹여버린다. 기관지 관(管) 전체가 이처럼 먼지와 균이 들러붙도록 끈적끈적한 점액으로 덮여 있고, 수백만 개의 섬모가 1분에 200번씩 빗자루질을 해 호흡할 때마다 앞뒤로 움직여 점액에 붙어 있는 이물질을 청소해 가래를 통해 기침으로 뱉어낸다.

기관지에 덮인 점액질인 가래는 95%의 수분과 5%의 단백질, 지질, 무기질, 면역 물질로 구성되어 있는데, 기관지를 보호하고 호흡을 통해 들어오는 물리적 자극은 물론, 각종 세균이나 바이러스를 방어하는 방패 역할도 한다.

공기가 좋지 않은 곳에 가면 가래가 더 많이 배출되는데, 기관지 벽에 난 가느다란 털들이 더 많은 미생물이나 이물질을 붙잡아 점액과 섞어 부지런히 섬모 운동을 통해 후두 쪽으로 밀어 올리기 때문에 가래 양이 많아지는 것이다. 이처럼 가래를 통해 물청소를 한 뒤 각종 이물질을 몸 밖으로 내보내기 위해 폐 안의 공기가 기도를 통해 큰 소리로 튀어나오는 일종의 바람 청소가 바로 기침이다.

그렇다면, 열은 왜 나는 걸까? 병원균은 대부분 온도에 민감해서 체온이 높아지면 생존 능력이 떨어지기 때문에 인체에 침투한 병원균을 억제하기 위해 발열 현상이 나타나는 것이다. 우리가 그릇이나 속옷을 물에 삶는 이유도 세균을 죽이기 위해서이듯, 병균들은 온도가 높아지면 잘 활동하지 못하고, 온도가 더 높아지면 죽어버리고 만다. 따라서 발열 현상을 통해 인체는 병균이 활동하지 못하게 약화시킨 뒤 백혈구를 보내 싸우게 한다.

그뿐만 아니라, 세균이 들어오면 간에서는 세균에게 필요한 철분을 거두어들인다. 먹이인 철분을 못 먹어서 힘이 없어진 세균들은 맥을 못 추고 백혈구에게 잡아먹힌다. 우리 몸은 이렇게 협동하여 인체를 보호하는데, 세균이 다 죽고 나면 체온을 평상시로 돌려놓아야 하기 때문에 땀이 나는 것이다.

이처럼 콧물, 기침, 가래, 발열, 발한 등은 나와 다른 미생물 혹은 이물질을 인식하고 이들로부터 자신을 방어하기 위해 가동되는 훌륭한 면역 기전이다. 그러나 이를 질병으로 착각하여 성급하게 병원으로 달려가 항생제나 소염제, 해열제 등 인위적으로 합성된 화학물질을 먹어버리면, 내 면역 세포가 항원을 인지하여 항체를 형성하고 면역력을 훈련할 기회를 앗아가 버린다.

또한, 합성약은 우리 몸이 친화적으로 여기는 천연물이 아니므로 인체가 완전 수용을 거부하여 대사과정에서 제대로 처리되지 못한 채 체내에 축적되어 오히려 면역 시스템을 교란하고 파괴한다. 무분별한 합성약 복용은 단기적으로는 증상을 억압하여 효과가 있는 듯 보이나, 장기적으로는 살아있는 유기체인 인체의 자정 능력을 떨어뜨려 더 큰 질병으로 가는 급행열차에 타는 것이나 마찬가지다.

명심하라!

병은 약이나 의사에 의해 낫는 것이 아니라, 내 몸이 가지고 있는 자연 치유력에 의해 낫는 것이다. 우리 몸은 선천적으로 훌륭한 면역 체계를 가지고 있고, 자연 치유력을 회복해 근본 치유를 돕는 것은 인공적인 합성약이 아니라, 깨끗한 공기와 물, 신선한 채소와 과일, 도정이 덜 된 곡물 등 가장 자연에 가까운 음식물이다.

인체의 지혜로운 방어기전이 제대로 작동하여 나타나는 현상이 때로는 괴롭더라도 그것은 치유의 선물이지, 퇴치할 고통이 아니다. 어떤 치료가 자연의 순리에 맞는지 늘 명심할 일이다. 언제나 병은 의사나 약이 고치는 것이 아니라, 스스로의 면역력을 회복하여 고치는 것이다.

만성기침, 혹시 큰 병 아닐까?

앞서 말한 대로 기침은 기도의 과도한 분비물이나 이물질을 제거하기 위한 인체의 놀라운 방어 기전으로, 내쉬는 호흡에 이물질을 날려버리는 현명한 바람 청소이다. 그러나 아무리 중요한 방어 기전이라 해도 과유불급(過猶不及)이라고, 무엇이든 지나치면 문제가 되는 법이다. 기침이 8주 이상 계속되면 만성기침으로 정의하는데, 그치지 않는 기침은 기관지나 폐 등 호흡기에 이상이 있음을 알리는 경보음으로 볼 수 있다.

사실 모든 호흡기 질환은 기침을 기본 증상으로 깔고 가지만, 만성기침을 일으키는 주요 질병은 크게 흡연자와 비흡연자로 나누어 생각해 볼 수 있다. 먼저, 흡연 자체가 폐에 쓰레기를 버리는 행위이다 보니 하루 한 갑 이상 30년 넘게 담배를 피우다 보면 만성기관지염이나 폐기종, 기관지 확장증과 같은 중증의 COPD(만성폐쇄성폐질환)나 폐암 등으로 만성기침이 나타날 수 있다.

흡연을 하지 않았더라도 알레르기 비염이나 축농증 등이 있을 때, 코 뒤로 콧물 등 분비물이 넘어가면 가래를 배출하기 위해 기침이 계속될 수 있다. 또한, 만성기침의 가장 흔한 원인으로 천식을 들 수 있다. 천식은 기관지의 염증으로 갑자기 기관지가 심하게 좁아져 경련이 일어나는 병으로, 쌕쌕 그르렁 소리와 반복적이고 발작적인 기침이 난다.

비염과 천식은 모두 폐 기능 약화로 면역 식별 능력이 떨어져 여러 자극 물질에 과민반응을 일으켜 나타나는 알레르기 질환으로 볼 수 있다. 이밖에 위 식도 역류나 결핵, 혈압 강하제 등 약물 복용에 의해서도 만성기침이 유발될 수 있다.

문제는 기침이 지속되면 사람들은 서둘러 병원에 가서 항히스타민제나 스테로이드제 등을 처방받아 복용하는데, 이는 임시방편일 뿐 증상을 억눌러 호흡기 질환을 더욱 악화시키는 고육지책(苦肉之策)에 지나지 않는다는 사실이다. 일시적인 증상 소거는 화재경보기가 시끄럽다고 전원 코드를 뽑아버리는 행위임을 마음에 새겨야 한다. 당연히 장기적으로는 부작용을 수반하고, 약물 내성으로 더 센 약물을 쓰다 보면 면역력은 바닥으로 떨어져 악화와 재발을 끊임없이 반복하게 된다.

필자는 지난 50여 년간 만성기침을 손쉬운 양약으로 다스리다 심각한 부작용으로 고통스러워하다 필자를 찾아온 수십만 명의 환자들을 보았다. 그중 몇 명의 사례만 소개하겠다.

이** 님은 공무원 생활을 하면서 약 15년 전 얻은 천식이 깊어져 만성기관지염으로 이어지면서 겨울철만 되면 항생제 등 감기약을 달고 살았다. 급기야 가래 속에 선혈까지 묻어 나와 해마다 예방차 검사하는 서울 K 내과 병원에서 폐 기능 검사, 형광 기관지 내시경 검사, 폐 CT 등을 해 본 결과, 천식 및 만성기관지염으로 판정받아 15년간 양약 치료를 시도했다.

그러나 갈수록 약물 내성만 키우고 증상은 더욱 악화되어 교회 권사님이 편강한의원에 가서 한방 치료를 해 보라고 권하여 생애 첫 한방 치료에 희망을 걸고 나를 찾아왔다. 필자는 폐 기능을 강화하는 사삼, 길경, 금은화, 맥문동 등 10여 가지 약재를 황금 비율로 조합한 한방생약 편강탕(扁康湯)을 처방하며, 등산 등 유산소 운동을 병행하여 심폐기능 강화에 힘쓸 것을 권했다.

공무원답게 성실한 실천파였던 그는 한약을 받은 그날부터 흡입제와 가래 삭이는 약 및 천식약을 과감히 끊고 편강탕을 하루 3회 꾸준히 복용하였고, 2~3일마다 약 2시간씩 등산 및 헬스로 유산소 운동을 병행했다. 2개월이 지나자 날마다 나오는 가래 양이 적어지고 기침이 잦아들더니 3개월 후 가래와 기침이 완전히 멈췄다. 또한, 목에서 쌕쌕하던 소리도 나지 않고 숨결이 정상으로 돌아왔다며 기뻐했다.

그는 4개월 동안 말끔히 폐를 청소한 후 건강한 모습으로 필자를 찾아와 감사의 인사를 전했다. 전에는 야간 근무를 한 뒤에는 피곤함과 감기가 찾아와 항상 감기약을 달고 살았는데, 편강탕을 복용한 뒤로는 피곤하지 않고 감기도 잘 들지 않는 걸 보면 면역력이 좋아져 건강을 완전히 되찾은 것

갈다며 좋아했다. 가래와 마른기침이 없어진 그는 지금도 건강한 몸으로 활력 넘치는 일상생활을 영위하고 있다.

어머니의 심장 수술을 예약했다 취소한 사례도 있었다. 박** 님 모친은 어릴 때부터 자주 기침을 했고, 기관지 천식을 달고 살아왔다. 시집살이 스트레스로 가슴이 항상 답답했고, 잘 때는 목에서 쌕쌕 소리가 그치지 않았다. 외할머니가 천식이라 유전병이려니 하면서 시골이라 약도 제대로 쓰지 않고 살다가 50대 때 대학병원에서 진찰을 받으니 기관지 천식이 많이 진행되었고, 심장에도 문제가 있다 하여 그때부터 대학병원 약을 계속 먹기 시작했다.

그러나 어머니는 호전은커녕 점점 더 증상이 나빠지다 결국 고혈압, 당뇨, 심장병까지 생겨 급기야 가족여행을 가니 숨이 차서 걸을 수 없는 지경에 이르고 말았다. 어머니를 모시고 병원에 가니 심장 수술을 하라고 해서 대형병원에서 수술받을 검사를 다 하고 수술 예약까지 받았다고 한다.

때마침 지하철에 난 광고를 보고 '울 엄마는 심장도 물론 안 좋지만, 기관지가 매우 안 좋아 더 문제일 것 같고, 나이도 79세 고령인데 위험한 수술이 불안하다'며 자녀분이 어머니를 모시고 필자를 찾아왔다.

어머니는 편강탕을 복용한 후 많이 호전되어 수술도 하지 않으셨고, 숨쉬기가 많이 편안해져 집안일도 하시고 활력을 되찾으셨다 한다. 무엇보다 어머니가 스스로 생활하기 수월하다며 많이 기뻐하셨고, 자식 된

도리로 어머니가 편안하게 숨 쉬면서 여생을 보낼 수 있길 바란다며 감사의 마음을 전했다.

만성기침과 비염에 시달리다 필자를 찾아온 서** 님도 환절기만 되면 비염으로 콧물이 흐르고 코가 막혀 숨쉬기가 힘들어 콧속에 직접 분무하는 약제를 서너 통씩 뿌려야 겨우 잠을 청할 수 있었다. 나중엔 그것도 잘 듣지 않아 자다가 숨이 막혀 벌떡 일어나니 잠을 잔 건지, 만 건지 수면의 질이 떨어져 낮에 활동하기가 무척 어려웠다.

더군다나 금연 이후 다시 피우게 된 담배가 전보다 배가 늘어 하루 한 갑을 피우니 기침, 가래가 더욱 심해져 아침에 일어나면 가래 끓는 기침을 한참을 하고, 낮에도 계속 잔기침하기를 5~6년 하고 나니 피부가 푸석푸석한 것은 말할 것도 없고 늘 피곤하고 고단한 삶을 살았다.

무엇보다 천식으로 오랫동안 고생하시던 아버지가 폐암으로 50대 중반에 돌아가셨기 때문에 자신도 어느덧 40대 중반에 들어서고 보니 유전적인 부분도 걱정되었다. 호흡할 때 쌕쌕 소리가 나면서부터 걱정이 끊이지 않던 그는, 주위 몇몇 분이 편강탕을 먹고 천식이 좋아졌다는 추천을 듣고 필자를 찾아왔다.

그는 처음부터 치료가 잘 될 거라는 믿음으로 편강탕을 복용하기 시작했고, 복용 2개월 만에 호흡하기가 훨씬 편안해지고 잠도 깊이 잘 수 있게 되었다며 좋아했다. 편강탕 복용 후 비염 때문에 이비인후과에는 단 한 번도 가지 않았으며, 신체 전반이 좋아지고, 피부도 윤기가 나 주위에서 많이 놀랐다고 한다. 그는 건강이 전체적으로 개선되었다며 고마움을 전했다.

양약이란 마술의 허구

필자는 1972년 한의사 면허를 딴 후 50여 년이 넘는 세월 동안 19만 7천여 명의 환자들을 치료해 왔다. 그동안 보아 온 환자 중 가장 악화된 질병과 사투를 벌이며 수많은 합병증을 호소한 환자들은 하나같이 현대의학에 오랫동안 의지해 온 사람들이었다.

심각한 스테로이드 부작용으로 언제든 목을 매 죽을 결심을 하고 차 트렁크에 밧줄과 사다리를 싣고 다니던 남자도 있었고, 20년 넘게 양방에서 주는 항생, 소염, 진통, 진정제 등을 너무 많이 복용하여 위와 간, 혈관, 피부 등 몸 전체가 망가져 각종 자가면역질환에 시달리다 마지막이란 생각으로 내원한 여성도 만났다. 독한 스테로이드를 너무 많이 써서 쿠싱증후군으로 몸 전체가 무너져 절망하는 방송 작가도 만났고, 같은 이유로 자신이 키운 반려견의 안락사를 고민하다 찾아온 견주(犬主)도 만났다.

사람들은 현대의학의 치료가 간편하고, 대증요법(對症療法)을 통해 증상 완화가 곧바로 눈에 보이니 그것을 좋은 약(良藥)이라 착각하고 자신의 몸에 독이 쌓이고 있다는 사실조차 자각하지 못한 채 손쉽게 양약(洋藥)을 복용한다. 그렇다면, 도대체 양약이란 무엇인가? 가장 대표적인 항생,

소염, 진통, 진정제부터 알아보자.

먼저, '항생제(抗生劑)'란 무엇인가? 항생제는 다른 미생물이나 생물 세포를 선택적으로 억제하거나 죽이는 약이다. 항생제를 프라이팬에 볶아보라. 독가스가 나온다. "아니 왜 이런 독가스를 주사 맞고 먹어야 합니까?" 라고 묻는다면, "그것은 몸속에 있는 유해균을 죽이기 위한 어쩔 수 없는 선택"이라는 답이 돌아온다. 내 몸속에 들어온 이 독약은 유해균을 죽인다. 그러나 면역체계를 지탱하고 조화로운 호르몬 분비를 돕는 유익균도 같이 죽어 버린다. 그래서 면역력과 호르몬 균형은 바닥이다. 이것이 항생제의 정체다. 심지어 항생제 중에는 폐섬유화를 일으키는 항생제도 있고, 더 이상 항생제로 죽이지 못하는 슈퍼 세균들도 속속 등장하고 있다.

그럼, '소염제(消炎劑)'는 무엇인가? 바로 염증이 일어나는 과정을 억누르는 항염증(抗炎症)약이다. 인류가 발명한 최강의 소염제는 스테로이드다. 스테로이드는 마약이다. 이 스테로이드의 죄상을 제일 먼저 찾아낸 사람들이 바로 올림픽 IOC 위원들이다. IOC 위원들은 현명하게도 스테로이드의 심각한 문제점을 파악하고 올림픽에서 금지시켰다. 아무리 고귀한 금메달을 땄어도 도핑테스트에서 스테로이드 복용 사실이 들통나면 메달은 여지없이 박탈되고 선수 생명도 끝난다.

사실 올림픽도 건강을 위한 것이다. 올림픽은 체육의 꽃이요, 체육이란 건강인을 더욱 건강하게 하는 것이다. 그렇다면, 의료란 무엇인가? 병든 사람을 고쳐 건강인으로 만드는 것이다. 똑같이 '건강'을 위한 것인데, 왜 올림픽에서 쫓겨난 스테로이드가 의료의 세계에서는 영웅 대접을 받는가? 저 악당을 쫓아내라. 그래서 필자는 '스테로이드 아웃!'을 힘차게 외치는 것이다.

그렇다면 '진통제(鎭痛劑)'란 무엇인가? 중추 신경에 작용하여 환부의 통증을 못 느끼게 하는 마약이다. 말기 암 환자의 극심한 통증, 아편 말고는 달랠 길이 없다. 아편(모르핀)은 진짜 마약이다. 진정제도 마찬가지다. 불안, 고민, 동통(疼痛: 몸이 쑤시고 아픔) 등으로 대뇌 겉질의 기능이 항진되었을 때 이를 잠재울 목적으로 쓰는 약물이다.

만일 진물이 줄줄 흐르고 있다면, 이번에도 스테로이드 말고는 달랠 약이 없다. 피부병에 스테로이드, 천식에 스테로이드, 관절염에 스테로이드… 양의들은 온갖 것에 스테로이드제를 쓴다.

무서운 부작용 부르는 스테로이드제

그럼, 도대체 '스테로이드제(Steroid劑)'가 무엇이기에 이처럼 현대의학의 사랑을 독차지하는 것일까? 스테로이드제는 한마디로 인공 부신 피질 호르몬제다. 우리 몸에는 혈액을 깨끗이 걸러내는 신장이 있고, 그 신장의 꼭대기에 고깔모자처럼 붙어 있는 작은 기관이 있는데, 이것이 바로 부신(副腎)이다.

부신은 겉(피질)과 속(수질)이 있는데, 둘 다 우리 몸에 매우 중요한 호르몬들을 만들어 낸다. 그중에서도 부신 피질 호르몬을 흉내 내어 화학적으로 합성한 호르몬제가 바로 스테로이드제다. 내 몸에서 만들어 내는 부신 피질 호르몬은 부작용이 없지만, 외부에서 합성해서 들어오는 스테로이드제는 필연적으로 부작용을 수반한다.

그렇다면 부신 피질 호르몬이 도대체 우리 몸에서 어떤 역할을 하기에 이처럼 약으로 널리 응용되는 것일까? 인체가 강력한 스트레스를 받으면 우리 몸에는 비상사태가 선포된다. 먼저 뇌의 시상하부와 뇌하수체를 거쳐 부신에 명령이 하달되어 부신 피질 호르몬이 왕성하게 분비된다.

부신 피질 호르몬이 혈액을 타고 온몸에 퍼지게 되면, 전신에 '비상사태'가 선포되어 강력한 면역억제 작용과 항염증 작용을 하게 되는데, 바로 이 점. 염증반응을 억제해 주는 강력한 소염 기능 때문에 오늘날 인공적으로 합성한 부신 피질 호르몬제들이 약으로 널리 응용되는 것이다. 이 밖에도 소화 기능 역시 억제하고 혈압을 증가시키는 등, 부신 피질 호르몬은 우리 몸이 스트레스 상황에서 한계치 이상으로 대처할 수 있도록 도와준다.

문제는 대부분 질병에 염증이 존재하는데, 염증은 우리 몸의 면역 체계와 외부에서 침입한 병원체가 싸우면서 일어나는 자연발생적 자기방어 현상이라는 점이다. 이를 스테로이드제는 과도하게 억제하여 순간적으로는 염증이 가라앉는 것처럼 보이나, 이는 염증의 원인이 되는 균을 제거해 주기 때문이 아니라, 인체의 정상적인 방어 기전을 억눌러 더 깊은 곳으로 독소를 가두기 때문에 나타나는 대증요법(對症療法)에 지나지 않는다.

이처럼 비정상적인 치료를 계속하면 면역 체계를 총체적으로 무너뜨려 오히려 병원체의 번식을 촉진하여 감염증이 더욱 확산된다. 필자는 50여 년간 수만 명의 아토피 환자를 진료하면서 극심한 스테로이드 부작용으로 차마 눈 뜨고는 볼 수 없는 피부 상태로 자살 충동까지 느꼈다는 분들을 수없이 보아왔다. 이들처럼 스테로이드제를 오래 쓸 경우 혈관 확장, 피부 위축, 비만, 얼굴 부종, 당뇨병, 고혈압, 우울증, 백내장, 골다공증 등 심각한 부작용의 늪에 빠져 인체는 만신창이가 되고 만다.

이렇게 폐해가 심각한데도 바쁘고 조급한 현대인들은 인체에 조금만 문제가 생겨도 병원으로 달려가 효과 빠른 약을 찾는다. 그러다 보니 현재 스테로이드제는 아토피뿐만 아니라 천식에서도 유일한 약으로 통한다. 그뿐인가? 지금은 많이 사라졌지만, 10여 년 전만 해도 관절염을 앓는 할머니, 할아버지들이 관절에 직접 맞는 스테로이드 뼈 주사가 대단히 유행했는데, 뼈 주사 한 방 맞으면 날아갈 듯하다며 좋아했다.

사실 양방에서는 생명이 위독할 때도 스테로이드제를 처방한다. 진통, 진정, 항생, 소염이 대증치료의 4인방인데, 인류가 발명한 소염제 중 최강의 소염제가 스테로이드다 보니 피부 질환, 류머티즘성 질환, 알러지성 질환, 안과 질환, 호흡기 질환, 위장관 질환, 종양성 질환 등 염증이 있는 모든 질환에 광범위하게 처방되고 있다.

연고와 같은 외용제보다 경구용으로 복용하는 스테로이드는 약 성분이 혈류를 타고 온몸으로 순환하므로 내분비계에 간섭을 일으켜 부작용이 더욱 심각하다. 이처럼 처음 스테로이드제가 세상에 나왔을 때는 '신의 은총'이라 불릴 만큼 탁월한 약으로 추앙되었지만, 그 실체를 경험해 보니 태생적인 오남용으로 '악마의 저주'가 되어 환자들을 부작용의 늪에 빠뜨리는 비극의 장본인이 된 것이다. 만일 병원에 찾아온 환자가 기침이 멈추지 않거나 진물이 철철 흐르면 병의 원인을 모르니 우선 증상을 진정시키고 염증을 가라앉히는 스테로이드제를 쓰는 것이다.

실제로 최근 아토피 결막염을 치료하려고 안과를 찾았던 10대 소년이 도리어 두 눈의 시력을 모두 잃는 사고가 발생했는데, 그 원인도 정밀 진단 없이 과다 처방한 스테로이드제의 부작용 때문이었다. 안과 의사 A씨는 피해자에게 스테로이드 약물을 1년간 36차례나 처방했다. 먹는 약부터 눈에 넣는 점안액, 주사까지 한 번에 네 종류의 스테로이드 약물을 처방한 날도 있었다. 그런데 치료를 거듭할수록 시력이 나빠지자, 피해자가 심한 시력 저하를 호소했는데도 별도의 안압검사 등을 실시하지 않고 기계적인 처방 행위만을 반복한 것이다.

뒤늦게 다른 병원을 찾았지만, 이미 피해자의 두 눈은 스테로이드 부작용으로 시력을 잃어가던 상태였다. 결국, 재판부는 "의사 A씨에게 과실이 있다"며 "피해자에게 11억 3600만 원을 배상하라"고 판결했다. 이 판결이 뉴스화되자, 거액의 배상 판결에 부담을 느낀 의사들이 그동안 만병통치약으로 쓰던 스테로이드제의 사용량을 절반으로 줄였다는 후문이다.

이러한 판결이 나오기 훨씬 오래전부터 필자는 끊임없이 '스테로이드 사용

금지'를 외쳐왔다. 대한민국에서 스테로이드를 공개적으로 비판한 것은 아마 내가 최초일 것이다. 2014년에는 전 세계 의학계에 스테로이드의 위험성을 경고하기 위해 미국의 세계적인 일간지 뉴욕타임스에 '스테로이드 아웃!'이라는 강력한 제목을 달고 건강 캠페인을 게재하기도 했다. 이러한 노력이 8년 만에 열매를 맺어 스테로이드 과다 처방으로 인한 치명적인 부작용을 인정하는 판결이 나온 것이다.

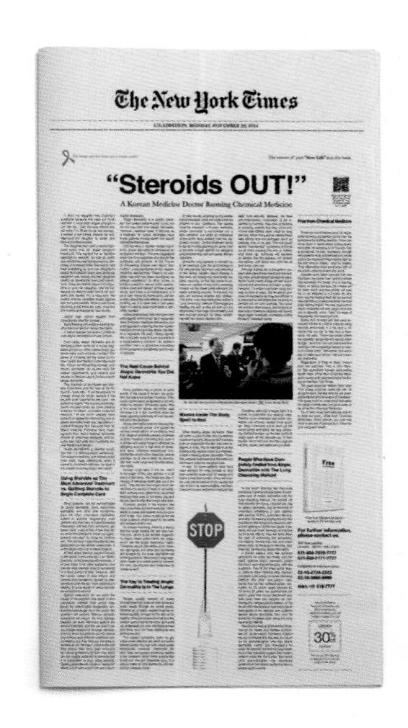

The New York Times

"Steroids OUT!"

A Korean Medicine Doctor Banning Chemical Medicine

STOP

뉴욕타임스 건강 캠페인
'스테로이드 아웃' 편

뉴욕타임스 건강 캠페인 후 한번은 YTN에서 스테로이드에 관해 이야기해 달라는 섭외 전화가 왔다. 나는 먼저 녹음 방송인지, 생방송인지 물었다. 왜냐면, 당시만 해도 스테로이드에 대해 비판하는 것 자체가 어렵던 때라

녹음 방송이면 내용을 편집해서 지워버리면 출연이 무의미해지기 때문에 만일 생방송이면 나가겠다고 말한 것이다. 담당 PD가 생방송이라고 해서 그럼 나가겠다고 했다.

그때 방송에서 나는 스테로이드의 위험성을 아주 강하게 경고했다. 아무래도 걱정이 되어 퇴근길에 담당 PD한테 전화해서 "항의 전화가 많지 않았느냐?"라고 물었더니, "원장님, 전혀 걱정 마십시오. 저희가 다 알아서 처리합니다." 이렇게 오히려 안심시키더라. 스테로이드가 불러오는 고혈압, 당뇨, 골다공증, 비만 등 무수한 부작용을 생각하면 나는 기회만 된다면 백번 천번이라도 생방송에 나가 스테로이드의 치명성을 대중들에게 알릴 것이다.

핵심 생명, 폐는 답을 알고 있다

그렇다면, 인체에 병이 들면 누가 근본 치유할 것인가? 언제나 진리는 단순하다. 바로 내 몸속 의사가 스스로 치유해야 한다. 진정한 치료는 끔찍한 부작용을 양산하는 스테로이드제와 같은 인위적인 합성약으로는 절대 이룰 수 없는 경지다. 내 몸속 의사, 면역력이 스스로 치유할 수 있도록 도와야 부작용도 없는 것이다.

인체의 자가 치유 능력을 높이려면 먼저 오장육부의 으뜸인 '폐(肺)'가 좋아져야 한다. 폐를 깨끗이 청소하여 활력을 되찾으면 아들 장부인 신장이 튼튼해져 부신 또한 건강해진다. 자연히 부신 피질 호르몬 분비가 원활해지고, 인공 화합물인 스테로이드제에 의존하지 않고도 인체가 정상 방어 시스템을 되찾도록 도와준다.

또한, 폐활량이 늘고 폐 기능이 활발해지면 맑고 깨끗해진 폐에는 그동안 몸속에 쌓인 문제점들이 거울처럼 비친다. 면역의 센터가 거울을 보고 명령을 내리면 지금 내 몸 어디에 문제가 있고, 어디에 독소가 쌓여있는지 손쉽게 찾아내어 치료할 수 있다. 몸속에 쌓인 각종 화학약독과 노폐물, 병원균 등을 속속들이 찾아내어 뿜어내고 씻어내면 피부는 맑고 깨끗해지며, 수많은 고질병이 치료되는 기적을 체험할 수 있다.

이 복원력의 핵심에 바로 림프 시스템이 있다. 위대한 창조주(자연)는 인간의 건강을 지키기 위해 림프구를 포함한 백혈구가 적군을 물리칠 수 있도록 림프절을 전신에 배치해 놓았다. 외부 유해물질 및 비자기(非自己)로 인식되는 종양 등에 대한 면역 작용을 수시로 할 수 있도록 인체에 대비를 철저히 해놓은 것이다.

특히 겨드랑이, 사타구니, 목구멍(인후) 등의 신체 부위에 림프절이 많이 모여 있는데, 전신에 약 500개 이상의 림프절이 존재한다. 이중 가장 많은 림프절이 모여있는 곳이 바로 편도선(扁桃腺)이다. 편도선은 설편도, 구개편도, 인두편도, 이관편도 이렇게 네 종류가 갈고리 모양으로 인두(咽頭)의 입구를 둘러싸 인체의 최전선인 목구멍을 철통같이 지켜낸다. 이들은 감염 등으로 인체에 들어온 병원체를 인식하여 면역반응을 일으키는데, 우리가

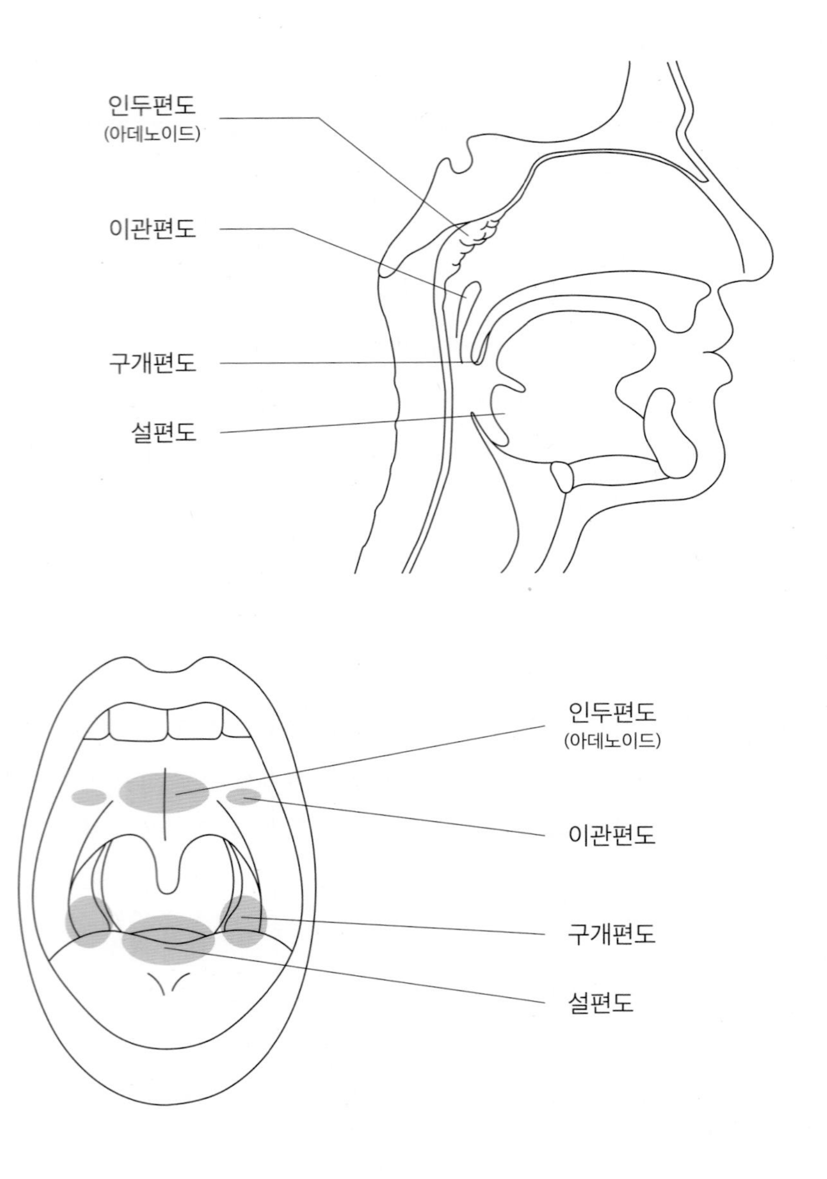

[편도의 구조]

목감기에 걸렸을 때 편도가 붓는 것도 바로 이 때문이다.

각종 세균이나 바이러스가 호흡기를 통해 인체에 들어오면 이에 대항하여 림프의 왕자 편도에서 항체를 생성하는 B 림프구를 포함한 백혈구가 증식하여 치열한 전투를 벌이기 때문에 편도선이 붓게 되는 것이다. 따라서 중요한 군사 요충지인 편도선이 자주 붓는다고 해서 절대로 떼어내서는 안 되며, 오히려 잘 싸울 수 있도록 힘을 북돋워 주어야 한다. 청폐(淸肺) 요법으로 폐를 깨끗이 청소하여 폐 기능이 활성화되면 편도선이 건강을 되찾아 모든 림프계는 사기충천하여 면역계는 날로 번성하게 되고, 어떠한 질병도 허용하지 않게 된다.

지금까지 인류 역사상 인간의 죽음의 비밀을 정확하게 이야기한 사람은 없었다. 기껏해야 '인명(人命)은 재천(在天)'이란 말로, 때가 됐으니 하늘이 데려간다고 믿었다. 그러나 필자는 '인명은 재폐(在肺)'라고 생각한다. 세상에서 가장 건강한 사람도 90세가 넘으면 폐에는 때가 끼게 마련이다. 만일 당신이 살면서 결핵이나 결핵성 늑막염을 앓았다면, 혹은 담배를 30년 이상 피웠다면 이 찌든 때는 더욱 빨리 쌓여 이른 나이에 폐 세포가 망가져 생명을 단축하게 될 것이다. 이것이 바로 죽음의 비밀이다. 누구나 생명 길인 숨길이 막히면 저승길이 바로 코앞에 있다.

그러나 필자는 숨길을 열어 생명체의 놀라운 복원력을 되살리는 청폐 요법을 찾아냈다. 면역력의 요체, 폐가 말끔히 청소되면 예하 기관인 편도선이 튼튼해져 림프 시스템이 정상적으로 가동되어 몸속 곳곳에 숨어 있는 병균이나 유해물질들을 깨끗이 씻어낸다. 자연히 피부는 맑고 윤기가 흐르며, 호흡기 질환을 포함한 각종 난치병이 사라진다. 꾸준한 폐 청소로 표리(表裏)가 젊어지면 이 젊음을 기억한 나의 면역 체계는 더욱 천천히 늙어갈 것이다.

어떻게 무병장수할 것인가

이제 제1장을 마무리하며, 그간의 내용을 총정리해 보겠다. 2400년 전 히포크라테스라는 뛰어난 의사가 있었다. 이 사람이 평생을 바쳐 의학에 몰두한 결과 마지막 유언으로 남긴 한마디가 있다. 바로, '면역력은 최고의 의사'. 이 말은 전설이 되어 2400년 동안 남아 있었다. 그러나 그때는 현미경이 없어 인체에 작용하는 면역 기전을 증명할 방법이 없었다.

그 후 과학의 발달로 사람의 몸속에는 천문학적으로 많은 미생물이 살고 있고, 적혈구와 백혈구 등이 있다는 것도 알게 되었다. 그러나 막상 병이 나면 사람들은 고칠 방법을 몸속에서 찾지 않고 몸 밖에서 찾았다. "이 병을 고치는 약이 어디에 있을까?", "이 병을 고칠 수 있는 의사가 어디에 있을까?" 그러나 그것은 고치기 어려운 병일수록 헛수고였다.

최고의 의사는 내 몸 안에 있다. 특히, 내 폐가 깨끗해질 때 내 목을 지키는 편도가 튼튼해져 건강한 림프구와 눈 밝은 백혈구들을 배출해 수많은 세균과 바이러스를 물리치고, 내 병을 고쳐나간다. 필자는 이러한 새로운 생각으로 50여 년 동안 19만 7천여 명의 난치성 폐 · 호흡기 질환자들을 고칠 수 있었다. 사람들은 병을 굉장히 어렵게 생각하는데, 앞서 말한 대로 진리는 언제나 단순하다.

인간의 생명현상에서 가장 중요한 것은 '숨'이다. 그런데도 사람들은 돈이 드는 비싼 먹거리에만 관심을 둔다. 진짜 귀한 것은 누구나 공짜로 마실 수 있는 공기다. 그러나 안타깝게도 사람들은 공짜엔 관심이 없다. 세상 사람들은 다이아몬드가 값지다고 생각하면서 정작 없으면 살 수 없는 공기, 물, 흙, 햇살은 중요하게 생각하지 않는다. 그중에서도 생명체에 으뜸이 되는 것이 바로 숨이다. 깨끗한 숨, 좋은 숨, 맑은 숨을 쉬면 질병은 사라진다.

아기가 엄마의 자궁 속에 있을 때는 폐가 아주 예쁘다. 인종과 국경을 초월하여 모든 아기의 폐는 핑크빛으로 아름답다. 아기가 "응애" 소리와 함께 태어나면 엄마 뱃속에서 접혔던 폐가 활짝 펴지면서 대기를 받아들인다. 이때부터 생명현상이 시작된다. 우주에 가득한 커다란 기운이 생명체 속에 들어와 코, 기관, 기관지를 통해서 폐에 들어가면 에너지가 발생한다. 우리가 생활하는 모든 에너지는 이 대기(大氣)가 원천이다.

그러나 안타깝게도 태어나서 3년이 지나면 이 아름답던 폐는 잿빛으로 변해간다. 자기 코로 숨을 쉬면 미세먼지, 초미세먼지, 자동차 매연, 모래바람 등등의 유해물질이 몸속으로 들어간다. 누구의 폐든 더러워지는 것이다. 그러나 이걸 아는 사람, 이것에 신경 쓰는 사람은 아무도 없다. 폐에 쓰레기가 쌓여가면 병이 찾아오고, 끝내는 "숨을 거두셨습니다"라는 말과 함께 생을 마감하게 된다.

그렇다면, 더러운 폐와 깨끗한 폐 사이에는 어떤 차이가 있을까? 더러운 폐에 첫 번째 귀한 손님, 적혈구가 찾아오면 더러운 산소 받아 간다. 당연히 몸이 무겁고 피곤하다. 두 번째 귀한 손님, 백혈구가 찾아오면 쓰레기 더미 때문에 눈을 뜨지 못해 옆에 세균, 바이러스가 지나가도 모른다.

반대로 깨끗한 폐에 적혈구가 찾아오면 맑고 깨끗한 산소를 받아 간다. 자연히 몸이 가볍고 피곤하지 않다. 깨끗한 폐에 백혈구가 찾아오면 면역 식별 능력이 좋아져 한층 눈이 밝아진다. 이 밝은 눈을 회복한 백혈구는 200가지가 넘는 감기 바이러스와 인플루엔자 A, B형 바이러스 모두를 식별하고, 수십 가지가 넘는 폐렴구균을 찾아내어 내 몸을 철통같이 지켜낸다. 이로써 폐렴에 걸리지 않고, 독감도 막아낸다.

사실, 암세포도 놓치지 않는다. 누구나 매일같이 생겨나는 5,000개의 암세포를 실수하지 않고 찾아낸다. 이것이 바로 백혈구의 눈이 밝아진다는 새로운 생각이다. 백혈구의 밝아진 눈은 이제 몸속의 유해균을 찾아낸다. 사람의 몸속에는 100조나 되는 천문학적으로 많은 미생물이 살고 있다. 미생물은 나와 함께 살아가는 또 다른 생명체다.

미생물의 세계를 자세히 들여다보면 유해균과 유익균이 매일같이 싸우고 있다. 유해균은 혈관염, 장염, 신경염 같은 염증을 일으키고 다니고, 유익균은 염증을 끄고 다닌다. 그러니 싸울 수밖에. 둘은 덩치가 20조 대 20조로 똑같아 싸움이 끝나지 않는다. 제일 많은 중간균은 60조나 되는데, 꾀가 많아 싸우지 않는다. '이기는 게 우리 편' 구경만 하고 있다.

그런데 백혈구의 눈이 밝아지면 이제 유해균을 찾아내어 유익균과 함께 협공하여 몰아내고, 유익균의 승리를 이끌어낸다. 이때 중간균까지 유익균에 동참하면 연합군이 탄생한다. 청폐(淸肺) 6개월이면 체내 미생물은 모두 유익균으로 충만하다.

특히, 인체 면역력의 70%를 담당하는 장내 미생물이 재편된다. 의학오경(醫學五經) 중 하나인 <황제내경(黃帝內經)>에서는 '폐와 대장은 형제의 장부'라 기록하고 있는데, 둘 다 몸속 노폐물을 배출하는 역할을 하기 때문에 청소 기능이 향상된다.

폐는 산소를 받아들이고 탄산가스를 버리는 청소 기능을 하고, 장은 음식을 먹고 난 뒤 위장과 소장을 거쳐 소화되거나 흡수되고 남은 노폐물을 대장을 통해 항문으로 배출하는 청소 기능을 한다. 폐가 시청의 청소 과장이라면, 장은 동사무소의 청소 담당이라 생각하면 이해가 쉬울 것이다.

따라서 모든 기운의 바른 소통을 담당하는 상급 기관인 폐가 깨끗이 청소되어 충분히 좋아질 때 하급 기관인 대장의 연동 운동도 향상되며, 장내 미생물에도 큰 변화가 일어나 유해균 사라지고 유익균 충만하여 변비, 설사 모두가 사라지고 이때 대변은 황금색으로 장 건강이 최상으로 좋아졌음을 알린다.

최근에는 장에 유익균이 가득할 때 놀랍게도 치매 예방까지 이루어진다는 논문들이 사이언스나 네이처지에 속속 발표되고 있다. 소위 장내 미생물을 매개로 장신경계와 중추신경계가 연결돼 상호작용한다는 '장뇌축(Gut-Brain Axis)' 이론이다. 장과 뇌는 직통의 핫라인이 있어 장이 좋아지면 뇌도 좋아져 치매를 예방한다는 것인데, 이미 국내 65세 이상 10명 중 1명이 앓고 있는 치매는 세계적으로도 환자가 5,500만 명을 상회하며, 2050년에는 1억 3,900만 명에 달할 것으로 세계보건기구(WHO)는 내다보고 있다. 이처럼 치매는 전 세계 모든 노인들이 직면한 가장 큰 문제 중 하나인 만큼, 이를 근본적으로 해결하기 위해 우리는 이 이론에 관심을 가지고 지켜봐야 한다.

지금까지 살펴본 바와 같이 내 몸속 순수 면역력인 백혈구와 미생물이 협력하면 비로소 면역력이 완성된다. 완성된 면역력은 놀라운 힘을 발휘한다. 누구든지 있는 병 사라지고 오던 병 돌아가 앞으로 남은 생은 병 없이 편안하게 살 수 있게 되는 것이다.

이제까지 건강 100세는 장수 가정에서 태어난 지극히 우수한 DNA를 소유한 사람만이 갈 수 있는 행복의 땅, 축복의 땅이었다. 그러나 이제 모두가 갈 수 있다. 이것이 완성된 면역력의 선물이다.

인류에게 질병이 사라지면, 이제 동시대를 살아가는 동물들에게도 적용이 가능하다. 왜냐면 폐로 숨 쉬는 모든 생명체는 숨길이 있고, 그 숨길을 지키는 군부대, 편도선을 튼튼하게 하면 소, 돼지, 닭 등 모든 동물의 면역 식별 능력이 살아나 뛰어난 몸속 호위 무사들이 구제역, AI 등을 막아내기 때문이다. 이로써 가축들을 항생 · 소염제로부터 해방시킬 수 있고, 잔인한 살처분과 어마어마한 사회적 비용을 막으면서 질병을 퇴치할 수 있다. 이렇게 지구 생태계 안에서 동물도 인간처럼 건강하게 살고 번식하며, 그렇게 모든 생명이 서로를 살리는 조화를 유지할 수 있을 것이다.

이것이 내가 꿈꾸는 완성된 면역력이 이루어 낸 유토피아다. 100세 시대가 자연스럽게 활짝 열리면, 청폐 비법을 알게 된 현대인들 누구나가 100세로 가게 된다.

병을 약으로 다스리면 평생 약의 노예가 되어 살아야 한다. 그러나 폐를 싹싹 청소하여 눈 밝은 백혈구가 내 병을 고치면, 누구나 스스로의 면역력을 회복하여 무병장수할 수 있다. 따라서 나는 히포크라테스의 말에 한마디를 덧붙이고자 한다.

신이 내린 최고의 의사 면역력, 청폐(淸肺)로 완성!

폐 질 환 의 전 설

건강의 새 길 I

서효석의 호흡기 건강

즉 문 즉 설

Q1 고양이를 키우는 냥집사인데요, 비염과 천식 등 알레르기가 있는데 치료가 가능할까요?

고양이 털 때문에 알레르기가 있다는 것은 잘못된 생각입니다. 고양이 털에는 죄가 없어요. 내 면역력이 고양이 털이 해롭다고 판단했기 때문인데, 사실은 해롭지 않습니다. 면역력이 좋은 대부분의 사람은 고양이를 안고 뽀뽀를 해도 괜찮습니다. 비염과 천식을 일단 한번 앓으면 평생 앓아야 한다는 고정관념이 있는데, 그렇지 않습니다. 내 목을 지키는 편도선이 건강을 되찾으면 신기하게도 비염, 천식이 사라집니다.

비염이든 천식이든 그 뿌리는 하나입니다. 만병의 근원인 스트레스가 쌓이면 몸에 열이 오르고 대부분의 열은 폐를 통해 외부로 빠져나가는데, 그 과정에서 수억 개의 폐포 속에 열이 조금씩 남습니다. 이것이 쌓이면 병이 되지만, 편강탕으로 청폐(淸肺)하면 오염물질과 함께 열도 배출됩니다. 스트레스에 대처하려고 나오는 호르몬인 코르티솔(Cortisol)도 편강탕 복용으로 그 수치가 낮아져 긴장이 풀리고 마음이 편안해집니다.

이처럼 폐를 깨끗이 청소하여 폐에 쌓인 적열(積熱)을 씻어내면 목을 지키는 편도가 건강을 회복하고, 이 건강 편도 연후에는 비염의 증상인 콧물, 재채기, 코막힘, 코 넘어감, 기침, 가래 모두가 사라집니다. 다음으로 천식의 증상인 숨차고 쌕쌕댄다, 그르렁 소리가 난다, 반복적으로 기침을 한다, 발작적으로 기침을 한다, 이 모두가 사라집니다. 그러니까 면역력의 1단계인 편도선의 건강만으로도 비염, 천식은 사라집니다. 결국 폐를 깨끗이 청소했을 뿐인데 신기하게도 편도선의 건강을 회복하여 비염과 천식이 사라지니, 이 두 병의 뿌리는 폐에 쌓인 적열로 뿌리가 같은 한가지 병이다. 이렇게 이해하시면 됩니다.

Q2

분당에 사는 69세 남성입니다. 제가 중학교 1학년 들어가면서 선배들한테 막 두들겨 맞아가면서 담배를 배우게 됐어요. 그래서 담배를 피운 지가 55년 됐습니다. 잠잘 때는 숨이 가쁘고 가래를 뱉어도 목에 달라붙어 잘 떨어지지 않아서 '아, 이러다 내가 담배로 죽겠구나!' 싶어 담배를 한 달 반 전에 끊었습니다. 4~5년 전부터 S대 병원에서 생활 관리를 받고 있는데, 선생님이 특별한 약은 없다며 처방해 준 흡입기도 처음엔 좀 듣더니, 자꾸 쓰다 보니 했을 때나 안 했을 때나 똑같아요. 제가 이제라도 폐 청소를 하면 건강을 되찾을 수 있을까요?

네, 가능합니다. 55년 동안 담배를 피우셨다면, 그동안 쌓인 니코틴이 가래로 변해서 아직도 선생님의 폐 속에 많이 숨어 있어요. 그런데 폐 청소를 꾸준히 하면 그 된 가래가 물렁 가래로 바뀌면서 계속해서 몸 밖으로 나옵니다. 대체로 1년 안에

55년 동안 피웠던 니코틴이 말끔히 정리됩니다.

재미난 것은 담배를 못 끊어서 힘들어하시는 분들 있죠? 그 분들이 대체로 1년 동안 폐 청소를 하면 담배 맛이 사라져요. 그러니까 담배를 처음 배울 때를 연상하시면, 아까 선배들한테 두들겨 맞으면서 배우셨다고 했잖아요? 그렇게 처음에는 싫단 말이에요. 싫은 것을 강제로 배우느라고 막 두들겼는데, 이제 담배 맛이 사라지면 저절로 끊어버려요. 보통 담배에 중독된 사람이 담배를 끊으려면 조금만 스트레스받는 일이 생기면 어느새 담배를 물고 있는 경우가 많은데, 폐를 청소하며 기다렸을 뿐인데 1년 가까이 지나면 담배 맛이 사라져서 신기하게도 저절로 금연을 하게 됩니다.

이걸 거꾸로 적용하면, 선생님이 55년 동안 숨어있는 니코틴을 모두 찾아내어 말끔히 제거하면 호흡기만 좋아지는 것이 아니라 우선 피부부터 좋아져요. 폐는 큰 호흡기, 피부는 작은 호흡기이기 때문에 폐를 청소하면 호흡기의 부속기관인 피부 또한 맑고 깨끗해집니다. 이것은 생물 교과서에 있는 상식이에요. 인체의 호흡 총량을 100%라 한다면, 그중 95%는 폐로 숨을 쉬고, 나머지 5%는 피부로 숨을 쉬고 있습니다. 따라서 큰 호흡기인 폐가 좋아지면 작은 호흡기인 피부 또한 좋아져 피부가 맑고 깨끗해지며, 더 이상 열감기에 걸리지 않는 축복을 누리시게 될 것입니다.

Q3 저는 50대 여성인데요, 요즘 가래가 너무 심합니다. 어릴 때 백일해를 호되게 앓은 적이 있습니다. 2년 전부터 가래가 조금씩 나와 병원 치료를 받았는데, 처음에는 좋아졌다가 지금은 약을 먹어도 가래가 심하고, 얼마 전 피가 섞여 나오기도 했습니다. 치료 방법이 있는지 궁금합니다.

호흡기의 중심, 폐를 청소하며 기다리면 그동안 쌓여 있던 가래가 먼저 청소되고, 그러면서 폐에 있는 거미줄처럼 아주 가느다란 모세혈관들이 탄력을 되찾게 됩니다. 혈관이 녹슨 수도관처럼 삭아있으면 잘 터집니다. 그런데 혈관이 탄력을 되찾으면 놀랍게도 이제 터지지 않습니다. 그러니까 폐를 청소해서 폐에 있는 모세혈관들이 탄력을 되찾도록 도와주는 것, 이것이 가래에 피가 섞이는 것을 치료합니다.

여기서 한 가지 알아둘 것은 환자들이 가래에 피가 섞여 나오면 너무나도 극심한 공포심에 젖는데, 전혀 위험하지 않아요. 출혈량이 사실은 적어요. 커피잔 한 잔도 드물어요. 젊었을 때 여성들은 생리를 하잖아요. 생리는 그보다 양으로 비교하면 100배나 많은데도 생리할 때는 눈 하나 깜짝하지 않는데, 각혈을 하면 엄청 겁을 내요. 그건 위험하지 않습니다.

물론, 뇌출혈은 위험해요. 뇌에서 혈관이 터지면 흘러나와 피떡을 만들면서 뇌 신경을 죽이기 때문에 그게 치명적인 부위라면 사망으로 이어질 수 있고, 운동의 중요 부위를 건드렸다면 반신불수로 이어질 수 있어요. 그건 뇌신경의 특수성이고, 폐는 기본적으로 3억 개씩이나 되는 폐포가 좌우 양쪽에 있잖아요. 상당히 많은 폐포가 터져도 잘 견디기 때문에 위험하지 않습니다.

그리고 지금 입으로 나온 피는 생리할 때 나온 피처럼 5분 전에 어깨를 돌던 피입니다. 그런데 생리로 나올 때는 끄떡없고, 입으로 나올 때는 왜 그렇게 겁을 냅니까? 지나가는 소나기라 생각하고 안정하고 기다리면 그치게 됩니다. 근본적으로는 청폐(淸肺)를 통한 심폐기능 강화로 전신의 혈관들이 탄력을 되찾으면 각혈도 자연스럽게 사라지니 겁내지 않으셔도 됩니다.

출처: 한국경제TV <건강매거진>
실시간 전화 상담 中

Q4

요즘 부쩍 피곤하고 쉽게 숨이 차는데, 폐가 안 좋을 때 나타나는 대표적인 증상에는 어떤 것들이 있나요?

각종 폐 · 호흡기 질환의 전조 증상으로 십여 가지 대표 증상을 꼽을 수 있습니다. 첫째, 기침. 기침이 3주 이상 지속되거나 점액이나 피, 열까지 동반되는 경우 만성기관지염이나 폐기종일 수 있습니다.

둘째, 숨참. 계단을 오를 때, 혹은 그저 걷기만 해도 숨이 차다면 폐 기능 검사를 받아보는 것이 좋습니다. 숨 쉬는 데 고통을 느끼거나, 일상생활을 하는데도 호흡이 힘들어지고 만성 기침까지 동반된다면 천식, 폐렴, 만성폐쇄성폐질환(COPD) 등을 의심해 볼 수 있습니다.

셋째, 짙은 가래. 아침에 기침하면서 노란색, 초록색 가래가 나오고 숨이 가쁘다면 COPD가 진행되는 징후일 수 있고, 가래가 갈색을 띤다면 폐가 이미 손상되었다는 신호일 수 있습니다.

넷째, 객혈(喀血). 기침 중에 피를 토한다든가 가래에 피가 묻어 나온다면 기관지 확장증, 폐기종, 만성기관지염이나 폐암의 전조 증상일 수 있으니 검사를 받아보는 것이 좋습니다.

다섯째, 쉰 목소리. 감기나 성대 이상, 혹은 갑상선에 문제가 있어도 쉰 목소리가 날 수 있지만, 폐가 안 좋아도 쉰 목소리가 날 수 있습니다. 성대를 주관하는 신경들이 흉곽에 있기 때문에, 폐에 문제가 생겨 이런 신경들을 건드리면 목소리가 쉬어서 나올 수 있습니다. 2~3주 이상 지속적으로 목소리가 쉬어서 나온다면 검사를 받아보시는 것이 좋습니다.

여섯째, 가슴 · 어깨 통증. 흔히 가슴 통증이 있을 때 심장질환을 의심하지만, 폐가 안 좋아도 가슴이 아플 수 있습니다. 폐질환이 어느 정도 진행된 경우 흉통을 느끼게 되며, 폐암이 커지거나 흉수가 차도 숨을 쉴 때 흉막을 자극하여 통증을 느끼면서 호흡곤란을 동반할 수 있습니다. 간혹 계속되는 어깨 통증도 폐질환의 징후일 수 있으므로 검사를 받아보시는 것이 좋습니다.

일곱째, 만성피로. 우리 몸은 에너지를 생산하기 위해 산소를 필요로 하는데, 폐에 문제가 생겨 신체에 산소 공급이 원활하지 못하면 에너지를 충분히 만들어 내지 못해 만성피로증후군에 시달릴 수 있습니다. 잠을 자거나 충분히 휴식을 취해도 컨디션이 회복되지 않고 몸이 축 처지고 계속 피곤하다면 검사를 받아보시는 것이 좋습니다.

여덟째, 청색증(青色症). 입술, 손톱, 피부 등의 색이 파랗거나 회색이나 짙은 자주색으로 변한다면 신체에 산소가 제대로 공급되지 않아 에너지를 충분히 만들지 못하는 것입니다. 이런 색의 변화가 서서히 나타나다 점차 또렷해진다면 COPD 등이 진행되는 것일 수 있습니다.

아홉째, 곤봉지(棍棒指). 손가락 끝이 둥그렇게 굵어져 북채 또는 곤봉의 끄트머리 모양처럼 보인다면 폐기종, 기관지 확장증, 폐섬유화, 만성 호흡부전, 폐암 등 중증의 폐질환을 의심해 볼 수 있습니다.

열째, 체중 감소. 이유 없이 자꾸 살이 빠진다면 건강 이상을 의심해야 합니다. 특히, COPD 환자의 40~70%가 체중 감소를 겪었다는 보고도 있습니다. 우리 몸은 호흡과 같은 기본적인 기능을 하기 위해 칼로리를 소모하게 되는데, COPD가 있을 경우 호흡을 하기 위해 10배나 많은 칼로리를 소모해야 하므로 자연스럽게 체중 감소로 이어집니다. 그러니 이유 없이 살이 빠지고 기침, 가래 등의 호흡기 증상이 동반된다면 폐기능 검사를 받아보시는 것이 좋습니다.

Q5 일상에서 실천할 수 있는 폐 건강을 지키는 특별한 호흡법이 있나요?

물론 있습니다. 폐에는 근육이 없기 때문에 실제로 폐를 움직여 주는 것은 주변의 호흡근과 횡격막입니다. 대부분의 사람은 가슴만 살짝살짝 움직이는 흉식호흡을 하다 보니 호흡근과 횡격막의 가동 범위가 좁아져 폐의 움직임이 저하되고, 나이가 들수록 호흡 기능이 떨어집니다. 하지만 아래 다섯 가지 '으뜸 호흡법'을 실천하여 호흡근과 횡격막을 잘 단련해두면 나이가 들어도 호흡 기능이 떨어지지 않고 폐 건강을 유지할 수 있습니다.

첫째, 공기가 맑은 곳에서 땀이 충분히 날 정도로 운동합니다. 숨을 헐떡이며 산에 오르는 것이 가장 좋고, 여의치 않으면 나무가 많은 공원도 괜찮습니다. 의식적으로 허파 속에 공기가 많이 드나들도록 숨을 쉽니다. 일주일에 3회 이상, 되도록 골치 아픈 문제는 접어두고 기쁜 마음으로 운동에 전념해야 효과가 있습니다.

둘째, 가슴으로 하는 흉식호흡이 아니라 배로 하는 복식호흡을 합니다. 복식호흡의 요령은 목과 어깨에 힘을 빼고 몸을 편안하게 유지한 상태로 숨을 들이마실 때는 배를 내밀면서 코로 천천히 들이마십니다. 2~3초 정도 숨을 멈춘 뒤 내쉴 때는 서서히 배가 들어가게 하면서 입으로 내쉽니다. 훈련이 어느 정도 되면 숨을 멈출 때 항문도 같이 조여주고, 멈추는 시간도 점점 늘려봅니다. 하루 3회 10분 이상 꾸준히 시행하면 폐에 신선한 공기가 들어가 호흡기 질환을 예방하는 데 도움이 되고, 횡격막이 오르락내리락하면서 위장을 자극해 위를 강하게 하며, 몸 안의 냉기를 없애 원활한 피돌기도 촉진합니다.

셋째, 의도적으로 수련해야 하는 복식호흡을 실천하기 어렵다면 숨을 깊이 들이마시고 내쉬는 심호흡을 하는 것도 좋습니다.

심호흡을 하면 호흡근과 횡격막이 수축했다가 제자리로 돌아가는 범위가 넓어지는데, 이 과정을 규칙적으로 반복해 주면 호흡근과 횡격막의 움직임이 유연해집니다. 이런 식으로 몸속의 공간을 조금만 더 늘려줘도 체내에 들어오는 공기량은 훨씬 많아집니다. 또한, 횡격막이 부드럽게 잘 움직이면 주변의 부교감신경 수용체들을 자극해 스트레스 해소와 소화작용에도 좋습니다.

넷째, 호흡할 때는 숨을 충분히 들이마시는 것만큼이나 의식적으로 끝까지 내뱉는 것도 중요합니다. 충분한 양을 들이마시고 최대한 노폐물을 없앤다는 생각으로 가늘고 길게 "후~" 내뱉어 줍니다. 이때 두 팔을 45도 방향으로 뻗고 숨을 들이마실 때는 팔을 약간 바깥쪽으로 돌려주면 몸이 자연스럽게 펴지면서 공기가 몸속으로 쉽게 들어올 수 있습니다. 반대로 숨을 내쉴 때는 팔을 안쪽으로 돌리고 몸을 살짝 숙여줍니다. 이처럼 공기가 최대한 잘 배출될 수 있도록 도와주는 동작을 '하나, 둘, 셋, 넷, 다섯' 하고 숫자를 세면서 날마다 연습하면 올바른 호흡 습관을 들일 수 있습니다.

다섯째, 호흡할 때는 폐를 넘어서 혈관을 타고 전신으로 퍼져나가는 기(氣)를 상상하며 숨을 쉽니다. 또한, 몸은 마음을 따라가므로 머릿속을 괴롭히는 온갖 상념을 벗어던지고 좋은 기분으로 숨을 쉽니다. 깊은 호흡이 마음을 평온하고 느긋하게 해줄 것입니다.

으뜸 호흡법은 평범한 건강 상식들의 묶음입니다. 그러나 필자는 평범 속에 진리가 있다고 믿습니다. 어려운 것에 돈 들여가며 건강 비법을 찾지 말고, 지금부터 공기 좋은 곳에서 스스로를 살리는 으뜸 호흡법으로 건강한 폐에서 뿜어져 나오는 원기 충만한 활력을 만끽하시기 바랍니다.

제2장

호흡기 질환별 근본 치료법

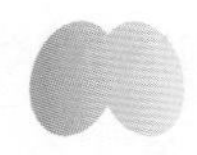

건강이 있는 곳에 자유가 있다
건강은 모든 자유 가운데 으뜸이다

- 앙리 프레데릭 아미엘

만병의 근원, 감기

사계절이 뚜렷한 우리나라는 급격한 일교차를 보이는 환절기가 늘 오고 간다. 기온차가 심할 때 찬 기운이 엄습하듯 감기가 찾아온다. 양방에서는 바이러스의 침투로 코나 목에 염증이 생기는 것을 감기라 하고, 사람이 감염될 수 있는 감기 바이러스는 약 2백여 종이 넘는다고 말하지만, 한방에서는 감기를 '상한(傷寒)'이라 하여 추위에 몸이 상해서 생기는 병으로 보았다.

이는 '감기(感氣)'란 명칭만 보아도 알 수 있는데, 원래 감기는 '감한기(感寒氣)'의 준말이다. 말 그대로 '찬 기운을 느끼다'라는 뜻으로, 이 '감한기'에서 '찰 한(寒)' 자를 빼고 '감기'라 부르게 된 것이다. 재미난 것은 영어로도 감기는 '추운, 차가운'이란 뜻의 'Cold'이고, '감기에 걸리다'를 'Catch Cold'라고 하는 걸 보면, 동서양에서 공통적으로 찬 기운이 찾아오는 것을 감기라고 인식했다는 사실을 알 수 있다.

이처럼 우리 몸에 한기가 들어 추위를 느끼면 현명한 인체는 콧물이라는 점액을 분비하여 찬 공기가 내 인두에 들어오지 못하도록 막는다. 또한, 콧물이 폐로 유입되는 것을 막기 위해 기침과 재채기가 나온다. 그러다 보니 누구나 1년에 한두 번쯤은 걸릴 수 있는 흔한 병이 바로 감기다. 따라서 감기는 호흡기에 찾아오는 가장 가벼운 질병으로 기침, 콧물, 코막힘, 두통, 근육통, 전신 쇠약감 등의 증상이 나타날 수 있지만, 대부분

일주일 이내에 사라지기 때문에 생리적 현상으로도 볼 수 있다.

그러나 감기가 길어져 열흘을 넘기면 문제는 달라진다. 감기에 뿌리가 내려 이제 본격적인 질병의 단계인 비염이 시작되기 때문이다. 비염의 단계가 한참 지속되다 보면 비염에 꼬리가 나오기 시작하는데, 첫 번째 꼬리가 축농증, 두 번째 꼬리가 중이염, 세 번째 꼬리가 결막염이다. 코는 눈과 귀, 부비동(副鼻洞)과 연결되어 있어 염증이 여기저기로 옮겨 다니기도 하는데, 코의 염증이 귀로 가면 중이염, 눈으로 가면 결막염, 깊은 코로 가면 축농증이 되는 것이다.

비염을 오랜 세월 앓다가 열감기가 찾아오면 이제 쌕쌕 소리가 따라붙으며 천식으로 넘어간다. 천식은 내 호흡기가 많이 약해졌음을 알리고, 인체의 전반적인 면역력이 떨어지면 악명 높은 저승사자 COPD(만성폐쇄성폐질환)와 폐섬유화가 기다리고 있다. 따라서 2주 이상 지속되는 감기는 만병의 근원이 될 수 있으므로 방치하지 말고 치료를 서두르는 것이 좋다.

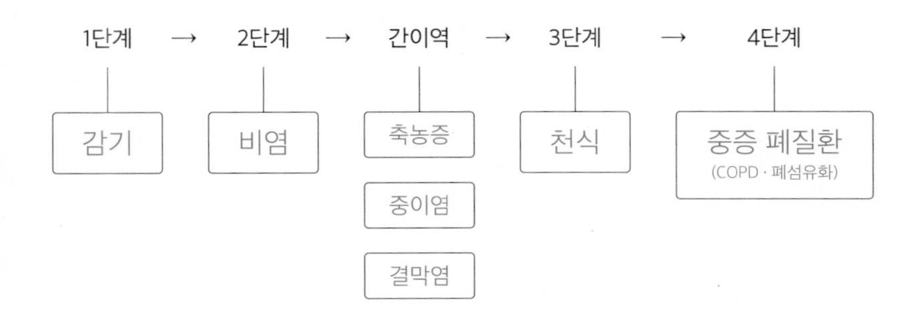

[감기가 불러온 호흡기 질환 악화 4단계]

환절기 불청객, 감기 막는 튼튼한 편도선

보통 1차 방어선인 콧속 점막과 섬모들을 뚫고 넘어온 바이러스나 유해 물질들은 기관지로 넘어가는 교차점에서 '편도(扁桃)'라는 군부대를 만나게 되는데, 내 목을 지키는 최대의 림프샘, 편도가 건강한 사람은 편도선에서 샘물처럼 분출되는 림프구들이 폐렴구균은 물론 수많은 바이러스와 박테리아를 물리치고 열을 제압해 결코 39℃ 이상의 열감기에 걸리지 않는다.

그러나 편도가 약한 사람은 2차 방어선이 무너져 감기 바이러스가 편도선 안에까지 침투해 버린다. 그러면 목감기에 걸리고, 목감기에서부터는 고열이 따른다. 일반적으로 코감기를 거쳐 목감기가 오는데, 비염 등으로 항시 코가 막혀 입호흡을 하는 사람들은 1차 방어선인 코를 건너뛰고 입을 통해 병원균이 곧바로 편도로 침투하여 목감기부터 걸리는 경우도 허다하다.

보통 심한 목감기는 39℃ 이상의 고열이 나면서 편도선이 붓고 침 삼킬 때마다 따가운 '편도선염'의 모습으로 나타나는데, 편도선염은 내 몸의 수비병 림프구들이 허락도 없이 침투한 병원균들과 치열한 전투를 벌여 물리치는 과정의 표현이다. 우리가 느끼는 감기 증상들 대부분은 인체의 면역 체계가 질병과 싸우는 연습 과정이라 할 수 있다. 싸움도 해본 놈이 잘하듯 감기와 잘 싸워본 나의 탄탄한 면역 체계만이 다른 질병도 너끈히 물리칠 수 있다.

그러나 대다수 사람은 감기에 걸렸다 싶으면 곧바로 감기약을 먹어버린다. 매번 싸움이 붙을 만하면 항생제나 해열제 등을 복용하여 증상을 잠재워 버리면, 신종 바이러스가 수시로 창궐하는 이 엄혹한 시대에 내 면역 세포가 항원을 인지하여 항체를 형성하고 면역 체계를 훈련할 기회를 빼앗아 버린다. 당연히 일시적으로 증상을 완화할 수는 있어도 장기적으로는 자가 치유 능력을 떨어뜨려 다음번에는 감기를 더욱 호되게 앓는 악순환의 늪에 빠지게 된다. 더구나 점점 늘어나는 항생제 내성균에 대해 무방비 상태에 놓인다.

인간의 몸은 오랜 진화의 결정판이며, 스스로 치유할 능력을 지니고 있다는 사실을 잊지 말아야 한다. 감기는 결국 면역력 약화의 문제이므로, 만병의 근원인 감기를 근본적으로 뿌리 뽑기 위해서는 스스로의 강화된 면역력으로 감기를 물리칠 수 있도록 호흡기의 중심이자 면역력의 요체인 폐 기능을 강화해야 한다. 폐가 깨끗해지면 예하 기관인 편도가 최상의 건강을 회복하여 건강한 편도선에서 흘러나오는 백혈구들이 혈관을 따라 온몸을 돌며 식균작용을 활발히 하여 내 몸을 튼튼하게 지켜낸다.

백혈구의 25%를 차지하는 림프구들은 혈관 밖에서 병원균을 퇴치하는데, 우리 몸에서 림프구가 가장 많이 모여 있는 곳이 바로 편도선이다. 바이러스가 목으로 가장 많이 침투하기 때문에 사대천왕처럼 목구멍을 갈고리 모양으로 지키는 설편도, 구개편도, 인두편도, 이관편도 이 네 종류의 편도가 튼튼해지면 면역 식별 능력이 강화되어 내 몸에 침입한 어떠한 세균이나 바이러스도 확실히 물리칠 수 있다. 세상에는 감기 예방약이 없지만, 오로지 튼튼한 편도만이 감기에 걸리는 것을 막을 수 있다.

임상으로 증명된 난치성 호흡기 질환 근치(根治) 성과

이는 막연한 추측이 아니라, 필자의 확실한 임상경험에 근거한 데이터다. 필자도 학창 시절 늘 편도선염을 달고 살았는데, 그때마다 오한이 심해 견디기 힘들었다. 양약도 복용해 봤지만, 전혀 효과가 없었다. 그러나 고난은 축복이라고, 나 자신의 고질병을 고치기 위해 수년간 내 몸을 임상 대상으로 연구에 몰두하다 보니 폐를 깨끗이 청소하는 청폐(淸肺) 한약 편강탕(扁康湯)을 개발할 수 있었다.

폐 · 호흡기에 좋은 천연 약재를 황금 비율로 조합하여 만든 편강탕은 폐 기능 강화로 인체 전반의 면역력과 자가 치유 능력을 높여주는 것이 중심 효능이다. 한의사의 명예를 걸고 개발한 뒤 50여 년간 꾸준히 효능을 업그레이드했다. 그 결과 코감기, 목감기는 물론, 가래나 기침이 기본적으로 동반되는 비염, 축농증, 천식, 기관지염 등 각종 호흡기 질환자의 약 80%를 근치시켜 그 명성이 세계 곳곳에 알려지면서 전 세계 대도시에 활발한 수출이 이루어지고 있다. 특히, 편도선염 환자의 경우 95%에 달하는 근치율을 보여 탁월한 효능이 입소문을 타면서 반세기 동안 꾸준히 사랑받고 있다.

필자 역시 편강탕을 지속적으로 복용하여 폐를 맑게 정화하자 깨끗한 폐는 림프의 왕, 편도선의 건강으로 이어져 전신의 림프구들이 강화되는 결과를 불러왔고, 마침내 필자의 50점 편도는 100점 편도로 거듭나게 되었다.

그 후 3~4배 컸던 편도선 크기가 정상으로 돌아온 것은 물론, 지금까지 단 한 번도 감기는 물론 편도선염에 걸리지 않았다.

이는 필자의 개인적 체험에만 그치는 것이 아니라, 편강탕을 복용한 전 세계 수십만 명의 환자들이 공통적으로 증언하는 효과다. 40대 중반의 이** 님은 아주 심한 몸살감기에 걸려 다른 병원에 가서 감기약을 먹으면 그때뿐이고 오랫동안 낫지 않아 호되게 고생하다 지인의 소개로 편강한의원을 찾았다. 그는 편강탕을 복용하면서 몸이 가벼워지고 탄탄한 면역력을 회복하여 그 후 4년 동안 단 한 번도 감기에 걸린 적이 없다며 감사의 인사를 전했다.

85세의 퇴직 공무원인 이** 님도 내원하기 3~4년 전에 감기가 왔는데, 열이 많이 나서 폐렴이 됐고, 폐렴을 앓고 나서부터 다리에 힘이 없어 걸음도 못 걷고, 목도 쉬어버려서 목소리가 안 나왔다고 한다. 그는 30대부터 비염으로 뜨거운 걸 먹으면 콧물이 줄줄 흘렀는데, 젊은 시절부터 그렇게 비염, 편도선염, 인후염, 천식을 달고 살았다. 나이가 들수록 면역력이 떨어지다 보니 감기도 더 자주 오고, 한번 감기에 걸리면 폐렴으로 넘어가 버려 콜록콜록 가래 끓는 기침을 하면 옆에 있는 사람들이 도망갈 정도로 심했다. 특히, 1년에 한두 번씩은 극심한 폐렴을 앓아 병원에서도 위험하다고 해서 굉장히 겁을 먹었는데 양방에선 낫지 않았다.

신문에서 편강한의원이 폐 · 호흡기 질환을 잘 고친다는 글을 보고 처음엔 의심이 들어 필자의 베스트셀러 저서인 <편강 100세 길을 찾다>와 <기적의

건강법>을 사서 열심히 읽어본 뒤 믿음이 생겨 한의원에 내원했다.

그렇게 3개월 동안 꾸준히 편강탕으로 폐를 깨끗이 청소한 결과 코감기, 목감기 등 어떠한 감기도 오지 않았다. 자연히 폐렴도 깨끗이 나아 호흡하기가 아주 좋고 가슴이 시원하다며 기뻐했다.

그는 천식으로 숨이 가빠지는 증상도 없어져 현재 편도선염과 폐렴은 시원하게 나은 상태고, 무엇보다 예전엔 목이 쉬어 말도 안 나오고 노래 하나도 못 부를 정도였는데, 지금은 웬만한 건 다 말하고 노래도 할 수 있게 되어 아는 사람들이 "네 목 참 좋아졌다"라고 칭찬한다며 자랑스러워했다.

필자가 권한 복식호흡도 꾸준히 실천해 숨쉬기 편안하고, 숨을 들이마시는 길이가 길어졌다며 즐거워한 그는 "비염 · 천식 · 폐렴 같은 병은 양방에선 못 잡아요. 근본적으로 뭘 못하고 그때그때 항생제나 주고 그러지. 그러나 편강한의원은 달라요. 폐를 건강하게 해서 편도선을 강화해 면역력을 키워 스스로 낫게 해요. 결론적으로 저는 원장님을 잘 만나 정말 감사하게 생각합니다. 굉장히 만족합니다."라며 편강한의원 홈페이지에 치료 사례를 올리기도 했다.

생활 속 감기 예방 · 치료법

감기를 예방하기 위해서는 우리 몸의 체력과 저항력을 길러주는 생활 관리가 무엇보다 중요하다. 감기 초기에는 집에서 간단한 방법들을 써 볼 수도 있다. 누구나 집에서 실천할 수 있는 감기 예방 및 치료 꿀팁을 소개한다.

01 규칙적인 운동은 감기를 예방하는 제일 쉬운 방법이다. 좋아하는 운동이 없다면 날마다 30분 이상 걸어라.

02 환절기나 겨울철에는 땀 흘리며 운동한 뒤 땀이 식는 과정에서 급격한 체온 변화가 감기의 원인이 될 수 있으므로, 미리 겉옷을 준비하여 체온 관리에 신경 쓴다.

03 평소 목을 따뜻하게 한다. 호흡기가 약하다면 스카프, 손수건, 목도리 등으로 목을 따뜻하게 감싸거나, 마스크를 써서 코나 입으로 들어오는 찬 공기를 막아내면 감기 예방에 도움이 된다.

04 실내 온도는 바깥 온도와 큰 차이가 나지 않도록 계절별로 적절히 조절하되, 온도는 18~25℃, 습도는 40~60%를 유지하는 것이 좋고, 환기를 자주 시켜준다.

05 외출하거나 화장실 이용 후, 식사 전 반드시 손을 씻는다. 비누를 이용하여 흐르는 물에 30초 이상 꼼꼼하게 씻어야 효과가 있다.

06 매일 아침 기상 직후 물을 마시면 좋고, 하루 2L 정도 수분을 섭취한다. 물은 에너지를 북돋워 주고 식욕 조절과 배변 활동에도 도움이 된다. 감기에 걸린 후에도 기침, 가래, 발열에 가장 중요한 약은 '물'이다. 감염보다 더 힘든 것이 탈수이기 때문에 물만 충분히 마셔도 응급실까지 가는 일은 막을 수 있다. 특히, 편도선염이 있을 때 따뜻한 물을 자주 마시면 염증이 생긴 목 주위에 열이 가해져 통증이 줄어든다. 이때 물이 목에 오래 머물도록 천천히 마시면 더욱 좋다.

07 잠을 충분히 자라. 잠은 단순한 휴식 시간이 아니라, 감기는 물론 모든 질병을 예방하고 치료하는 회복의 시간이다. 수면을 취하는 동안 세포가 회복되고, 근육 조직이 재건된다. 또한, 체내의 면역 시스템을 정비하여 건강과 활력을 되찾아 줄 것이다.

08 숙면을 방해하는 카페인이 함유된 커피, 홍차, 녹차, 콜라, 에너지 음료, 초콜릿 등은 삼간다. 카페인을 과잉 섭취하면 인위적인 뇌 각성으로 불면증과 수면 부족이 지속돼 면역력이 떨어져 감기 바이러스에 취약해진다. 피곤한데도 카페인을 섭취하며 계속 일하는 것은 미래의 에너지를 가져다 쓰는 것과 같다. 쉬어야 할 인체가 쉬지 못하고

카페인의 힘으로 돌아간다면 카페인의 효과가 끝나면 더 큰 피로감이 몰려와 컨디션 난조와 번아웃을 겪게 된다. 피곤할 때는 잠깐씩이라도 쉬어 체력을 보충한다.

09

감기에 걸리면 체온이 상승해 에너지 소비량이 늘어나므로 단백질, 비타민, 미네랄 등이 풍부한 식품을 골고루 섭취한다. 감기 초기에는 된장국에 파와 생강을 넣고 끓여 마시면 도움이 된다. 열이 날 때는 배즙이나 무, 생강을 꿀에 섞어 끓여 먹는다. 기침이 날 때는 호두로 죽을 쑤거나 달여 먹고, 가래가 많아 기침이 자주 날 때는 석류나 생강차를 끓여 마셔도 좋다. 치자는 몸의 열을 내리고 목감기와 기침을 완화한다. 매실은 해열 및 살균, 해독작용이 뛰어나 매실액을 물에 희석하여 마시면 부은 목이 가라앉는다. 특히, 목이 아플 때는 도라지와 귤껍질을 함께 달여 먹어도 좋은데, 이때 감초를 넣으면 효능이 강화된다.

10

감기가 심하다면 치료를 받으면서 안정을 취하고, 몸을 따뜻하게 해준다. 증상이 심할 때는 자극적인 음식은 피하고, 미음이나 죽과 같은 유동식(流動食)을 먹는다. 특히, 입맛이 떨어지고 목의 통증이 심하다면 기력을 돋우고 입맛을 찾아주는 아욱죽을 먹어보자. 아욱잎에는 단백질, 지방, 칼슘이 시금치의 두 배나 들어 있고, 비타민도 골고루 함유되어 영양식으로는 그만이다. 또한 아욱잎을 한의학에서는 '동규엽(冬葵葉)'이라 하는데, 폐의 열을 내리고 기침을 멈추게 하는 효과가 있다.

감기 뚝! 원기 충전 약차

만병의 근원, 감기는 몸이 피로하거나 스트레스로 인해 면역력이 떨어졌을 때 찾아오는 불청객이다. 평소 꾸준한 운동과 자연식 위주의 균형 잡힌 식습관으로 감기를 예방하는 것이 가장 좋지만, 이미 감기에 걸렸다면 긴장과 근심을 내려놓고 몸과 마음을 쉬는 것이 우선이다. 그런 다음 면역력을 키워주고, 원기를 충전해 주는 아래 약차들을 수시로 마신다면 도움이 될 것이다.

길경감초차

'길경' 하면 생소하게 들리지만 한방에서는 말린 도라지를 말한다. 도라지는 가래를 삭이고 진정 작용과 진통 작용을 하기 때문에 기침감기에 효과적이다. 감초는 여러 가지 약재와 함께 쓰여 약효를 더한다. 또한 사기(邪氣)를 다스리고 혈맥 소통을 원활하게 한다.

1. 물 세 컵에 길경 10g과 감초 10g을 넣고 끓인다.
2. 끓기 시작하면 불을 줄여 10분 정도 더 끓인다.
3. 체로 건더기를 걸러내고 찻물만 따라 마신다.
4. 기호에 따라 꿀을 넣어 마신다.

생강대추차

감기 기운이 있거나 목이 칼칼할 때 마시면 증상을 완화하고 몸을 따뜻하게 하는 겨울 보양 차이다. 생강 특유의 매운맛과 향이 기혈순환을 원활하게 하고, 오한이 나거나 열이 나는 감기 증상에 좋다. 대추는 기침을 멈추게 하고 이뇨 작용을 할 뿐만 아니라 자양 강장제로도 으뜸이다.

1. 생강 15g과 대추 열 개를 깨끗이 씻어 물기를 뺀다.
2. 생강은 껍질을 벗겨 얇게 썬다.
3. 물 세 컵에 준비한 생강과 대추를 넣고 끓인다.
4. 끓기 시작하면 불을 줄여 10분 정도 더 끓인다.
5. 체로 건더기를 걸러내고 찻물만 따라 마신다.
6. 기호에 따라 꿀을 넣어 마신다.

박하차

박하는 성질이 서늘하고 약간 매우며 향이 진하다. 박하의 약효 성분은 주로 멘톨인데, 폐의 기운이 잘 소통하도록 도와주고, 머리와 눈을 맑게 해주며 목구멍을 시원하게 해준다. 상부 쪽으로 열이 오르기 쉬운 체질을 다스리며 목이 붓거나 코가 막혀 있을 때, 감기 초기에 약효가 뛰어나다. 오래 달여 마시면 보혈 효과가 있고 뭉친 기운을 풀어준다. 청량감이 뛰어나 스트레스 해소에도 좋다.

1. 뜨거운 물 한 컵에 박하 1g을 넣고 30초~1분 정도 우려낸다.
2. 체로 건더기를 걸러내고 찻물만 따라 마신다.

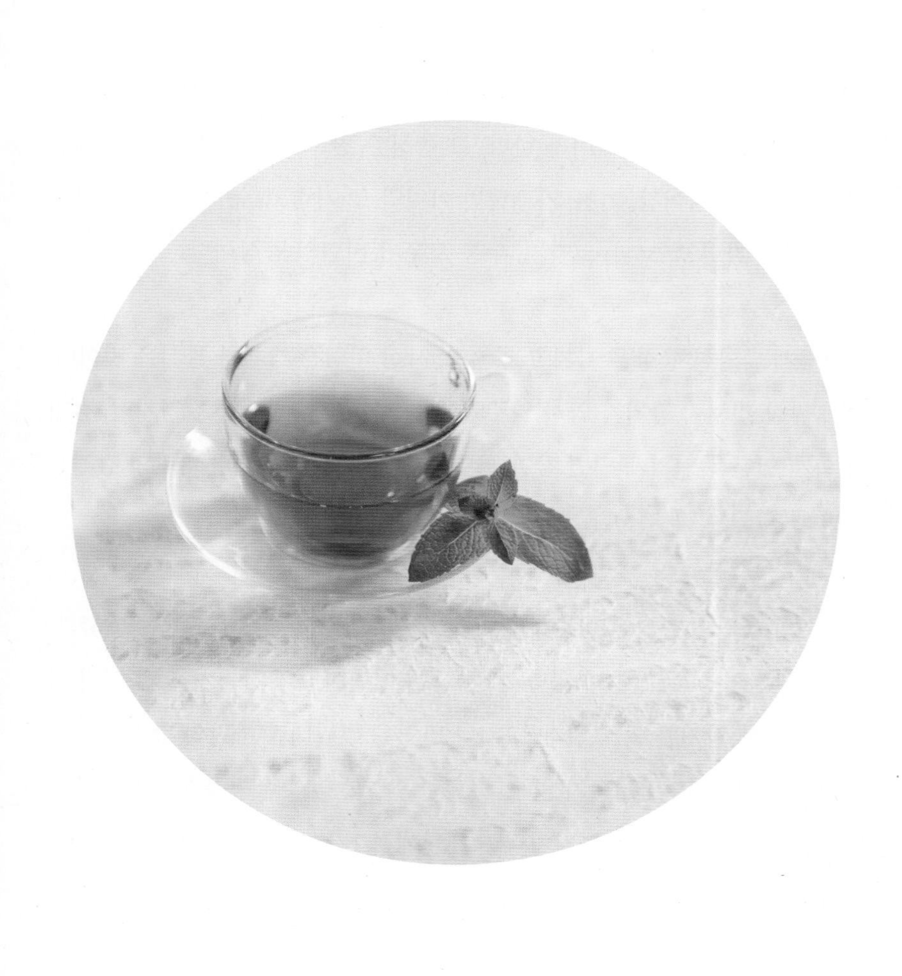

고장 난 수도꼭지, 비염

'비염(鼻炎)'을 글자 그대로 해석하면 '코의 염증'인데, 코 안의 점막에 생기는 염증을 통틀어 비염이라 한다. 그 증상은 참으로 다양한데 콧물, 재채기, 코막힘, 코 넘어감, 기침, 가래뿐만 아니라 코 가렵고, 눈 가렵고, 귀 가렵고, 입천장 가렵고, 코피, 코딱지, 두통 모두가 비염의 증상이다.

이렇게 다양한 증상을 가지고 있지만, 사실 비염은 감기가 불러온 것이다. 앞서 말한 것처럼 감기가 와서 일주일 내에 사라지면 진정한 감기지만, 감기가 와서 열흘을 넘기게 되면 감기에 뿌리가 내리고, 뿌리내린 나만의 감기를 특별히 '비염'이라 부른다.

감기와 비염의 증상은 비슷하나, 일반적으로 감기는 열이 나는 발열(發熱)이 있고, 전염성(傳染性)이 있다. 예를 들어 어린이집에 감기가 오면 여러 아이가 동시에 감기를 앓게 된다. 그러나 비염은 뿌리내린 나만의 감기이기 때문에 발열이 없고, 전염되지 않는다. 또한, 감기는 1~2주면 증상이 호전되지만, 비염은 고장 난 수도꼭지처럼 수개월에서 1년 내내 증상이 지속될 수도 있다. 그래서 '365일 코감기'라 불리기도 한다.

비염을 근본적으로 다스리지 못해 염증이 심해지면 맑은 콧물이 누렇게 변하면서 축농증으로 발전하는데, 그 원리를 쉽게 설명해 보겠다. 물이 물길을 따라 흐르듯 콧물도 콧속에서 길을 따라 흐르는데, 그곳이 바로 '부비동(副鼻洞)'이다. 부비동 벽에는 작은 솜털과 점막이 있어 콧물이 이곳을 지나면서 세균을 없애기도 하고 뇌의 열을 식히기도 한다.

그러나 감기나 비염에 걸려 점막이 부으면 부비동의 입구를 막아버린다. 입구가 막혀 있으니 신선한 공기가 들어가지 못하고, 부비동에 고여 있던 콧물이 밖으로 나오지 못해 세균과 곰팡이가 자리 잡는다. 고인 물이 썩듯이 흐르지 못한 콧물은 고여 있다가 염증이 되는데, 이를 '농이 고여 있다' 하여 '축농증(蓄膿症)'이라 한다.

사실 축농증이라는 표현보다 '부비동염(副鼻洞炎)'이란 말이 더 정확한데, 부비동은 머리뼈에 있는 공기 구멍으로, 뇌를 감싸는 두개골 대부분을 받쳐주는 '콧구멍으로 열린 굴'이라 할 수 있다. 좌우 양쪽에 상악동(上顎洞), 사골동(篩骨洞), 전두동(前頭洞), 접형동(蝶形洞) 이렇게 네 개의 부비동으로 나뉘는데, 그중 상악동은 축농증의 90%가 생기는 곳으로, 눈 아래에서 잇몸에 이를 정도로 부위가 넓다. 사춘기가 되어서야 비로소 부비동이 제 크기로 자라므로 부비동이 작은 어린아이들은 그만큼 축농증에 취약할 수밖에 없다.

그러나 아쉽게도 현대의학에서는 비염과 축농증을 천식과 더불어 무덤갈 때까지 함께 가는 병으로 보고, 그저 알레르기 항원을 피하는 회피요법이나 항히스타민제, 점막 수축제, 비강용 스테로이드 등 약물요법으로 대증치료를 하며 순간순간 증상을 잠재우기에 급급하다. 약물로 관리가 안 되거나 증상이 심한 환자들에게는 하나 마나 한 수술을 하는데, 비강의 기도를 넓히기 위해 점막이나 골부를 일부 제거하는 비갑개 성형술이나 부분 절제술, 코중격이 한쪽으로 치우친 것을 바로잡는 비중격 성형술 등이 그것이다.

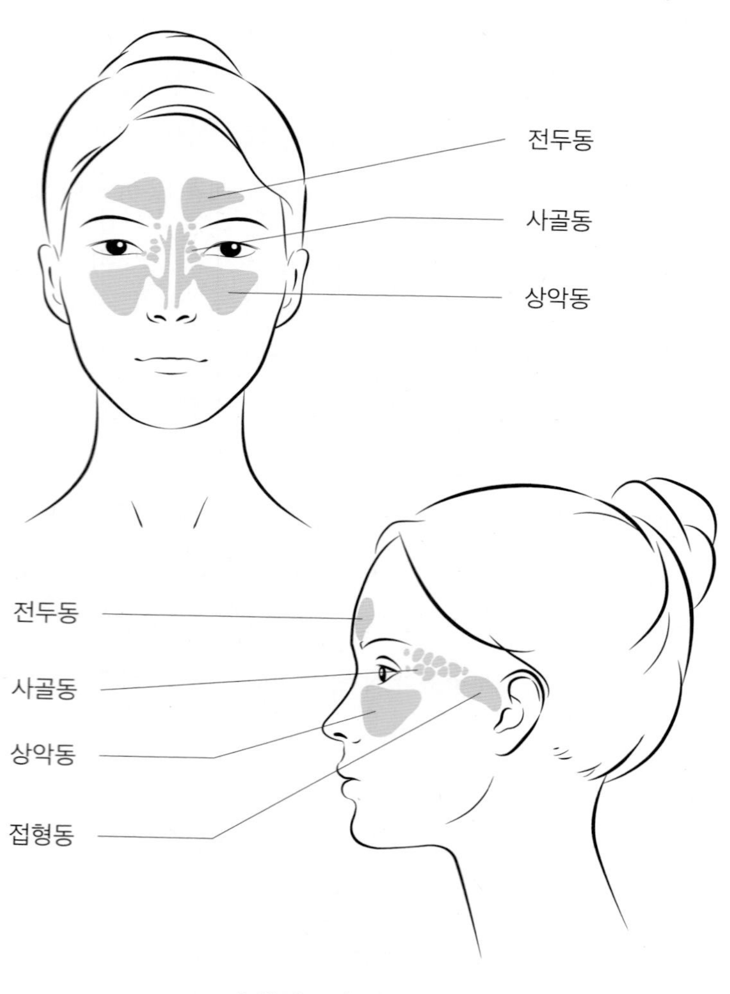

[부비동의 위치]

필자를 찾아온 환자 중에는 수년간 비염 약을 먹거나 뿌려도 점점 더 증상이 악화되어 고통을 호소하는 분들이 부지기수요, 심지어 세 차례나 수술을 받고도 또다시 재발하여 답답함을 토로하는 운동선수도 있었다. 이처럼 일시적으로 증상을 억제하는 양약이나 무리한 수술요법은 애당초 비염의 원인을 다스리는 근본적인 접근이 아니기 때문에 치료는커녕 부작용만 양산하기 십상이다.

만성비염, 축농증으로 가면 곤란해!

이렇게 근본 치료를 하지 못하고 대증요법에 머물다 보면 점점 더 비염이 만성화되어 증상이 악화될 수밖에 없다. 비염의 대표적인 증상은 재채기와 콧물이지만, 만성적으로 진행되면 머리가 아프고 식욕이 없으며 늘 피곤한 것이 더 큰 문제다. 그러다 보면 판단력이 흐려지고, 일상생활을 하는데 지장이 많다. 무엇보다도 비염은 축농증, 중이염, 결막염, 천식뿐만 아니라 성장 장애, 집중력 저하로 인한 학습 부진을 비롯하여 얼굴형까지 변화시키는 등 다양한 합병증을 동반하므로 성인보다는 성장기 어린이들에게 더욱 치명적이다.

그렇다면, 어떻게 비염이 얼굴형까지 변화시키는 것일까? 비염이 만성적으로 계속되면 코로 숨쉬기 힘드니 자연히 입으로 숨을 쉬게 되는데, 그렇게 되면 턱은 뒤로 들어가고 입은 앞으로 툭 튀어나오게 된다. 소위 얼굴형이 주걱턱으로 변하는 것이다. 게다가 치아가 고르지 않고 광대뼈가 평평해지면서 얼굴이 좁고 길어진다. 또한, 입호흡을 계속하면 코호흡으로 걸러낼 수 있는 이물질이나 병원균 등이 체내로 곧바로 들어가 편도선염, 후두염, 폐렴 등에 걸릴 위험성도 높아진다.

또한, 비염이 있는 아이들은 만성적으로 산소가 부족한 상태이기 때문에 성인이 된 이후에 고혈압이나 동맥경화, 치매 등에 걸릴 위험도 커진다. 비염은 정신 건강에도 악영향을 미쳐 아이가 코에 신경을 쓰다 보면 주의가 산만해지고 정서 불안과 함께 성격이 난폭해질 수도 있다. 따라서 어린아이일수록 비염 치료는 서둘러야 한다.

필자가 비염 환자를 진료해 보니 70%는 축농증을 함께 앓고 있었는데, 제때 치료하지 못한 만성비염이 쇠어 축농증으로 발전한 것이다. 일반적인 축농증 증상은 콧물과 가래가 증가하면서 머리 앞쪽이나 얼굴 부위에 통증을 느끼고, 권태감을 느끼기도 하며, 두통이 머리를 둔탁하게 압박하기도 한다. 항상 코가 막혀 냄새를 잘 맡지 못하고, 주의력이 떨어지며, 스스로 불편하고 답답함을 느낀다. 급성인 경우 맑은 콧물이나 고름이 나오지만, 만성이 되면 끈적끈적한 점액성으로 변하고, 고약한 냄새까지 풍긴다. 경우에 따라 피가 나오기도 한다.

비염보다 한 단계 악화된 축농증은 코 주위 머리뼈 속의 부비동 안에 화농성 콧물이 고여 부패하는 것이다 보니 자연히 독소와 혈중 히스타민이 증가한다. 이렇게 발생한 독소와 히스타민은 뇌혈관을 확장시켜 피로감을 주고 집중력을 저하시킨다. 히스타민은 인체가 스트레스를 받거나 염증이나 알레르기가 있을 때 신체 조직에서 분비되는 유기물질인데, 과도한 양의 히스타민은 콧물, 홍조, 두통, 호흡 장애, 고혈압 등을 유발할 수 있다.

이런 이유로 축농증이 생기면 짜증을 잘 내고 몹시 피곤하며 매사에 의욕이 없다. 뇌에 산소 공급이 원활하지 않아 집중하기 어렵다 보니 능률이 오르지 않아 수험생에게는 더욱 치명적이다. 또한, 과잉 생산된 점액이 코에서 목뒤로 넘어가는 후비루 증후군으로 인해 인후부의 기침 수용체를 자극해 기침을 유발할 수 있고, 목 속에 담처럼 고일 수도 있다. 코에서 넘어오는 농성 분비물을 오랫동안 삼키면 위장 장애를 일으킬 수 있고, 계속 방치하면 전신 권태감, 우울증, 관절염, 신장염 등으로 발전할 위험도 있다.

청폐(淸肺)로 비염 · 축농증 치료

그렇다면 현대인의 골칫거리, 비염과 축농증을 어떻게 근본 치료할 것인가? 모든 병이 그렇지만, 겉으로 드러나는 증상만을 치료해서는 안 된다. 가령 부비동에 염증이 생겼을 때 고름만 긁어낸다고 끝나는 것이 아니다. 축농증은 좁은 부비동에 염증이 고이면서 코 밖으로 열린 공간이 폐쇄되어 생기는 질병이므로, 닫힌 공간을 열어주고 농을 배출시키는 것이 우선이다. 단순히 코에만 한정 짓지 말고 인체를 종합적으로 이해하고 치료해야 비염과 축농증의 원인을 뿌리 뽑을 수 있다.

오장육부 중 호흡기를 관장하는 중심 기관은 바로 '폐(肺)'이다. 따라서 호흡기의 일부인 코도 폐 기능의 활성화에 따라 건강 상태가 달라질 수 있다. 비염은 폐 기능이 떨어지거나 열이 많으며 신체의 수분대사가 원활하지 못할 경우 발생하기 때문에 당연히 폐의 열을 꺼주고 수분대사를 원활하게 해주는 치료를 해야 한다.

딸아이의 손을 잡고 비염 치료를 위해 내원한 정** 님은 예전에는 딸이 얼마나 코를 많이 풀어대는지, 날마다 휴지통이 가득 찰 정도였다고 한다. 양약을 아무리 복용해도 극심한 비염 증상이 계속되자 이비인후과에서는 약으로는 안 되니 수술을 하자고 권했다고 한다. 수술을 할까 말까 고민하던 중 그래도 수술보다는 한약으로 한번 치료해 보자는 생각으로 필자를 찾아왔다.

필자는 폐를 청소하고 폐에 쌓인 적열(積熱)을 꺼 폐를 맑게 정화하고, 수분대사를 원활하게 하는 청폐(淸肺) 한약 편강탕을 처방했다. 4개월이 지난 지금 딸은 전혀 코막힘도 없고, 코도 풀지 않게 되었다며 수술 없이 비염을 치료할 수 있게 되어 신기하고 감사하다며 고마움을 전했다.

20년간 비염과 축농증으로 환절기만 되면 재채기와 콧물, 잦은 감기, 기상 시 편도의 통증과 많은 가래침으로 짜증스러운 날의 연속이었다고 고백하는 심** 님은 자신의 고질적인 호흡기 질환을 고치기 위해 필자를 찾아왔다. 청폐 한약으로 폐 기능 강화에 힘쓴 그는 보름쯤 되었을 때 우선 피로감이 현저히 줄었고, 콧물 · 재채기가 사라지고 아침에 목이 개운해서 가래도 없고, 이제까지 여름에도 가벼운 잠옷을 걸치고 잤는데,

지금은 상위를 입지 않고 자도 감기에 걸리지 않는다며 평생 이런 적은 처음이라며 기뻐했다.

하도 신통방통해서 아내랑 같이 복용했는데, 아내도 전보다 활력이 넘치다 보니 복용 중 모임에서 해외여행을 갈 때도 환으로 15일분을 신청하여 가져갔다. 여행 기간 내내 장시간 비행기와 버스를 이용하면서 늘 에어컨과 함께했는데, 입국 후 일행 일곱 가족 중 대다수가 감기에 걸려 고생했지만, 자신과 아내만 건강한 모습으로 일상에 적응하고 있다며 놀라워했다.

초등학교 3학년 아들을 둔 최** 님은 아들의 비염이 너무 심해 코가 막혀 입으로만 숨을 쉬며, 걸핏하면 편도선이 부어 겨울이면 감기약을 달고 살았다 한다. 병원에서는 수술밖에 없다 하고, 너무 막막한 상황에서 지인의 추천을 받아 편강한의원을 찾아왔다.

3개월째 청폐 한약으로 폐 기능 강화에 힘쓴 결과 아들은 편도의 부기가 빠지고 코도 뻥 뚫려 코로 숨을 쉴 수 있게 되었다며 좋아했다. 무엇보다 예전엔 자주 지치고 쉽게 힘들어하며 머리도 자주 아팠는데, 그 증세들도 많이 좋아져 지금은 감기약도 안 먹고, 활동적이고 씩씩하게 학교생활을 잘하고 있다며 감사의 마음을 전했다.

청폐 한약은 특히 수험생들의 비염을 고쳐 건강관리와 집중력 향상에 큰 기여를 한 사례가 많다. 열 살 무렵부터 20여 년간 비염을 앓아온 대학원생 김** 님은 환절기에 특히 증상이 심하고, 평소 계절을 가리지 않고 비염으로 고생을 해 2주에 한 번씩 꼭 이비인후과에 들러 양약을 처방받았다 한다.

이비인후과 약을 먹으면 다소 졸리다는 문제점도 있고, 증상이 완화되는 것에 그칠 뿐 여전히 콧물 때문에 성가시다 보니 특히 중요한 시험을 1년여 앞두고 열람실에서 공부를 하기 곤란한 지경에 이르자 고민이 많아졌다. 열람실 공기가 좋은 편도 아니고, 비염 때문에 코를 훌쩍이는 소리에 다른 학우들이 방해를 받을까 걱정되어 열람실 이용을 자제할 수밖에 없었기 때문이다.

그러던 중 친한 동기가 편강한의원을 추천해 진료실을 찾았다. 꾸준히 두 달쯤 한약을 복용했을 때, 비염 증상이 눈에 띄게 호전되기 시작했다. 콧물과 가래가 많이 줄어들었고, 잠을 잘 때 입을 벌리지 않고도 숨을 쉴 수 있었으며, 대화 중 가래가 끓지 않아 정말 좋았다. 무엇보다 콧물 때문에 30분을 넘지 못하던 집중력이 서너 시간 책에 집중할 수 있을 만큼 좋아졌다.

비염이 학업에 지장을 주지 않게 되자 하루에 집중력 있게 공부하는 시간이 비약적으로 증가하면서 좀 더 일찍 편강을 알았더라면 더 좋은 성적을 낼 수 있었을 것이라 생각하니 안타깝기도 했지만, 이제라도 효과를 보게 되어 정말 다행이라며 비염으로 고생하는 수험생들에게 꼭 추천하고 싶다고 말했다.

이처럼 폐 기능을 강화하면 목구멍 안쪽 인두 점막 속에 발달한 림프조직체인 편도선이 건강을 회복한다. 편도 튼튼 연후에는 입과 코를 통해 들어오는 각종 세균이나 바이러스 등을 막아내 콧물, 재채기, 코막힘, 코 넘어감, 기침, 가래 모두가 사라진다. 이때 머리는 맑고 집중력이 생겨 두통도 자취를 감추게 된다. 이는 50여 년간 비염을 근본 치료한 6만여 명의 환자들이 공통적으로 증언한 효과다.

호흡기 질환을 집에 비유하면 1층에 코감기가 살고 2층에 목감기가 살며 3층에 비염이 살고 4층에는 축농증 · 중이염 · 결막염이 산다. 따라서 4층에 사는 축농증을 치료하려면 비염에 걸리지 않아야 하고, 또 비염에 걸리지 않으려면 목감기의 원인인 편도선을 강화해야 한다. 폐를 맑게 정화하여 편도가 튼튼해지면 스스로가 느낄 수 있는 아래 네 가지의 반가운 변화가 찾아온다.

첫째, 몸이 가볍고 피곤하지 않다.

둘째, 얼굴색이 밝고 환해진다.

셋째, 운동장을 돌아보니 숨차지 않다.

넷째, 앞으로는 감기에 걸리지 않는다.

이 네 가지의 변화는 탄탄해진 면역력이 주는 선물이다. 당신도 폐 청소를 통해 비염과 축농증은 물론 어떠한 호흡기 질환도 허용하지 않는 편도선 건강의 축복을 만끽할 수 있길 바란다.

생활 속 비염 관리 꿀팁

비염을 예방 및 치료하기 위해서는 평소 맑은 공기 속에서 규칙적인 운동과 깊은 호흡으로 폐 건강을 지키는 것이 가장 중요하다. 일상에서 실천하면 좋은 비염 관리 꿀팁을 소개한다.

01 아침에 간단한 맨손 체조를 하면 밤새 코 안에 고인 분비물이 쉽게 빠져나온다.

02 평소 손을 자주 씻어 세균이나 불순물을 제거하고, 청소와 빨래를 자주 하여 주변 환경을 청결하게 관리한다. 실내에 오염물질이 쌓이지 않도록 환기를 자주 하고, 공해나 먼지가 많은 곳은 가급적 가지 않는다.

03 과로와 스트레스는 면역력을 떨어뜨려 코의 기능도 저하되므로, 몸이 피곤할 때는 푹 쉬어준다. 하루 7~8시간 충분한 숙면을 취하고,

잠을 잘 때 베개를 약간 높게 하면 코 안에 고인 분비물이 쉽게 빠져 나온다.

04 따뜻한 물이나 차를 수시로 마셔 호흡기를 촉촉하게 유지한다. 수분을 섭취할 때는 커피나 홍차 등 카페인 음료나 탄산음료는 피하고, 분무식 점막 수축제 사용도 자제한다. 점막 수축제를 장기간 사용하면 오히려 콧속이 마르고 섬모 운동이 저하되어 약물성 비염을 유발할 수 있기 때문이다.

05 체온을 떨어뜨리는 추운 옷, 차가운 음식, 냉음료 등은 삼가고, 실내가 춥거나 건조해지지 않도록 온도는 18~25℃, 습도는 40~60%를 유지한다. 외출할 때에는 급격한 온도 변화에 바로 노출되지 않도록 마스크나 스카프, 모자 등을 착용하여 호흡기를 보호한다.

06 공부하거나 일할 때 가급적 머리를 앞으로 숙이지 말고, 코를 풀 때는 한 쪽씩 번갈아 가며 풀거나 코를 풀기 전 입을 벌려 공기가 빠져나갈 수 있는 상태로 풀어야 고막 손상을 막을 수 있다.

07 화학첨가물이 든 인공식품이나 즉석식품은 삼가고, 야채나 과일, 통곡물 등 면역력을 높이는 자연식 위주로 식사한다.

08 손발이 차가울 때도 비염 증상이 심해지므로 온천욕을 하거나, 족욕이나 반신욕 등으로 인체를 따뜻하게 하여 온몸의 기혈순환을 원활하게 한다.

09 코막힘이 심할 때는 열을 내리고 염증을 가라앉히는 대파를 코에 붙이면 효과가 있다. 우선 파의 흰 대 부분을 2~3cm 길이로 자르고 세워서 이등분한다. 대파의 껍질을 나누어 끈끈한 안쪽 면을 콧등에 올려놓고 따뜻한 물에 적신 수건을 그 위에 덮어 두었다가 3분 후에 대파 껍질을 바꾼다.

10 코가 심하게 막힐 때는 거즈에 따뜻한 물을 적셔 코에 대고 숨을 천천히 내쉬었다가 들이쉬기를 반복하면 열기가 보충되어 막힌 코가 뚫린다. 무를 곱게 갈아 즙을 짠 다음 탈지면에 적셔 막힌 코에 넣어도 서서히 코가 뚫린다.

집중력, 면역력 UP!
비염 완화 혈자리 지압법

평소 시간이 날 때마다 지압하면 비염 증상을 완화하고 집중력과 면역력 향상에 좋은 대표적인 혈자리로 영양혈, 대추혈, 풍지혈, 백회혈과 사신총혈을 들 수 있다. 호흡기 면역력 살리는 대표적인 혈자리의 특징과 지압법을 알아보자.

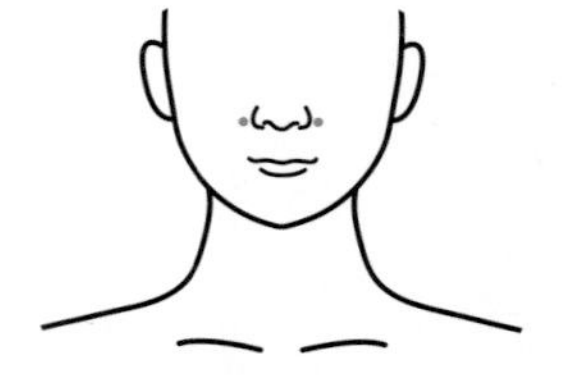

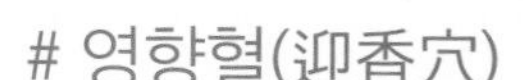

영향혈(迎香穴)

'영향(迎香)'은 '향을 맞이한다'라는 뜻으로, '영향혈'은 음식 냄새를 맡을 수 있는 기능을 가진 양쪽 콧방울 옆 혈자리이다. 감기나 알레르기 비염 등으로 코막힘이 있을 때 양쪽 영향혈을 손가락으로 가볍게 누르거나 위아래로 문지르면 코 · 기관지 · 폐 건강에도 도움이 되고, 스트레스와 긴장 완화에 좋아 면역력이 향상된다.

대추혈(大椎穴)

'대추혈'은 고개를 앞으로 숙이면 제일 많이 튀어나오는 목뼈에 있다. 해부학적으로는 일곱 번째 목뼈 바로 아래로, 대추혈을 꾸준히 자극하면 면역력이 개선되어 감기와 비염의 예방 및 증상 완화에 도움이 된다. 지압 방법은 대추혈 주변을 손가락으로 꾹꾹 눌러도 되고, 따뜻한 타월이나 찜질팩 등으로 온찜질하는 것도 도움이 된다. 샤워를 할 때 샤워기의 온수를 대추혈 자리에 맞아도 지압 효과가 있다.

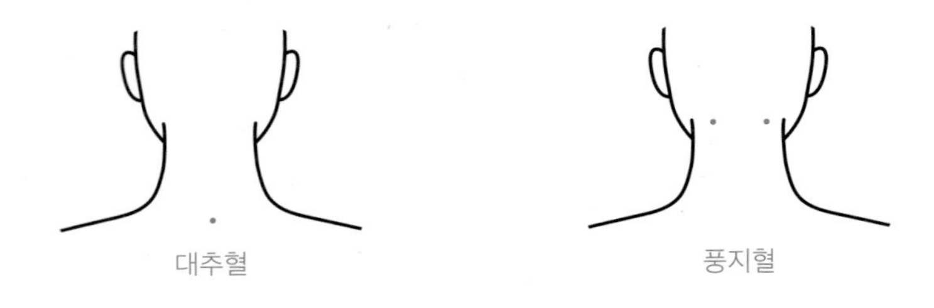

풍지혈(風池穴)

'풍지혈'은 목뒤 중앙의 움푹 파인 곳에서 양쪽으로 4~5cm 떨어진 오목한 곳이다. 엄지나 검지로 지그시 누르거나 가볍게 손가락으로 튕겨줘도 되고, 힘을 주어 마사지하듯 주물러 주면 목덜미와 머리가 시원해지면서 혈액순환 개선과 두통 완화에 도움이 된다. 또한 감기로 인해 코가 막혀 호흡이 불편하거나 비염 증상이 있을 때, 피로감이 있거나 머리가 묵직할 때도 지압해 주면 개운함을 느낄 수 있다.

백회혈(百會穴), 사신총혈(四神聰穴)

'백회혈'은 신체에서 가장 높은 머리의 정수리에 있는 혈자리로, 귀를 접었을 때 양쪽 귓바퀴 꼭대기를 연결하는 선과 얼굴을 좌우 반으로 나누는 선을 그었을 때 만나는 교차점이다. 사신총혈은 백회혈을 중심으로 동서남북 방향으로 약 2.5cm 지점에 있는 혈자리이다. 지압 순서는 백회혈, 앞뒤 사신총혈, 좌우 사진총혈 순이다. 지압하기 편한 손가락으로 지그시 꾹꾹 눌러주면 의식을 각성시켜 두통, 어지럼증, 중풍, 신경쇠약, 고혈압, 집중력 저하를 개선하고, 스트레스를 줄여 면역력 향상에 도움이 된다. 특히, 백회혈은 비염, 축농증 등의 코막힘에 효과가 있어 비염을 오래 앓은 사람들이 꾸준히 지압해 주면 좋다.

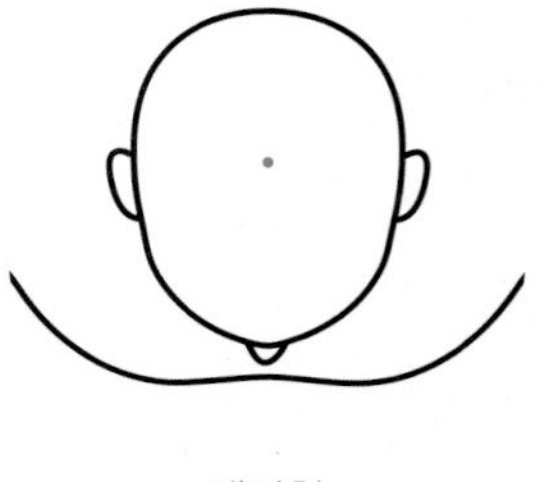

백회혈

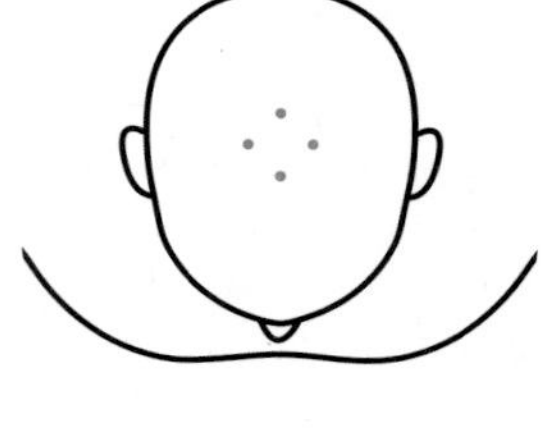

사신총혈

비염에 좋은 건강 약차

비염을 근본 치료하려면 그 원인을 찾아 다스려야 하는데, 폐 기능을 강화하고 호흡기 면역력을 회복할 수 있도록 돕는 아래 약차를 함께 마시면 좋다.

삼백초차

막힌 코를 뚫어주는 데는 삼백초만 한 것이 없다. 수분대사와 대소변을 원활하게 하고, 피부에 탄력을 주며, 해독과 소염작용도 한다. 삼백초 달인 물에 소금을 넣어 세척액을 만들기도 하는데, 코를 깨끗하게 씻어주고 코막힘을 해소하는 효과가 있다. 삼백초 잎을 돌돌 말아 30분 정도 코안에 넣으면 콧속이 개운하고 시원해진다. 약차를 끓여 하루에 4~5회 마시는 것도 좋다.

1. 물 세컵에 삼백초 10g을 넣고 끓인다.
2. 끓기 시작하면 불을 줄여 물의 양이 절반이 될 때까지 달인다.
3. 체로 건더기를 걸러내고 찻물만 따라 마신다.

대추차

당질과 비타민 A, B가 풍부한 대추는 쇠약한 내장의 기능을 회복시켜 예부터 몸을 건강하게 하는 대표 식품으로 여겨졌다. 축농증에 맞설 저항력을 길러줄 뿐만 아니라, 코의 점막을 강화하고 비염을 예방하는 효과도 있다. 대추의 단맛은 긴장을 풀어주고 신경을 안정시키며 노화를 늦춘다. 특히, 머리를 맑게 하고 기억력을 좋게 하며 피로를 풀어주어 신경이 예민한 수험생들에게 좋다. 잘 익은 대추를 햇볕에 바짝 말린 다음 종이 봉지에 넣어 통풍이 잘 되는 곳에 매달아 두었다가 달여 마신다. 즙을 내어 뜨거운 물에 타서 마시는 방법도 있는데, 깊고 감미로운 맛이 그만이다.

1. 물 세 컵에 대추 열 개를 넣고 끓인다.
2. 끓기 시작하면 불을 줄여 은근하게 두세 시간 정도 달인다.
3. 체로 건더기를 걸러내고 찻물만 따라 마신다.

신이화차

목련의 꽃봉오리는 약간 매운맛이 나는데, 한방에서는 이를 '신이화(辛夷花)'라 하여 약재로 쓴다. 폐 · 기관지의 기능을 도와 코 막힘을 뚫어주고 찬 기운을 몸 밖으로 발산하는 기능을 한다. 콧물을 멈추게 하고 두통을 완화해 비염이나 축농증의 증상을 개선하는 데 많이 쓰인다. 맛이 은은하면서 그윽하고 기억력과 집중력을 좋게 하므로 수험생에게 특히 좋다. 솜에 찻물을 묻혀 코에 넣으면 막힌 코가 뚫린다. 하루에 두 번 정도 마시는 것이 좋다.

1. 물 세 컵에 신이화 10g을 넣고 끓인다.
2. 끓기 시작하면 불을 줄여 은근하게 30분 정도 달인다.
3. 체로 건더기를 걸러내고 찻물만 따라 마신다.

유근피차

유근피란 느릅나무 뿌리의 껍질을 말한다. 플라보노이드, 사포닌, 탄닌, 점액질 등의 성분이 함유되어 있다. 비염이나 축농증 등 갖가지 코 질환에 두루 쓰이는 약재로, 코의 염증과 가래, 분비물 등을 없앤다. 기침 진정과 인후통 완화 효능도 있어 천식, 기관지염 등 호흡기 질환 증상 개선에 도움을 준다.

1. 물 세 컵에 유근피 20g을 넣고 끓인다.
2. 끓기 시작하면 불을 줄여 은근하게 30분 정도 달인다.
3. 체로 건더기를 걸러내고 찻물만 따라 마신다.

하수오차

비염은 잘 낫지 않고 쉽게 재발하므로 비위를 보해주어 체력을 강화해야 하는데, 이럴 때 하수오차가 좋다. 강장 효과가 뛰어나 불로장생 약재로 불리는 하수오는 달면서 쓴맛이 돌고 기운이 덥다. 소화 기능이 약하거나 허약한 아이에게 도움이 되며, 내분비를 자극하여 노화를 방지하는 효과도 있다. 대추와 함께 넣어 끓이면 맛과 효능이 강화된다.

1. 물 세 컵에 하수오 10g을 넣고 끓인다.
2. 끓기 시작하면 불을 줄여 은근하게 30분 정도 달인다.
3. 체로 건더기를 걸러내고 찻물만 따라 마신다.

창이자차

창이자는 국화과에 속하는 도꼬마리의 열매이다. 길가나 들판에서 흔히 볼 수 있다. 냄새가 없고 맛은 맵고 쓰며 성질은 따뜻하다. 폐와 간의 기능을 도와주고 살균 작용을 하여 비염이나 축농증, 두통, 기침, 가려움증을 완화하는 데 많이 쓰인다. 햇볕에 말린 창이자를 깨끗이 씻은 후 물기를 제거하고 잘 볶아서 사용한다.

1. 물 세 컵에 창이자 5g을 넣고 끓인다.
2. 끓기 시작하면 불을 줄여 은근하게 30분 정도 달인다.
3. 체로 건더기를 걸러내고 찻물만 따라 마신다.

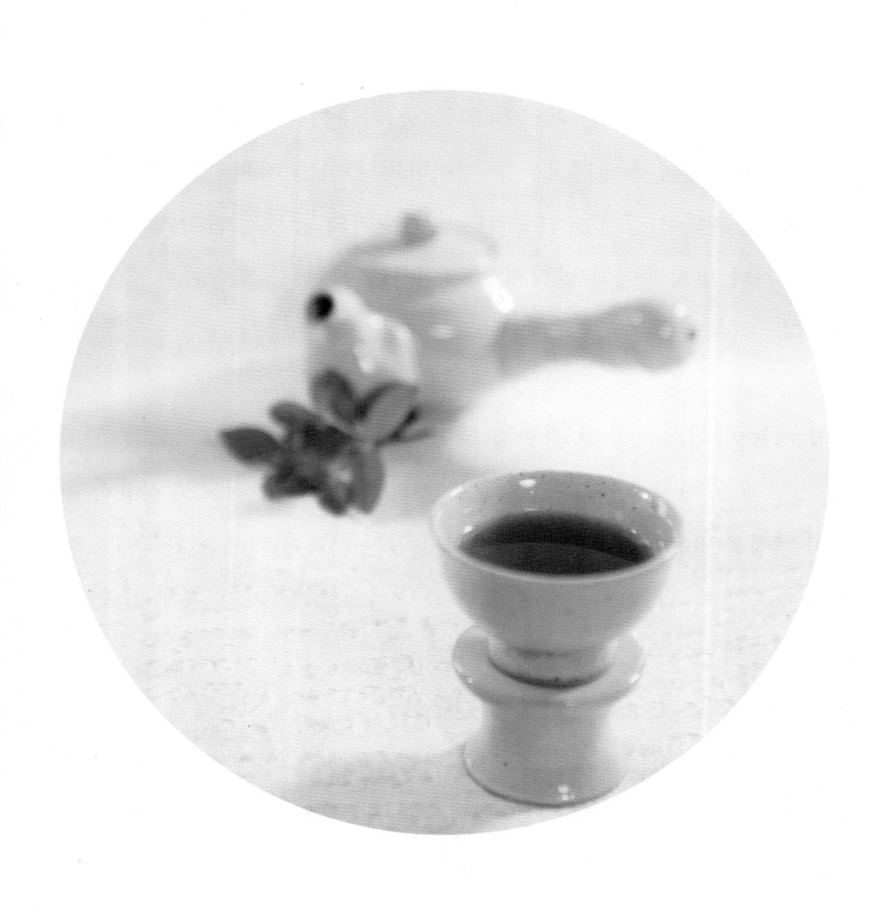

쌕쌕 발작적 기침, 천식

천식(喘息)은 숨을 쉴 때 들어오는 여러 자극 물질에 기관지가 과민 반응을 일으켜 나타나는 알레르기 질환 중 하나이다. 폐 기능 약화로 면역 식별 능력이 떨어져 알레르기를 제어하지 못하면 기관지 점막이 부어오르고 주변 근육이 경련을 일으키면서 기관지의 통로가 좁아져 숨차고 쌕쌕거리거나 반복적이고 발작적으로 기침을 하는 등 호흡곤란 증세가 나타난다.

폐 기능이 어느 한순간 갑자기 떨어지는 것은 아니고 대기오염, 알레르기, 스트레스, 가족력, 면역 기능 약화 등의 원인이 복합적으로 작용하여 천식이란 병을 만든다. 기관지를 둘러싸고 있는 근육이 미세한 자극에도 예민하게 수축해 숨 쉴 때 쌕쌕 가르랑 소리가 나고, 마른 기침, 흉부 압박감, 호흡곤란 등의 증상이 동반되는 것이다.

<동의보감>에서도 천식은 '숨결이 가쁜 증상'으로 정의하여 '효천(哮喘)'이라 하였는데, '효(哮)'는 숨을 쉴 때 목에서 '그르렁그르렁' 가래 끓는 소리가 난다 하여 붙인 말이고, '천(喘)'은 숨이 급박한 것을 말한다. 천식에 걸리면 기관지의 알레르기 염증 반응 때문에 정상적인 사람보다 기관지가 민감한 상태여서 미세한 자극에도 쉽게 반응하여 가래 끓는 소리가 나기에 이러한 이름이 붙은 것이다.

언제나 몸은 말로 할 수 없는 말을 하기에, 우리는 몸의 언어에 귀를 기울여야 한다. 천식은 호흡기가 무너져가는 모습의 표현인데, 유전적인 요인과 환경적인 요인이 결합하여 나타나는 대표적인 알레르기 질환 중 하나이다. 전 세계적으로 난치성 알레르기 3총사인 비염 · 천식 · 아토피의 유병률이 꾸준히 증가하고 있는데, 특히 천식은 소아 · 청소년에서 대표적인 만성 질환의 하나로 자리 잡고 있다. 연구 결과에 따르면 부모 중 한쪽에 알레르기가 있을 때 자녀가 알레르기 질환에 걸릴 확률은 50%이고, 부모 모두 알레르기 질환이 있다면 그 확률은 75%로 높아진다.

환경적 요인도 중요한데 찬 공기, 대기오염, 집먼지진드기, 동물의 털, 미세먼지, 꽃가루, 곰팡이, 담배, 각종 살균제나 작업 환경이 좋지 않은 곳에서 일하다 유독가스 등에 노출되었을 때도 천식이 발생할 수 있다. 또한, 비염을 제때 치료하지 못해 비염의 세월이 하염없이 지속되다 열감기나 독감, 각종 호흡기 바이러스 등을 만나면 천식으로 발전할 수도 있다.

폐 CT에 나타나지 않아도 조심!

대체로 비염의 증상은 아침에 심한 데 반해, 천식은 밤중이나 새벽에 더욱 심해진다. 사람들은 호흡이 힘들어지면 병원에 가서 사진을 찍어보지만, 결과는 아무 이상이 없다고 나온다. 환자들은 이상이 없다는 말에 '내 폐는 건강하다'라고 착각하기 쉽지만, 그렇지 않다. CT상 멀쩡해 보이는 폐에도 A, B, C 급수가 있다. 비염이 있으면 B급 폐요, 천식이 있으면 C급 폐다.

심한 천식이 있어도 폐 CT상에는 나타나지 않지만, 죽음을 재촉하는 중증 폐질환으로 떨어지지 않으려면 서둘러 A급 폐로 개선해야 한다. A급 폐란 열감기 아예 걸리지 않으며, 코감기 올똥말똥 지나가는 건강한 폐를 말한다. 폐를 말끔히 청소해 깨끗한 모습의 폐로 개선해야만 대표적인 알레르기 3총사인 비염, 천식, 아토피가 사라지고 언제나 건강한 폐 · 기관지를 유지할 수 있다.

특히, 천식이 있는 C급 폐의 경우 CT상으로 이상이 없어도 폐에 특정 환경이나 자극 물질이 숨길을 통해 들어오면 기관지가 과민반응을 일으켜 갑작스럽게 기도가 좁아지면서 숨이 막혀 '이러다 숨넘어가는 거 아닌가' 하는 공포와 함께 천식 발작이 찾아올 수 있다.

이때 병원에 가면 의사들은 주로 흡입용 스테로이드를 처방하는데, 스테로이드는 인류가 만들어낸 소염제(消炎劑) 중 가장 강력한 항염증제로 알려져 있으나, 앞서 살펴본 대로 그 성질이 마약과 같다. 마약은 순간적으로 모든 증상을 완화할 수 있는 최고의 약인 것은 분명하다. 그러나 우리는 그 결과를 알고 있다. 마약에 손대면 반드시 커다란 대가를 치러야 한다는 사실을!

스테로이드를 계속 쓰다 보면 우선 피부가 아주 거칠거칠해지면서 아토피가 찾아온다. 아토피, 비염, 천식은 모두 폐 기능 약화에서 오는 뿌리가 같은 한가지 병인 까닭에 바늘과 실처럼 따라다닌다. 병원에서는 증상을 억제하기 위해 더욱 고용량의 스테로이드를 처방하게 되고, 계속 스테로이드를 먹거나 바르면 전신에 화공약독이 축적되면서 피부는 얇아지고 쉽게 멍이 들며, 이제는 골다공증, 고혈압, 당뇨, 백내장, 녹내장, 비만, 근력 약화 등 심각한 부작용을 초래하게 된다. 알레르기 3총사도 더욱 극성을 부린다.

또한, 폐와 부부 장부인 심장 또한 약해져 혈관들이 탄력을 잃고 표피에 떠오르면서 출혈이 곳곳에서 발생하게 된다. 그런 출혈성 홍반들이 도처에 나타나면 삶의 질이 현격히 떨어진다. 잠도 못 자고 피로가 쌓여 우울증이 찾아오고, 피부 가려움증은 더욱 극심해지며, 각종 합병증이 나타나 생의 의지가 꺾이면서 더 이상 살고 싶은 생각이 없어진다.

여기서 한 단계 더 나아가면 폐가 본격적으로 망가져 간다. 천식 단계에서는 폐가 멀쩡했는데, 스테로이드를 많이 쓰는 세월이 지속되다 보면 폐가 망가지는 모습이 CT상으로도 확연히 드러난다. 그 종착역에는 폐에 가래가 가득 찬 기관지 확장증과 폐포에 구멍이 난 폐기종, 폐가 돌처럼 딱딱하게 굳어가는 폐섬유화가 기다리고 있다. 이 저승사자 3인방의 악행으로 폐가 반쯤 망가진 어느 날 폐렴이 찾아와 숨이 지면 속절없이 흙으로 돌아가야 한다.

천식은 '관리'가 아닌 '치료'하는 병

천식은 세계적으로도 환자가 가장 많이 발생하는 알레르기 질환 중 하나이다. WHO는 전 세계 약 3억 명 이상이 천식을 앓고 있고, 이들 중 45만 명

이상이 천식으로 사망했다고 밝혔다. 이렇게 사태가 심각한데도 현대의학에서는 스테로이드로 그때그때 증상을 완화하는 대증요법에만 초점을 맞춰 '치료'가 아닌 '관리'만 해오면서 오히려 병을 키우고 있다. 한번 발병하면 당뇨나 고혈압처럼 평생 '관리'하면서 무덤까지 함께 가는 병이라고 말하면서 말이다.

이렇듯 왜곡된 인식 때문에 누구도 제대로 된 원인 치료를 하지 못해 환자가 조금만 관리를 소홀히 하거나 치료를 중단하면 증상이 재발하고, 스테로이드를 오래 쓸수록 부작용까지 더해져 악화 일로를 걷는 고난의 행군이 지구촌 곳곳에서 벌어지는 것이다.

문제는 방향이다. 천식은 원인을 제대로 파악해 뿌리 뽑으면 충분히 완치가 가능한 병이다. 필자를 만나 천식을 치료한 3만 7천여 명의 환자들은 흡입기를 과감히 끊고 근본치료로 방향을 선회하여 천식을 완치했고, 스스로의 면역력을 회복해 지금도 건강하고 만족스러운 일상생활을 영위하고 있다.

기본적으로 기관지 천식은 알레르기 염증에 의해 숨길인 기도가 변화무쌍하게 좁아지는 병인데, 천식 환자들이 이처럼 알레르기 항원에 과민반응을 보이는 이유는 약화된 폐 기능에서 그 원인을 찾을 수 있다. 폐 기능 약화로 면역 체계의 식별 능력이 떨어져 해롭지 않은 자극에도 기관지 내강이 좁아지고, 점막이 붓고, 점액이 분비되는 등 예민하게 반응하는 알레르기 체질이 된 것이다.

똑같은 환경에서 같은 물질에 노출되어도 정상 체질인 사람은 아무렇지도 않은데, 반면에 알레르기 체질인 사람은 심각한 알레르기 반응을 일으킨다. 이는 폐에 쌓인 독소와 노폐물, 적열(積熱) 등이 면역 식별 능력을 떨어뜨려 자극 민감도를 높였기 때문이다.

이처럼 알레르기 체질인 사람은 폐 기능 약화로 자기와 비(非)자기를 구별하여 반응하는 면역 식별 능력이 떨어져 비염 · 천식 · 아토피 등에 쉽게 걸리고, 어느 한 가지 질병뿐만 아니라 두세 가지 질병이 함께 찾아오는 경우도 허다하다. 또한, 자주 피곤하고 어지러우며 감기도 자주 걸린다. 밤에는 식은땀을 흘리며 코나 입천장이 가렵고 입 안이 자주 헐며 목 안이 붓는다. 재채기 또한 심한 편이고 콧물도 많이 흘린다. 속이 더부룩하고 복통을 자주 느끼기도 한다.

이와는 달리 정상 체질인 사람은 폐에 원기가 충만하여 뛰어난 면역 식별 능력으로 꽃가루, 집먼지진드기, 음식물, 동물의 털, 찬 기운 등 어떠한 알레르기 유발 물질이 와도 끄떡없이 건강하다.

알레르기 체질을 정상 체질로!

그렇다면 어떻게 알레르기 체질을 정상 체질로 바꿀 수 있을까? 폐 기능 실조가 알레르기 체질의 원인이므로, 그 해결책도 건강한 폐 기능의 회복에서 찾을 수 있다. 천식의 뿌리인 폐에 쌓인 적열을 발산시키고 독소와 노폐물을 깨끗이 청소하여 폐를 맑게 정화하면, 면역 식별 능력이 좋아져 자극 민감도를 낮추고 원인 질환인 감기부터 확실히 막아내 예방과 치료를 동시에 할 수 있다. 폐 기능이 강화되면 폐활량이 늘고 편도선이 튼튼해져 어떠한 알레르기 유발 물질에도 끄떡없는 정상 체질로 바뀌면서 근본 치료가 가능한 것이다. 이처럼 건강의 중심에는 항상 '폐(肺)'가 있다.

30년 넘게 천식으로 고생한 이** 님은 대학병원을 12년째 다녀도 차도는 없고, 당장 기침만 멈추는 수준으로 병이 더 깊어져만 가서 무척 힘들었다 한다. 기침이 나면 몇 시간씩 고생을 하고, 밤에는 기침과 가래 때문에 한숨도 자지 못했다. 설상가상으로 알레르기성 비염까지 생겨 재채기와 콧물까지 힘들게 하니 너무 지쳐서 '차라리 죽는 게 낫겠구나…' 절망하던 차에 우연히 신문을 보고 편강한의원을 찾아왔다.

그녀는 3개월 폐 청소 후부터 기침이 나아지면서 항상 죄어오던 가슴이 편안해지는 것을 느꼈고, 4개월 치료 후 밤낮으로 괴롭히던 기침이 기적처럼 사라지니 이젠 살맛이 난다며 진심으로 감사의 인사를 전했다.

미국 LA에 살고 있는 화교(華僑) 이** 님의 아들은 생후 6개월이 지나면서부터 습진이 나타나더니 한 살 때부터 늘 감기를 달고 살고, 나날이 허약해지면서 천식도 얻게 되었다. 그 뒤 매월 한 차례씩 증상이 나타났는데, 한번은 급성 천식 발작으로 중태에 빠져 생명이 위독한 지경에 이르렀다. 의사가 얘기하길 "비슷한 환아가 있었는데 응급처치를 못해 끝내 요절했다"라고 하여 더욱 두려워졌다.

아이의 병은 마치 호주머니에 넣어둔 것처럼, 아프다고 하면 바로 증상이 나타나 과체중에 체질까지 허약하여 매월 감기를 앓았다. 환절기에는 밖으로 데리고 나갈 엄두도 못 내고, 일단 밖에 나갔다 오면 무조건 아팠다. 온 가족이 노심초사하며 아이가 언제 또 생명이 위태로워질지 몰라 조마조마할 때, NTD TV에서 필자의 52회 건강특강을 보고 믿음이 생겨 폐 기능을 강화하는 편강환(扁康丸)을 복용하기 시작했다. 편강환은 편강탕을 수출에 용이하도록 환으로 조제한 약이다.

편강환으로 4개월가량 청폐(淸肺)에 힘쓰자 아들의 증상이 현저히 호전되면서 쉽게 감기에 걸리지 않았고, 습진도 나아졌다. 6개월 복용 후 병원에 가서 다시 진찰을 받았는데, 의사가 "아들의 폐 기능이 매우 좋다. 잡음도 없이 깨끗하고, 천식도 완전히 나았다"라고 말했다 한다. 온 가족이 얼마나 기뻤는지 지난 세월의 근심, 걱정과 두려움이 모두 사라지고, 이제 다른 아이들처럼 유치원도 갈 수 있게 되었다며 좋아했다. 지금 그녀의 아들은 키와 체중 모두 정상이며, 활발하게 뛰어논다. 면역력도 좋아져 편강환을 6개월 복용한 뒤 단 한 번도 감기에 걸리지 않았다. 그녀는 어떤 계절이 와도 아이를 데리고 밖에 나가 놀 수 있으며, 어디든 갈 수 있게 되었다며 무척 기뻐했다.

미국에 사는 77세의 내과 의사 세* 여사는 30여 년의 내과 의사 경력을 자랑하는 분이다. 그녀의 남편과 아들도 모두 내과 의사다. 그러나 7년 전부터 그녀는 늘 열에 시달렸으며, 온몸이 타오르는 듯하여 고통이 말이 아니었다. 온 가족이 의사였지만 자신의 병을 치료하지 못했고, 여러 의사를 찾아다니며 다양한 치료법을 시도했지만 모두 효과를 보지 못해 매일 힘없이 수심에 잠겨 있었다.

절망 속에 허덕이던 그녀는 TV에서 편강환에 관련된 소개와 무수한 환자들의 근치 사례를 들었고, 필자가 설명하는 현대의학과는 완전히 다른 편강 요법을 보고 마음속에 새로운 희망이 피어오름을 느꼈다. 그러나 수십 년의 양의학적 치료법이 뿌리 깊은 관념으로 형성되어 그녀에게 영향을 주었고, 3개월 동안 고민한 뒤 한번 시험해 보자고 결정하였다. 가족이 모두 양의사였기에 이 결정을 듣고 모두 이해하기 힘들어했고, 정신에 문제가 생겼나 의심하였다 한다.

그래도 병마의 시달림으로 온몸이 피곤했던 그녀는 꼭 한번 시도해 보고 싶어 편강환으로 폐 청소를 시작했다. 복용 1개월 정도 되었을 때, 그녀는 기침이 많이 잦아든 것을 느꼈다. 3개월 연속 먹었을 때 온몸이 타는 듯 열이 나는 증상은 현저히 줄었으며, 천식 증상도 명확한 차도를 보였다. 치료 기간 중 만난 가정의는 "이런 질병에 관련된 치료 약물은 아직도 연구 중에 있으며, 현재의 약물로 천식은 치료할 방법이 없다"라고 하였다.

그 후 그녀는 모든 희망을 편강환에 의탁하였으며, 후속 치료 과정이 더욱 효과가 있기를 기대했다. 약 6개월 정도 복용하니 그녀의 천식과 기침은 흔적도 없이 사라졌다. 10개월째 복용했을 때 오랜 시간 그녀를 괴롭혔던 미열 현상도 사라졌다.

그녀는 기쁨을 이루 다 표현할 방법이 없어 아쉬워하였다. “천식에 걸린 후 나는 매일 피곤하였고, 저녁에 잠을 못 자 정신이 없었다. 지금, 예전에 나를 아는 사람들은 모두 내가 2년 전에 비해 완전히 다른 사람이 되었다고 말한다. 아주 건강해 보이고 활력이 넘친다고 했다! 나는 추석을 앞두고 남편과 이틀 동안 여행도 갔으며, 이는 최근 5년 이래 처음이다.”

그녀는 행복에 겨워 이렇게 말했다. “양의사의 한 사람으로서 나는 정말 서양의학의 치료법은 한계가 크다고 느낀다. 전체적으로 사람의 건강을 체크하는 것이 아니다. 양의의 각종 분과(分科)는 아주 명확하게 구분되어서 그 분야만 제한적으로 들여다본다. 즉, 사람의 건강을 인체 전반에 걸쳐 종합적으로 체크하는 것이 아니다. 만약 환자가 1년 이내에 편도선염이 3회 이상 재발하면 거의 절제 수술을 권장한다. 서 원장님의 편강 요법을 알고 나서야, 안으로부터 병의 원인을 찾아 이를 밖으로 끌어내어 없앰으로써 치료하는 철저한 건강법이야말로 근본적으로 사람의 질병 문제를 해결하고 진정한 의미의 건강을 되찾을 수 있게 해준다는 사실을 알게 되었다.”

천식 생활 관리법

천식은 관심을 갖고 근본 원인을 찾아 치유해 주면 사라지지만, 관심을 기울이지 않고 방치하면 제멋대로 행동하고 반항하는 악동으로 돌변한다. 평소 생활 속에서 실천하면 좋은 천식 생활 관리 꿀팁을 소개한다.

01 만병의 근원인 과로와 스트레스를 피하고, 평소 심신 수양에 힘써 늘 청정한 마음을 유지한다.

02 꾸준한 운동으로 심폐기능을 단련한다. 무리한 운동보다는 가벼운 활동이나 산책으로 시작하고, 공기 좋은 숲속을 30분 이상 걷는다면 최고의 유산소 운동이 될 것이다. 기도를 촉촉하게 유지하고 폐활량을 늘려주는 수영도 추천한다. 역기나 무거운 짐을 드는 수직 운동은 흉부 구조상 기도 폐쇄가 있을 수 있기 때문에 삼가고, 흉부에 부담을 주지 않는 수평 운동이 바람직하다.

03 매일 미지근한 물을 충분히 마시면 가래를 묽게 하여 배출이 한결 수월해진다.

04 손 씻기를 생활화하고, 공해나 황사가 심한 날은 외출을 삼가거나 방진 마스크를 착용한다. 실내는 자주 환기하며 주변을 청결하게 관리한다.

05 몸에 독소를 쌓는 술, 담배, 합성약, 인스턴트식품 등은 삼간다.

06 평소 체온을 따뜻하게 관리한다. 체온이 떨어지면 폐, 신장과 함께 추위를 많이 타고 알레르기 면역 호르몬을 방출하는 부신의 오작동이 일어나 비염, 천식, 아토피 등이 심해질 수 있으므로 겉옷, 마스크, 목도리 등을 챙겨 체온 관리에 힘쓴다.

07 에어컨과 가습기는 곰팡이의 온상이므로 에어컨을 켤 경우 1~2주에 한 번씩 청소하고, 가습기는 1~2일에 한 번씩 청소하는 것이 좋다.

08 과식이나 야식은 천식 발작의 원인이 되므로 피하고, 저녁은 적당량을 밤 8시 이전, 취침 3시간 전에는 먹는다.

09 너무 맵거나 찬 음식은 몸에 자극을 주므로 피하고, 지방질이 많은 음식 대신 담백한 자연식 위주로 먹는다. 체력이 떨어진 경우 위에 부담을 주지 않고 소식(小食)으로도 충분한 영양을 공급하여 체력과 장부(臟腑)의 기능을 향상시키는 흑미 들기름 찹쌀밥을 지어 먹으면 좋다.

10 비타민을 꾸준히 섭취한다. 간이나 녹황색 채소에 풍부한 비타민 A는 폐를 보호하고 점막을 활성화하며, 면역력을 증강시킨다. 야채와 과일에 많은 비타민 C는 면역계를 튼튼하게 하고, 잣과 호두에 풍부한 비타민 E는 기관지와 폐를 보호한다.

11 복식호흡, 심호흡을 일상생활에서 적극 실천한다. 앞서 소개한 깊은 숨을 들이쉬고 내쉬는 '으뜸 호흡법'을 생활화하면 폐활량이 늘고 폐 기능이 활발해져 호흡기의 부속기관인 코, 편도선, 인후, 기관지 등의 기능이 순서대로 좋아진다. 또한 활성화된 폐 기능이 편도선을 강화하고, 여기서 힘을 얻은 림프구들이 나쁜 균을 물리치는 식균(食菌)작용을 활발히 하여 감기와 독감을 예방하고, 비염과 천식도 물리칠 수 있다.

천식의 한의학적 치료와 한약재

한방에서는 다양한 증상으로 나타나는 천식을 다스리기 위해 천식과 밀접한 관련이 있는 폐장, 비장, 콩팥 등 장부의 기능을 보해 인체의 불균형을 개선하기 위해 힘쓴다.

발병 전에는 신장을 보하고 기를 받아들이는 보신납기(補腎納氣) 치료를 하고, 천식 증상이 나타나고 있을 때는 가래를 제거하고 폐의 나쁜 기운을 몰아내는 거담사폐(祛痰瀉肺) 치료를 한다. 또한, 몸 안의 기운을 정상화하는 동시에 비장을 보해 주는 익기보비(益氣補脾) 치료를 병행한다.

천식에 좋은 한약재로는 도인(桃仁, 복숭아씨의 알맹이), 단삼(丹蔘), 백과(白果, 은행나무의 열매), 개자(芥子, 갓의 종자) 등이 있고, 기관지 건강을 위해 마황(麻黃)과 행인(杏仁, 살구씨) 등을 복용하면 좋다.

시중에서 쉽게 구해 먹을 수 있는 것으로는 오장의 기를 보하는 오미자(五味子)가 있다. 인삼과 호두, 맥문동(麥門冬)은 기침을 완화하는 효과가 있으며, 산초(山椒)를 생강 달인 물에 타서 마셔도 좋고, 배를 달여 먹으면 가슴에 뭉친 열을 풀어준다. 무를 잘라 은은한 불에 한 시간 반 정도 끓여서 그 물을 마시면 가래를 제거하고 기침을 멈추게 하는 효과가 있다.

무엇보다 천식의 금메달 처방인 청폐(淸肺) 한약 편강탕으로 알레르기 체질을 정상 체질로 개선하여 천식을 다스리면 오장육부의 기능을 전체적으로 활성화하여 면역 체계 전반이 강화되어 천식 발작을 예방하고, 감기부터 확실히 막아 기타의 호흡기 질환도 충분히 근치(根治)가 가능하다.

기침 · 가래 잠재우는 건강 밥상

혹시 가족 중에 천식을 앓고 있는 분이 있다면 속이 편하면서도 기침과 가래를 가라앉히는 데 도움을 주는 건강 식단으로 밥상을 차리면 어떨까? 천식과 잘 싸울 수 있도록 원기를 충전해 줄 속 든든한 영양식을 소개한다.

기침과 가래 뚝! 영양 많은 은행밥

한방에서는 은행을 '백과(白果)'라 부르며, 기침과 가래를 다스리는 약재로 사용한다. 은행에는 탄수화물, 카로틴, 비타민 C 등이 들어 있지만, 독성도 있어 많이 먹으면 중독을 일으킬 수 있고, 은행 특유의 고약한 냄새 때문에 반드시 굽거나 익혀서 먹어야 한다. 하루에 10알 정도 먹으면 기침과 가래를 삭이고 식욕을 돋우는 데도 그만이다.

은행을 넣어 밥을 지으려면 먼저 쌀을 씻어 불리고 은행을 살짝 볶아 껍질을 벗긴다. 호두와 잣은 손질하고 새송이버섯은 썰고 팽이버섯은 밑동을 자른다. 솥에 불린 쌀을 담고 호두와 물을 부어 밥을 짓는다. 밥물이 끓어오르면 불을 줄이고 은행, 잣, 버섯을 넣고 중간 불에서 은근히 끓인 뒤 뜸을 들인다.

폐를 보호하는
건강 지킴이, 배

예부터 폐 · 기관지에 뛰어난 효능이 있는 것으로 알려진 배는 추운 겨울이나 일교차가 큰 환절기를 대비하여 꾸준히 섭취하면 호흡기 질환을 예방하는 데 도움이 된다. 특히, 배는 폐를 보호하고 열과 기침을 다스려 기관지 천식, 기침감기 등에 효과가 좋다. 또한 몸에 해로운 독소를 밖으로 배출하는 역할도 한다. 목이 쉬었거나 열이 날 때 먹으면 증상을 완화한다. 최고의 알칼리성 식품으로 통하는 배는 탄수화물, 과당, 유기산, 섬유소, 비타민 B와 C 등이 들어 있다. 배를 그냥 먹어도 좋지만, 속을 파내고 꿀을 넣어 뚜껑을 덮은 뒤 푹 고아서 먹으면 배의 약효가 두 배가 된다. 꿀은 따뜻한 성질이기 때문에 배와 함께 먹으면 배의 차가운 성질을 보완해 준다. 배즙을 내서 생강즙과 꿀을 타 먹어도 된다. 그러나 성질이 차가우므로 설사를 하거나 몸이 찬 사람은 주의한다.

폐를 맑게 하는 도라지튀김

한방에서는 도라지를 '길경(桔梗)'이라 하여 약재로 사용한다. 도라지는 폐를 맑게 하고 답답한 가슴을 시원하게 해준다. 찬 기운을 풀어 기침을 멎게 하고, 가래를 없앤다. 도라지를 물에 달여 수시로 마셔도 좋지만, 영양소를 살린 도라지튀김을 만들어 먹어도 좋다. 도라지채를 소금에 문질러 씻고 물기를 빼낸 후 당근, 피망 등도 가늘게 채 썰고 튀김옷을 입혀 함께 튀겨내면 된다.

소화가 잘되고 부담 없는 호박죽

호박은 성질이 달고 따뜻하며 몸속의 기운을 보한다. 염증과 통증을 완화할 뿐만 아니라 해독 작용도 하기 때문에 천식과 기관지염, 부종, 당뇨병을 다스리는 데 많이 쓰인다. 천식이 심하면 기침과 가래 때문에 음식을 제대로 먹을 수 없고 소화시키기도 쉽지 않다. 따라서 소화가 잘되고 위에 부담을 주지 않는 음식을 조금씩 자주 먹는 것이 좋다. 호박에는 비타민 A, B, C가 들어 있으며 병후 회복에 특히 좋다. 호박을 무르게 푹 삶아 죽을 만들어 먹으면 부드럽게 잘 넘어가고 소화가 잘되어 천식 환자에게는 최고의 영양식이다.

점막의 병을 치유하는 무

비타민 C가 풍부한 무는 감기 증세를 완화하고 점막의 병을 치유하는 작용을 한다. 즙을 내어 먹으면 기침이 멈추고 열을 내리며 독소를 없앤다. 무에는 디아스타제 같은 전분 소화 효소와 단백질 분해 효소도 있어 소화를 돕는다. 특히 니코틴을 중화하는 해독 작용을 하므로 담배를 많이 피우는 사람이 먹으면 좋다. 또한 오장육부에 이로우며 속을 따뜻하게 하고 설사도 다스린다. 무를 깨끗이 씻어 껍질째 갈아 즙으로 마셔도 되고, 삶아서 그 물을 마셔도 좋다. 유리병에 얇게 썰어 저민 무를 넣고 꿀을 부어 하룻밤 정도 서늘한 곳에 두면 맑은 즙이 우러나온다.

편안한 호흡, 염증 치료 약차

천식의 발병 연령대가 점점 낮아지고 있다. 기도 점막에 염증이 생겨 부어오르고 기관지가 좁아져서 쌕쌕 소리가 난다면, 호흡을 편안하게 하고 염증을 다스리는 약차를 마셔 보자.

맥문동차

'맥문동(麥門冬)'은 뿌리 모양이 보리와 비슷하고 겨울을 잘 견딘다 하여 붙여진 이름이다. 맛은 달고 쓰며 성질은 약간 차다. 맥문동은 진액을 보하는 약으로 폐음 손상으로 인한 마른기침이나 각혈, 가래, 해수를 다스린다. 이외에도 갈증이나 불면증을 완화하는 효과도 있다. 면역력을 증강하고 혈류량을 촉진하며 진정 작용을 하여 호흡기 관련 질환을 치료하는 데 많이 쓰인다. 진정 작용과 진통 작용을 하는 시호(柴胡)와 폐 기능을 강화하고 신장과 비장의 기능을 돕는 오미자와 함께 끓이면 그 효능을 더한다.

1. 물 세 컵에 맥문동 5g, 시호 3g, 오미자 3g을 넣고 끓인다.
2. 끓기 시작하면 불을 줄여 은근하게 30분 정도 달인다.
3. 체로 건더기를 걸러내고 찻물만 따라 식힌다.
4. 잣 두세 개를 띄워 수시로 마신다.

행인차

한방에서는 살구씨를 '행인(杏仁)'이라 부른다. 행인은 '폐의 성약'이라 할 정도로 호흡기 관련 질환에 효과가 뛰어나다. 기침을 그치게 하고 가래를 없애는 강장제로도 알려져 있다. 시트르산과 말산이 많이 함유되어 있고 비타민 A도 풍부하여 신진대사를 원활하게 하고 여름철 기력이 떨어졌을 때 마시면 원기가 회복된다. 대장을 깨끗하게 하여 변비에 좋고 여성의 피부미용에도 좋다. 특히, 호흡중추에 진정작용을 하여 호흡을 안정시켜 천식에 효과적이며 암세포를 죽이는 아미그달린(Amygdalin)도 3% 정도 들어 있다. 그러나 많이 복용하면 중독될 수도 있으므로 하루에 한 번만 마시는 것이 좋다.

1. 행인을 끓는 물에 살짝 데쳐 속껍질을 벗기고 쌀과 함께 간다.

2. 물 세 컵에 갈아 놓은 행인 6g과 쌀 6g을 넣고 끓인다.

3. 끓기 시작하면 불을 줄여 은근하게 30분 정도 달인다.

4. 체로 건더기를 걸러내고 찻물만 따라 식힌다.

5. 기호에 따라 꿀을 넣어 마신다.

오미자차

이름 그대로 다섯 가지 맛을 내는 '오미자(五味子)'는 껍질과 살은 단맛과 신맛이 나고, 씨는 매운맛과 쓴맛이 난다. 전반적으로 짠맛도 가지고 있다. 각각의 맛은 오장육부를 이롭게 한다. 신맛은 간, 단맛은 비위, 쓴맛은 심장, 매운맛은 폐, 짠맛은 신장의 기능을 돕는다. <동의보감>에서도 "오미자는 기침이 나고 기가 치밀어 오르며 열이 나는 것을 치료한다. 폐기를 수렴하므로 화기와 열기가 있을 때 써야 할 약"이라 말하고 있다. 다른 약차와 달리 끓이지 않는다.

1. 오미자 30g을 깨끗이 씻어 물기를 뺀다.

2. 오미자에 물 세 컵을 부어 하루 정도 담가 둔다.

3. 체로 걸러낸 찻물을 시원하게 해서 꿀을 넣어 마신다.

고통스러운 숨, COPD

세월은 유수와 같이 흘러 이제 필자의 나이도 팔순을 바라보고 있다. 돌이켜 보면 나는 인간의 생로병사의 원리를 찾아 전 생애에 걸쳐 머나먼 길을 걸어왔는데, 그 길 위에서 깨달은 죽음의 비밀을 간단히 정리하면 다음과 같다.

사람은 누구나 죽는다. 그렇다면 왜 죽는가? 바로, 숨을 못 쉬어서 죽는다. 왜 숨을 못 쉬는가? 폐가 망가져서 그렇다. 그럼, 폐는 왜 망가지는가? 가래 차고(기관지 확장증), 구멍 나고(폐기종), 굳어버려서(폐섬유화) 망가지는 것이다. 폐가 반쯤 망가진 어느 날 폐렴이 찾아와 숨을 거둬가면 인간의 생명은 끝이 나는 것이다.

실제로 세계보건기구(WHO)는 오늘날 세계 6억 명 이상이 만성폐쇄성폐질환(COPD, Chronic Obstructive Pulmonary Disease)을 앓고 있으며, 허혈성심장질환(Ischemic Heart Disease)과 뇌졸중(Stroke)에 이어 사망 원인 3위에 올랐다고 발표했다. 해마다 3백만 명 이상이 사망하는 COPD는 2050년에는 대기오염 등으로 전 세계 사망 원인 1위에 오를 것이라는 전망도 있다.

이미 70세 이상 노인 2명 중 1명이 앓고 있는 흔한 질환이지만, 그 심각성에 비해 인지율은 2.8%에 불과해 대부분 증상이 악화된 후 병원을 찾는 경우가 많다. 실제로 대다수 환자가 폐 기능이 30~40%까지 떨어진 상태에서 검사를 받는 경우가 많은데, 그 이유는 폐가 두 개이기 때문에 폐 기능이 50%까지 떨어져도 운동을 많이 하지 않는 사람은 큰 증상을 느끼지 못하기 때문이다. 그러다 보니 폐가 탄력적으로 신축 운동을 해줘야 하는데, 점진적으로 그 기능을 상실해 만성적인 기도 폐쇄가 발생하여 빨대로 숨을 쉬는 것 같은 호흡곤란으로 죽음을 재촉하는 무병장수의 복병이 된 것이다.

누구나 나이가 들면 폐 기능이 떨어지면서 기관지도 점차 탄력을 잃어간다. 젊었을 때는 기관지의 탄력이 충만하여 필요에 따라 늘었다 줄었다를 자유자재로 하지만, 나이가 들면서 기관지의 신축성이 떨어져 각종 유해물질에 대응하지 못하면 기관지가 좁아져 쌕쌕 그르렁 소리가 따라붙는다. 오랫동안 천식을 치료하지 못해 기관지의 만성 염증이 폐까지 깊어지면 중증 폐질환으로 발전할 수 있다.

이 때문에 COPD와 같은 중증의 폐질환은 기본적으로 천식 증상을 동반하여 만성기침과 가래가 끓고, 여러 원인 물질이 쌓여 좁아진 기도가 호흡을 어렵게 만들어 공기의 이동이 잘 이루어지지 않아 가슴이 답답하고 숨이 차게 된다. 폐의 비정상적인 염증반응으로 폐 기능이 떨어지고 기류 제한이 진행되어 100세 시대의 숨통을 조여오는 소리 없는 살인자로 악명이 높다.

산소 교환 장치인 폐포 벽이 파괴되고 불규칙적인 확장을 보이는 폐기종과, 기관지의 탄력층이 망가져 영구적으로 늘어나 가래 배출이 순조롭지 앓아 반복적인 기침과 화농성 가래, 객혈, 피로감, 체중 감소, 근육통 등 전신 증상이 동반되는 기관지 확장증을 묶어 COPD라 하는데, 배출되지 못한 가래는 2차성 세균감염을 일으킬 수 있어 더욱 위험하다. COPD가 급성으로 악화돼 입원하게 되면 3.3년 뒤 50%가 사망하고, 7.7년 뒤에는 75%가 사망하는 것으로 알려져 있다.

주요 발병 요인은 오랜 기간 담배를 피웠거나 직업성 분진, 유독가스, 화학약품, 아황산가스 등 오염물질에 자주 노출되었거나, 유전적 요인과 잦은 호흡기 감염도 원인이 될 수 있다. 특히, 과거에 결핵이나 결핵성 늑막염을 앓은 경우, 본인도 모르게 결핵을 앓은 흔적이 있는 경우, 기침을 동반한 홍역이나 백일해, 폐렴을 자주 앓았던 40대 이상의 성인에게서 주로 나타난다. 이들을 진맥해 보면 맥이 빠르다는 공통점이 있는데, 정확한 진단은 폐 기능 검사를 통해 확인할 수 있다.

못된 마귀 콤비, 기관지 확장증과 폐기종

기관지 확장증과 폐기종은 콤비로 오는 경우가 많은데, 주로 오랜 시간에 걸쳐 만성적으로 온다. 기관지 확장증을 빗대어 표현하면 스키장에서 눈을 만들다 죽어 저승사자가 된 놈으로, 하얗고 끈적끈적한 가래를 끊임없이 만들어 숨을 못 쉬게 방해한다. 인체는 폐에서 만들어진 점액들이 기관지에 모여서 기관지의 근육층이 움직임에 따라 섬모 운동이 일어나 가래를 구강 밖으로 배출하는데, 가래 마귀가 기승을 부리면 기관지

벽의 근육층과 탄력층이 망가져 기관지가 영구적으로 늘어난다. 이 때문에 가래가 만들어져도 몸 밖으로 배출하지 못하고 계속 쌓여 호흡곤란, 청색증, 만성폐쇄성기도질환 등을 유발하게 된다.

가래 마귀와 단짝으로 활동하는 폐기종이란 놈은 폐 세포를 보기만 하면 먹어버리는 먹성 좋은 저승사자다. 때문에 폐기종 환자는 폐포 사이의 벽들이 파괴되어 탄력을 잃고 돌이킬 수 없을 정도로 확장돼 폐가 제 기능을 발휘하지 못하게 된다. 폐기종이 심해지면 불과 15cm 거리의 촛불도 입으로 불어 끄기 힘들어진다. 기종 마귀의 가장 못된 습성은 폐포를 보기만 하면 풍선처럼 빵빵 터뜨리는 것이다. 정상인의 폐포 수가 5~6억 개라면, 기종 마귀가 심술을 부리면 4억 개 → 3억 개 → 2억 개로 급속도로 줄게 되고, 이에 따라 숨을 헐떡거리게 된다.

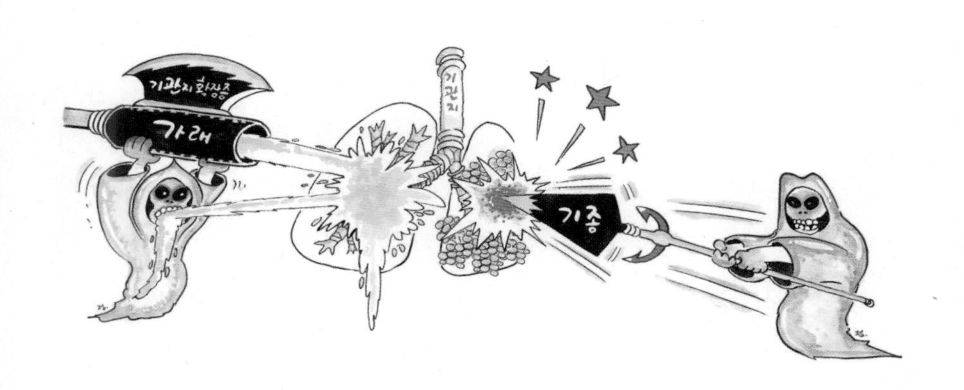

[기관지 확장증과 폐기종 마귀 콤비]

특히 30년 이상 흡연을 했거나, 어릴 때부터 숨 쉴 때 쌕쌕거렸거나, 유해한 입자나 가스, 화학물질이 많은 환경에 노출된 사람은 만성폐쇄성폐질환이 20여 년 빨리 찾아올 수 있으니 조심해야 한다. COPD의 징조인데도 감기인 줄 알고 제대로 대비하지 않으면 갑자기 상태가 나빠져 호흡곤란과 전신 쇠약감은 물론 여러 합병증을 불러올 수 있다. 무엇보다 거동에 제약이 생기고 운동량이 크게 부족해져 근력이 약해지고, 체중 감소, 우울증, 수면장애, 심혈관계질환, 폐암, 골다공증 등이 쉽게 찾아올 수 있다.

또한, 기도(氣道)가 막혀 폐의 가스교환 기능이 떨어지면 저산소증, 고탄산혈증이 나타나기도 하고, 부부 장부인 심장 기능의 저하를 동반하는 폐성심(肺性心)이 유발될 수 있다. 결국, 호흡부전 및 심혈관계 합병증으로 사망에 이를 수 있어 숨 막히는 공포, COPD를 저승사자라 칭하는 것이다.

건강한 편도선으로 저승사자 잡는다

양방에서는 폐에 가래가 가득 차 숨이 들어올 자리를 없애버리는 기관지확장증과 폐에 구멍이 생겨 폐 세포가 자꾸 줄어가는 폐기종, 폐 세포가 딱딱하게 굳어가는 폐섬유화를 원래 상태로 돌아가는 것이 불가능하다는 뜻으로 '영구적 병변'이라 한다. 그러나 이 악랄하고 지독한 저승사자들도 겁을 내는 몽둥이가 있으니, 그것은 바로 '건강한 편도선'이다. 폐를 깨끗이 청소하여 건강해진 편도가 튼튼한 림프구들을 배출하면 유해균이나 바이러스를 퇴치할 수 있는 힘이 길러져 중증 폐질환도 거뜬히 물리칠 수 있다.

필자가 50여 년의 임상경험에서 얻은 결론은, 호흡기의 생로병사는 누구나 건강 유턴이 가능하다는 사실이다. '감기 → 비염 → 천식 → 중증 폐질환'이라는 악화의 뿌리는 폐에 있으므로, 그 해결책도 폐 건강에 달렸다.

누구나 노년이 되면 폐에 찌든 때가 쌓여 그 찌든 때가 폐포를 망가뜨린다. 이때 폐를 깨끗이 청소하여 폐포 곳곳에 쌓인 찌든 때와 적열(積熱)을 씻어내 폐 기능이 활성화되면 편도선이 튼튼해진다. 내 폐 스스로가 자정능력을 유지할 수 있도록 편도 건강을 지키면, 강화된 편도선에서 분출되는 활발한 림프구들이 기관지의 망가진 근육층과 탄력층의 병변을 재생시켜 늘어난 기관지는 서서히 탄력을 되찾게 된다.

가장 좋은 치료법은 수술이 아닌 인체의 자가 치유 능력을 극대화하여 스스로의 강화된 면역력으로 중증 폐질환을 극복하는 것이다. 이를 위해 현재 담배를 피우고 있다면, 니코틴이 폐에 더 이상의 해악을 끼치지 못하도록 금연을 실천해야 한다. 더불어 인체에 원기를 북돋우는 청폐(淸肺) 한약을 꾸준히 복용하면서 걷기, 등산 등 유산소 운동을 병행해 폐 기능을 활성화하려는 적극적인 노력이 필요하다.

대체로 1년 동안 심폐기능 강화에 힘쓰면 혈관이 탄력을 되찾고, 2년이 지나면 혈관이 완전히 회복되어 기관지 확장증 환자들이 두려워하는 객혈(喀血)이 사라진다. 3년 이상 꾸준히 치료에 임하면 모든 증상이 눈에 띄게 호전되고, 4~6년 이상 치료한 분 중에는 폐 세포가 재생되어 매일같이 등산하며 건강한 심폐기능을 회복하여 근치(根治)된 사례도 많다.

필자는 뛰어난 청폐 요법으로 가래 찬 폐는 가래를 뱉어내고, 구멍 난 폐는 재생시키고, 굳어버린 폐는 탄력을 되찾아 지금까지 3만 9천여 명의 중증 폐질환자를 치료했다. COPD는 그 요령을 알면 충분히 고칠 수 있는 병이다. COPD를 고치고 나면 오히려 자잘한 수많은 병이 사라져 누구나 무병장수할 수 있다.

COPD에 절망하지 마라. 이것을 고칠 수 있는 임자는 내 목 안에 있다. 그것은 편도선, 림프의 왕이다. 심폐기능 강화로 편도가 건강해질 때만이 COPD를 근본으로 고쳐내 편안하고 고운 숨결을 되찾을 수 있을 것이다.

COPD 예방 · 치료 꿀팁

COPD처럼 나이가 들수록 유병률이 빠르게 증가하는 질환일수록 예방이 가장 현명한 치료임을 명심해야 한다. 폐가 망가지기 전에 미리미리 폐 청소를 실천하면 활력 넘치는 폐는 최상의 건강을 선물해 노년에도 편안한 숨과 잔병치레 없는 팔팔한 삶을 영위할 수 있을 것이다. 일상에서 청폐(淸肺) 요법과 병행하면 좋은 생활 관리법을 소개한다.

01 담배를 끊는다

COPD의 70~80%는 흡연과 관련되기에 금연은 COPD를 예방하고 진행 속도를 감소시키는 가장 효과적인 방법이다. 나이와 관계없이 흡연하는 모든 COPD 환자들은 금연이 필수다. 비흡연자도 나이가 들면서 폐 기능이 감소하는데, COPD 환자들은 폐 기능 감소 속도가 훨씬 빠르다. 금연을 하면 COPD 환자들도 폐 기능 저하 속도를 정상인의 수준까지 늦출 수 있다.

02 수분 섭취량을 늘린다

물을 많이 마시면 폐 분비물을 부드럽게 하여 기침을 통한 가래 배출이 수월해지고, 폐포의 기능이 원활해진다. 물을 일부러 마시기 어렵다면 가래와 기침 완화에 좋은 모과차나 비파차, 율무차 등 건강차를 수시로 복용해도 좋다.

03 감기에 걸리지 않도록 조심한다

가벼운 감기라도 병증을 악화시킬 수 있으므로 항상 체온 관리에 신경 쓰고 피로와 스트레스를 피하고 충분한 숙면을 취해 감기에 걸리지 않도록 주의한다.

04 아침에 나오는 가래는 충분히 뱉는다

내 폐를 청소하기 위해 가래는 충분히 뱉어내는 것이 좋은데, 기침을 효과적으로 하거나, 물로 가글하여 뱉어내거나, 환부를 탁탁 두드려서 가래를 배출하는 것도 좋은 방법이다. 엎드린 자세로 머리를 숙이고 받침대를 무릎 아래에 받쳐 10분 정도 유지하는 '배담법(排痰法)'을 하루 3회 이상 실시하여 확장된 기관지에 있는 객담이나 농이 중력에 의해 쉽게 배출되도록 돕는 것도 좋다.

05 규칙적인 신체 활동을 한다

모든 COPD 환자들은 규칙적인 신체 활동이 필수다. 숨이 차다고 계속 앉아 있거나 누워 있게 되면, 우리 몸의 호흡 근육을 포함한 운동 근육이 위축된다. 일상생활과 운동은 호흡곤란을 완화하고 삶의 질을 향상시키며, 우울이나 불안 등의 심리적 문제를 감소시키는 데 도움을 준다. 집안에 화초를 가꾸며 꾸준히 신체 활동을 하거나, 맑은 공기 속에서 삼림욕을 하면 몸과 마음을 동시에 치유하는 효과가 있다.

06 유산소 운동을 꾸준히 한다

5~10분 정도 가벼운 걷기, 체조, 스트레칭 등으로 준비 운동을 한 후 20~60분간 주 3회 이상 꾸준히 유산소 운동을 한다. 한 번에 할 수 없으면 여러 차례 나누어서 해도 좋다. 걷기, 등산, 자전거 타기 등 모든 운동이 가능하지만, 물에 들어가면 수압 탓에 호흡곤란이 심해질 수 있어 중증의 COPD 환자에게 수영은 권하지 않는다. 외출이 여의치 않다면 요가나 실내 자전거, 러닝머신을 이용한 운동도 괜찮다.

07 호흡기 자극을 피한다

간접흡연, 먼지, 황사, 유해가스 등 호흡기 자극을 유발하는 환경을 피하고, 대기의 질이 나쁘다면 마스크를 착용한다. 숲이나 공원처럼 나무가 많은 공기 좋은 곳을 찾아가 복식호흡을 하면 좋다. 실내에서는 환기를 자주 하고, 공기 청정기를 사용한다.

08 비타민 A를 충분히 먹는다

비타민 A는 공기 중 병원균이 침입하기 쉬운 입, 코, 목, 기관지, 폐 등의 기능을 건강하게 유지시켜 준다. 호흡기에는 점막이 있어 그 가장 위에 있는 상피 세포가 병원균 등의 침입을 막는데, 비타민 A가 부족하면 이 상피 세포의 면역력이 저하되어 감기에 걸리기 쉽다. 점막은 위나 장, 피부에도 있기 때문에 이런 부분의 면역력도 동시에 높인다. 동물의 간, 은어, 돼지고기, 뱀장어, 닭고기, 칠성장어, 연어, 달걀, 우유, 과일 등에 비타민 A가 풍부하다.

09 베타카로틴을 많이 섭취한다

인체로 들어오는 산소 중 2%는 활성산소로 바뀌어 세포막과 유전자를 손상시키고 암을 유발하는데, 이를 막는 항산화제는 비타민 C와 E, 베타카로틴이다. 특히 베타카로틴은 폐기종을 치료하는 효과가 탁월한 영양소로, 베타카로틴이 풍부한 식품으로는 청경채, 복숭아, 살구, 당근, 고구마, 호박, 시금치, 양상추, 양배추, 오렌지, 케일, 브로콜리, 망고 등이 있다.

10 하루 20분은 햇볕을 쬐어 비타민 D를 보충한다

자연 친화적인 환경에서 햇살을 듬뿍 받으며 날마다 20분 이상 산책을 하는 것도 좋다. 햇볕을 쬐면 생성되는 비타민 D가 폐 건강을 돕는다. 연구 결과 체내 비타민 D 수치가 높은 그룹이 낮은 그룹에 비해 폐활량이 더 높았는데, 활발한 대사작용을 돕는 비타민 D가 면역력 증강은 물론, 폐 건강에도 좋은 영향을 미친 것이다. 비타민 D는 햇볕 외에 등 푸른 생선, 우유, 치즈, 버섯, 붉은 연어, 달걀 등을 통해서도 섭취할 수 있다.

기관지와 폐에 좋은 약차

대기오염으로 인해 폐 기능이 약화되었을 때 매연, 먼지, 일산화탄소 등이 몸속에 침투하면 기관지염, 폐렴, 천식, 기관지 확장증 등을 불러올 수 있다. 평소 기관지와 폐 건강을 지킬 수 있는 아래 건강 약차를 마셔보면 어떨까.

영지차

영지(靈芝)는 기관지염을 포함한 호흡기 질환에 특효약이다. 예부터 '불로초'라 불리며 신비의 약으로 여겨졌다. 폐, 심장, 비장에 도움을 주어 오장육부의 정기를 보한다. 심하게 기침하거나 진득한 가래가 나올 때, 가슴이 답답하고 입속이 건조할 때 상당한 도움이 된다. 이외에도 혈중 콜레스테롤 수치를 낮춰 성인병을 예방하고 치료하는 데도 좋다.

1. 물 세 컵에 영지버섯 5g을 넣고 끓인다.
2. 끓기 시작하면 불을 줄여 은근하게 20분 정도 달인다.
3. 체로 건더기를 걸러내고 찻물만 따라 마신다.

상엽차

상엽(桑葉)이란 뽕나무 잎을 말한다. 10~11월에 채취한 뽕나무 잎을 깨끗이 씻어 잘게 썰고 잘 말려 차로 이용한다. 뽕나무 잎에는 당류, 카로틴, 비타민 C, 비타민 B, 엽산, 타닌, 정유 등이 풍부하여 발열로 인한 폐 기능 손상과 기침을 다스리고 가래에도 효과적이다. 뽕잎은 콩 다음으로 단백질 함량이 풍부하여 메티오닌 등 필수 아미노산을 포함하여 20종이 넘는 아미노산이 들어있어 채소로서의 가치도 높고, 식이섬유가 풍부하여 배변과 장 건강을 돕는다. 또한, 항산화제로 작용하는 폴리페놀 성분이 풍부하여 세포 노화와 변질을 막는다. 그러나 저혈압이 있거나 설사를 할 때는 삼가는 것이 좋다. 국화와 결명자를 넣으면 향과 효능이 더해진다.

1. 물 세 컵에 잘 말린 뽕나무 잎 5g을 넣고 끓인다.
2. 끓기 시작하면 불을 줄여 은근하게 20분 정도 달인다.
3. 체로 건더기를 걸러내고 찻물만 따라 마신다.

차조기잎차

차조기는 들깨와 비슷하게 생겼으며 자색에 향기가 있다. 잎은 약용으로 쓰이고 종자는 식용, 향미료로 쓰인다. 가래, 기침, 호흡곤란, 오한, 두통 등을 다스린다. 식도와 기도가 통하는 입속 깊숙한 곳에 있는 인후가 간지러울 때 마시면 좋다. 기침을 멈추게 하고 가래를 삭이는 은행 씨를 함께 넣고 끓이면 효과가 더욱 뛰어나다. 급성 기관지염으로 열이 나면서 기침이 심할 때 마신다. 이외에도 성장을 촉진하고 콜레스테롤을 없애는 작용도 한다.

1. 물 세 컵에 차조기잎 20g을 넣고 은근하게 30분 정도 끓인다.
2. 체로 건더기를 걸러내고 찻물만 따라 마신다.

폐가 굳어가는 폐섬유화

폐섬유화(肺纖維化)란 폐 조직에 원인을 알 수 없는 염증이 발생하여 흉터가 생겨 딱딱하게 굳는 병을 말한다. 폐가 정상적인 말랑말랑한 조직이 아닌, 제 기능을 못 하는 상처투성이의 딱딱한 조직으로 변한다 해서 '섬유화'라 이른 것이다. 수개월 혹은 수년에 걸쳐 지속적으로 호흡부전이 심화되며, 섬유화가 심한 말기에는 폐포가 산소 교환을 제대로 하지 못해 사망에 이를 수 있다.

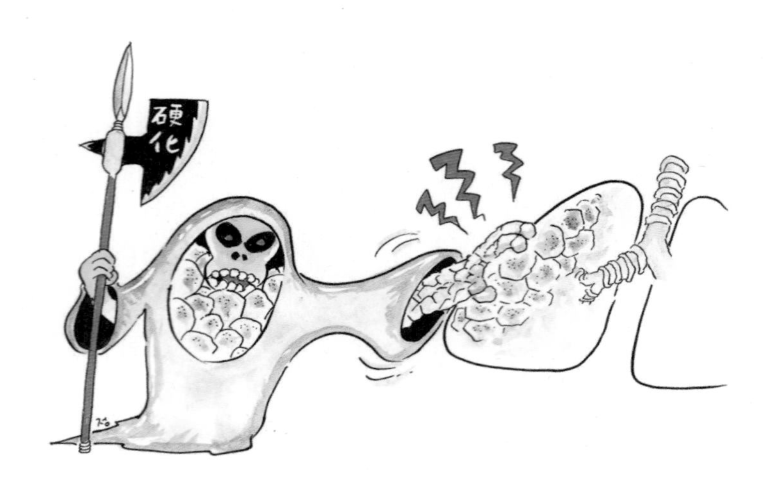

[폐를 돌처럼 굳게 만드는 폐섬유화 마귀]

가장 흔히 나타나는 초기 증상은 다른 폐질환과 비슷하게 마른기침과 호흡곤란인데, 병이 진행됨에 따라 호흡이 점차 어려워지면서 저산소증이 올 수 있고, 이로 인해 손가락 끝이 곤봉처럼 둥글게 굵어지는 곤봉지(棍棒指) 현상도 나타날 수 있다. 병의 진행 속도는 개인차가 심해 빠르게 악화되는 사람도 있고, 몇 년에 걸쳐 서서히 진행되는 사람도 있다.

폐섬유화는 산소 교환을 담당하는 폐포에 염증이 생기는 폐포염(肺胞炎, Alveolitis)에서 시작되어 병이 진행됨에 따라 폐포가 점차 파괴되고 흉터가 생겨 딱딱하게 굳어 폐 기능이 떨어지면서 호흡곤란 증세가 가중된다. 이렇게 폐가 딱딱해지면 폐로 혈액을 보내는 심장의 우심실에 부하가 커지는데, 이를 '폐동맥 고혈압'이라 한다. 이를 방치하면 우측 심장성 심부전에 빠지게 된다. 또한 폐섬유화 환자는 정상인보다 폐암 발병률도 높은 것으로 보고되고 있다.

폐섬유화의 원인은 흡연이나 직업적 · 환경적 · 유전적 요인, 방사선 노출 등 여러 가지 원인이 거론되고 있는데, 최근에는 '자가면역질환'으로 보기도 한다. 자가면역질환이란 외부에서 들어오는 박테리아를 죽여야 할 우리 몸 안의 항체가 몸속 자체 세포를 파괴하여 병을 일으키는 현상을 말한다. 이처럼 면역 시스템이 오히려 반란을 일으켜 자기 조직을 이질적인 것으로 보고 반응하면 다양한 질환이 유발되는데, 췌장을 침범하면 당뇨병을, 부신을 침범하면 애디슨병을, 관절을 침범하면 류마티스 관절염을 일으킨다. 다시 말해 항체가 아군과 적군을 구별하지 못해 나타나는 병으로 보는 것이다.

현대의학에서는 폐섬유화증 환자의 경우 다른 폐질환과 구분되는 뚜렷한 증상을 외관상 판단하기 어렵기 때문에 흉부 X-ray와 폐 CT 촬영, 폐기능 검사, 기관지 내시경 검사 등을 통해 특별한 진단이 나오지 않을 경우 미세바늘 흡입술이나 갈비뼈 사이를 절개하여 폐 조직을 떼어내 조직 검사를 하기도 한다.

그러나 이렇게 정밀 검사를 해서 폐섬유화 판정을 받아도 양방에서는 고칠 방법이 없다. 그저 영구적 비가역적 병변으로 보고 기껏해야 폐섬유화증 환자에게 프레드니손(Prednisone)이나 싸이톡산(Cytoxan) 등을 처방한다. 프레드니손은 부신에서 생성되는 특정 호르몬을 모방한 스테로이드로, 우리 몸 안의 면역 기능을 억제하는 부작용이 있다. 자연히 우울증, 혈당 증가, 골다공증 등이 나타나며, 면역 기능이 억제되기 때문에 외부 바이러스에 감염될 가능성이 커진다.

싸이톡산 또한 면역 억제제로써 원래는 장기 이식 후 거부 반응을 억제하기 위해 쓰는 약이라서 백혈구 수가 감소하는 심각한 부작용이 나타날 수 있다. 이 밖에 여러 항섬유화 약제를 써봐도 질병의 진행 속도를 지연하는 정도지, 아직 완치할 수 있는 약물이 없기 때문에 섬유화가 상당히 진행된 환자에게는 폐 이식 수술을 권하기도 한다.

이처럼 현대의학에서는 폐섬유화는 물론이고, 폐기종과 기관지 확장증 등 어떠한 중증 폐질환도 고칠 수 없는 병으로 보고, 보조요법으로 악화의 속도를 늦추는 것이 최선이라 말한다. 치료는커녕 인체의 면역력을 총체적으로 무너뜨리는 독한 약물이나 공격적인 수술 등을 통해 오히려 삶의 질을 떨어뜨리고 죽음을 재촉하는 것이다.

숨차야 낫는다, 기침해야 낫는다

필자는 인체가 가지고 있는 고유한 자생력으로 폐섬유화를 이겨내는 획기적인 치료법을 제안한다. 필자가 3만 9천여 명의 중증 폐질환자를 고치며 깨달은 치료 수칙 제1조는 폐섬유화를 포함한 중증의 폐질환은 오히려 '숨차야 낫는다, 기침해야 낫는다'라는 사실이다.

환자들은 숨이 차지 않기를 바라고, 양방에서는 환자의 바람대로 스테로이드를 써서 숨참을 못 느끼게 해준다. 그러나 이것은 잘못된 방법이다. 왜냐하면 "폐가 아프니 살려달라"는 숨이 찬 증상을 통해 내 몸이 구조 요청을 하는데, 스테로이드는 중간에서 무전을 가로채 면역의 센터에 아무 연락이 가지 못하게 하는 것과 똑같기 때문이다.

따라서 내 몸의 구조 요청을 귀담아듣고, 자연스럽게 기침과 가래로써 폐 청소를 도와야 한다. 이때 하는 기침은 폐 속의 쓰레기를 몸 밖으로 버리는 것으로, 저 폐 속 깊은 가래 덩어리를 기침을 통해 바람으로 이동시켜 목구멍까지 뚫고 올라오면 뱉어버리면 된다. 이렇게 청폐(淸肺) 요법으로 가래 배출이 원활하도록 도와 계속 폐를 정화해야 근본 치료가 되므로 "숨차야 낫는다, 기침해야 낫는다"라고 말한 것이다.

만일 건강인이라면 '실리아(Cilia)'라는 미세한 털들이 폐 · 기관지에 있어 가래 덩어리를 목구멍으로 끌고 와 뱉어버리기 때문에 잠들어 있을 때나, 혹은 일을 하고 있을 때도 실리아가 자동으로 작동하여 폐 속의 가래를 몸 밖으로 버린다. 그러나 중증 폐질환 환자들은 실리아의 작동이 망가져 모든 것을 바람으로 해결해야 한다. 이 바람 청소가 바로 기침인 것이다.

그러나 현대의학에서는 이것도 반대로 한다. 진해거담제를 써서 오히려 기침과 가래가 못 나오게 하는 것이다. 그렇다면 그 많던 가래들은 다 어디로 간 걸까? 그것은 진정으로 가래가 빠져나온 게 아니라, 가래 덩어리에서 물기를 뽑아버린 것이다. 물기를 뽑으면 뽑을수록 부피가 줄면서 딱지처럼 변해 '뮤신(Mucin)'이라는 단백질로 가득 찬 딱딱 가래가 된다. 그런데 겉으로 보기엔 가래가 안 나오니 의사와 환자는 효과가 있다 생각하여 계속 진해거담제를 쓴다. 이러한 대증요법이 계속되면 결국 딱딱 가래로 가득 차 폐가 신축성을 잃고 굳어지면서 호흡곤란이 심해져 저승사자를 부르게 된다.

그렇다면 어떻게 근치(根治)할 것인가? 폐에 물을 대주어 딱딱 가래를 물렁 가래로 만들어 계속 몸 밖으로 뱉어내도록 도와야 한다. 물렁 가래가 되면 기침으로도 쉽게 움직일 수 있다. 가래를 기침으로 계속 뱉어내면 환자들은 오히려 악화된다 생각하기 쉬운데, 정반대로 그것은 몸 안의 독소와 노폐물이 빠져나오는 진정한 치유의 과정이다.

이렇게 계속해서 기침을 통해 가래를 뱉어내면 두 달간 진한 가래가 많이 배출되다가 흰 가래로 바뀌면서 호전을 알리는 반가운 변화들이 나타나기 시작한다. 이렇게 2년간 꾸준히 가래를 통해 이물질을 뿜어내고 씻어내면, 담당 의사가 폐 CT를 양쪽에 걸어 놓고 깜짝 놀라 말한다. "폐가 온통 가래 덩어리였는데, 가래가 흔적도 없이 사라졌네요! 이것은 기적입니다."

이렇게 꾸준히 폐 청소에 힘쓰면 강화된 편도선에서 분출되는 활발한 림프구들이 구멍 난 폐포를 서서히 재생시켜 사라진 폐포의 절반 정도가 되살아나는 모습을 보이며, COPD와 폐섬유화도 근본부터 바로잡을 수 있다.

사실, 가장 좋은 치료는 병이 나기 전에 예방하는 것이다. 특히, 중증 폐질환은 한번 걸리면 치료가 어렵고 치료 기간도 매우 긴 반면, 예방은 쉽고 성과도 크며 치료 기간도 1/4 내지 1/5로 단축되므로 예방이 우선이다. 폐기종, 기관지 확장증, 폐섬유화는 과거에 흡연을 오래 했거나, 결핵이나 결핵성 늑막염을 앓았거나, 어린 시절 홍역을 심하게 앓은 사람들에게 잘 나타나므로, 이런 분들은 미리미리 폐를 깨끗이 청소하여 중증 폐질환에 걸리지 않도록 예방하는 것이 현명하다.

만일, 예방에 실패하여 중증 폐질환에 걸렸더라도 청폐 한약과 유산소 운동을 병행하여 더 이상의 악화를 막고 서서히 고쳐나가면 된다. 치료되는 모습은 대단히 더뎌서 긴가민가 효과가 있는 듯 없는 듯 느리게 진행된다. 오히려 양방의 치료제로 알고 있는 스테로이드, 기관지 확장제, 이 둘의 복합제를 쓰셨던 분이 이를 끊게 되면 숨찬 증상이 더욱 명확해진다.

그러나 이것은 감각 세포를 되살리는 과정으로써 감각 세포가 예민하게 살아나야만 면역의 센터에 폐 · 기관지의 상태를 정확하게 보고하여 그에 합당한 치료의 명령을 받을 수 있다. '남이 숨 한 번 쉴 때 나는 숨을 두 번 쉰다'라는 각오로 이 중증의 폐질환을 이겨내야 한다.

자연의 순리대로 치료해 부작용 없는 편강의학

이처럼 편강의학에서는 폐에 쌓인 이물질을 뿜어내고 씻어내 인체의 면역력을 끌어올려 내 몸이 나를 고칠 수 있도록 하는 자연의 순리에 맞는 치료를 한다. 호흡기의 중심, 폐를 말끔히 청소하여 폐 기능을 강화하면 우리 몸의 원기(元氣)가 충실해져 내 몸속 의사가 스스로 폐섬유화를 고쳐나간다. 자연히 인위(人爲)가 부른 온갖 부작용과 합병증은 사라지게 된다.

필자는 '폐가 으뜸 장부'라는 신념으로 50여 년간 연구해 발전시킨 청폐(淸肺) 한약 편강탕(扁康湯)을 처방하여 폐 기능을 강화함으로써 내 몸속 최대의 림프절인 편도선을 튼튼하게 하여 그로부터 전신의 림프구들이 강화되는 원리로 치료한다.

폐가 좋아지면 자연스럽게 부부 장부인 심장의 기능도 좋아진다. 심장이 강화돼 모든 혈관에 탄력이 돌아와 터지지 않으면, 이 변화는 고스란히 근육에도 전해져 근육에 탄력이 돌아와 더 이상 파열되지 않는다. 심폐가 강화되면 아들 장부인 신장도 튼튼해져 이렇게 좋아진 폐와 심장, 신장의 기능이 혈관의 탄력을 되찾아 혈압을 근본적으로 조절하고 굳어진 폐 조직을 서서히 회복시키게 된다.

심폐기능이 강화되어 면역력이 정상화될 때 내 몸에 나타나는 1차적인 변화는 더 이상 감기에 걸리지 않는다는 것이다. 만병의 근원, 감기가 사라지면 감기가 오래되면서 고질적으로 따라오는 비염과 천식, 더 나아가 중증 폐질환까지도 충분히 예방할 수 있다.

현대의학이 스테로이드 제제 등 인위적인 약물로 독소를 쌓아 오히려 면역력을 바닥으로 떨어뜨렸다면, 편강의학에서는 이러한 약물을 해독하여 인체의 똑똑한 면역 시스템을 정상으로 되돌려 놓는 것을 최우선 과제로 삼는다.

우리 몸의 면역계는 세균, 바이러스, 기생충과 같은 미생물의 감염으로부터 인체를 보호하고, 손상된 조직을 복구하며, 암으로부터 인체를 지키는 최상의 시스템이다. 인간은 이미 만들어진 특정한 방어 기전을 가지고 태어나지만, 대부분의 면역성은 병원체에 노출됨에 따라 후천적으로 획득된다. 이처럼 똑똑한 면역 체계를 정상적으로 기능할 수 있도록 건강하게 되돌려 놓을 수만 있다면 폐섬유화는 물론 어떠한 질병도 스스로의 힘으로 물리칠 수 있다.

무너진 면역계를 정상으로 되돌려 놓는 지름길은 바로 내 몸 구석구석에 쌓여 면역 식별 능력을 떨어뜨리는 각종 화공약독과 유해물질을 뽑어내고 씻어내는 것이다. 편강탕으로 폐를 깨끗이 청소하면, 강화된 폐 기능이 털구멍과 땀구멍을 활짝 열어 몸속 구석구석에 쌓인 노폐물과 독소 물질을 찾아내 시원하게 배출한다.

폐가 깨끗해지면 호흡 기능도 원활해지고, 기관지 점막과 섬모 운동이 활성화된다. 또한, 기관지의 점액 분비를 도와 점막을 매끄럽게 함으로써 폐를 자극하는 이물질을 수월하게 몸 밖으로 내보낸다. 만병 치료의 근원인 원기(元氣) 또한 맑아져 탁월한 면역력으로 세균이나 바이러스를 물리치고, 강화된 편도선에서 분출되는 활발한 림프구들이 각종 이물질과 병원균을 퇴치하여 더 이상의 폐 손상을 막아 폐섬유화 같은 중증의 폐질환도 충분히 근치(根治)가 가능하다.

폐를 건강하게 하는 생활 습관

폐는 현대인의 에코 브리지(Eco Bridge)다. 오염된 공기와 온갖 소음으로 가득한 일상에서 오장의 으뜸인 폐가 생태통로(生態通路) 역할을 제대로 수행하려면 평소 폐 건강에 청신호를 켜는 건강한 생활 습관이 필요하다.

01 범사에 감사하라

폐에 쌓인 열을 내리고 폐 기능을 강화하는 최고의 방법은 범사에 감사하는 것이다. 감사의 마음을 가지면 마음속에 기쁨이 샘솟고, 몸속에는 베타엔돌핀이 흐른다. 베타엔돌핀은 오장육부의 기능을 강화하고 노화를 막으며 암세포를 파괴하는 역할도 한다. 감사는 자신을 소중히 여기고 언제나 긍정적으로 생각할 때 피는 꽃과 같다. 같은 현상을 보더라도 낙관적으로 생각하고 좋은 일만 일어날 것이라는 기대를 품어야 한다. '그럼에도 불구하고' 다 잘 될 것이라고 생각하고 "감사하다"라는 말을 자주 하여 습관으로 정착시켜 보자.

감사하는 마음이 체질이 되었을 때 스트레스나 병이 뿌리내릴 겨를이 없을 것이다.

02 지금 당장 창문을 열어라

우리 눈에는 보이지 않지만 공기 중에는 갖가지 먼지와 곰팡이균, 진드기, 세균 등이 떠다니고 있다. 물론 이런 것들이 콧속으로 들어오면 코에서 기본적으로 정화작용을 하지만, 아주 작은 미세먼지는 걸러지지 않고 기관지와 폐에 안착하여 폐 · 호흡기 질환을 유발한다. 뿐만 아니라 공기가 나쁘면 쉽게 피로를 느끼고 면역력이 약해져 각종 질병에 쉽게 노출된다. 특히, 난방을 많이 하는 겨울철에는 실내외 온도 차가 커지면서 대기가 건조해지는 데다 창문까지 꽁꽁 닫아놓으면 먼지와 곰팡이균이 점점 많아져 폐 건강을 위협하게 된다. 따라서 3시간에 한 번씩은 환기를 하는 것이 좋고, 아침저녁에는 정기적으로 30분 이상 환기를 시켜준다. 추운 겨울에도 하루에 2~3회 10분 이상 창문을 활짝 열어 놓는다. 음식을 조리할 때도 후드를 틀거나 창문을 열어 매캐한 연기를 내보낸다.

03 실내 습도는 40~60%를 유지한다

실내가 너무 습하면 바닥이나 벽이 축축해지고 곰팡이가 피기도 한다. 또한 진드기나 공기 중에 유해한 물질이 많아질 위험이 있다. 반대로 건조하면 폐 · 호흡기 질환에 걸리거나 악화될 수 있다. 따라서 적당한 습도가 중요한데, 40~60% 정도를 유지하는 것이 좋다. 날씨가 건조하거나 감기 기운이 있을 때는 가습기를 사용한다.

가습기를 켤 때는 수증기가 사람 얼굴에 직접적으로 분무되지 않도록 주의하고, 기관지가 약하거나 어린아이에게 사용할 경우 가습기를 멀리 둔다.

04 담배를 끊고 음주도 삼간다

담배를 피우면서 폐 건강을 염려하는 것은 한겨울에 바닷물에 뛰어들면서 감기에 걸릴까 봐 두려워하는 것과 같다. 담배를 피우는 사람도 문제지만, 담배 연기를 옆에서 같이 마시는 사람도 심각한 피해를 입는다. 흡연자가 들이마시는 주류연보다 담배가 탈 때 발생하는 부류연에 발암물질이 훨씬 많이 함유되어 있기 때문이다. 담배와 더불어 음주 역시 좋지 않은데, 컨디션을 떨어뜨리고 세균을 여과시키는 기도의 섬모 운동을 약화시켜 폐렴에 걸릴 위험이 높아지므로 금연과 금주를 권한다.

05 몸을 따뜻하게 한다

우리 몸은 따뜻해야 병이 없는데, 지나친 냉방이나 찬 음식 등으로 몸이 차가워지면 혈액순환이 잘 안되고 자율신경에 혼란을 가져온다. 면역력 약화, 오장육부 기능 저하, 감기, 비만, 고혈압, 당뇨, 치매 등도 몸의 냉기와 관련이 깊다. 몸이 따뜻해지려면 체온 유지에 힘쓰고 따뜻한 음식을 먹어야 한다. 차가운 음식이 위장에 들어오면 따뜻한 기운으로 데워 소화시켜야 하므로 많은 기운이 소모된다. 반복해서 차가운 음식이 들어올 경우 소화가 안 되고 위장은 점점 힘을 잃게 된다. 생강차, 계피차, 쑥차, 당귀차, 둥굴레차, 도라지차,

유자차, 모과차 등 한방차를 마시면 몸을 따뜻하게 하고 건강을 지키는 일석이조의 효과가 있다.

06 길고 깊은 숨을 쉰다

호흡을 얕게 하면 노폐물로 가득 찬 이산화탄소가 몸속에 남게 된다. 따라서 깊은 호흡으로 폐활량을 늘려 신선한 공기가 많이 들어오게 하고, 탁해진 이산화탄소는 더 많이 내보내야 한다. 이산화탄소를 많이 뱉어내면 폐 안의 공간도 넉넉해져 신선한 공기가 더 많이 들어오는 선순환이 계속되어 폐활량이 4,000~5,000㎤까지 확대된다. 음악에 조예가 있는 분들은 관악기(색소폰이나 플루트 등)를 연주하여 내쉬는 숨을 훈련하는 것도 폐 기능 회복에 도움이 된다.

07 주위는 항상 청결하고 깨끗하게 관리한다

호흡기 질환을 유발하는 유해 환경을 차단한다면 더욱 건강한 일상생활을 영위할 수 있다. 집안을 깨끗하게 청소하고, 세균의 온상지가 되는 책상, 문 손잡이, 컴퓨터 주변, 에어컨 등도 청결하게 관리한다. 외출 시에는 폐에 자극을 줄 수 있는 오염된 환경은 가급적 피한다.

08 충분한 휴식과 운동으로 피로와 스트레스를 해소한다

사람은 소처럼 일만 할 수 없다. 일을 하면 충분히 쉬어주어야 하고, 휴식을 취했으면 적당히 일을 해야 신체 밸런스가 맞는다. 일로 쌓인 스트레스는 명상을 하든가 산책, 운동 등으로 그때그때 적절히 해소하고, 숙면을 취해야 한다. 휴식은 내일을 대비하는 활력을 샘솟게 하고 자신의 능력을 충분히 발휘할 수 있는 최상의 컨디션을 만들어준다. 운동 또한 빼놓을 수 없다. 땀이 날 정도로 운동하여 땀구멍을 활짝 열고 몸속에 축적되어 있던 노폐물을 몸 밖으로 배출해야 한다. 현대인들은 평상시 폐의 6분의 1을 사용하는 데 반해, 운동을 하면 6분의 6을 사용할 수 있다. 특히, 공기가 맑은 산속에서 숨을 헐떡거릴 정도로 운동하면 폐에 쌓인 노폐물을 배출하고 폐를 깨끗이 청소할 수 있다. 걷기와 달리기 등 유산소 운동도 실내보다는 공기가 맑은 곳에서 해야 폐 건강에 이롭다.

09 인스턴트식품을 피하고 필수 지방산 섭취를 늘린다

화학첨가물이 많아 몸속에 독소를 쌓는 인스턴트식품은 모든 병의 원인이 되므로 삼가는 것이 좋다. 잡곡밥, 제철 과일, 생선, 야채, 버섯, 콩, 견과류 등에 들어 있는 몸에 좋은 필수 지방산은 알레르기 체질을 정상 체질로 바꾸는 데 도움을 주고 면역력을 길러준다.

10 공기정화식물을 가까이에 둔다

식물은 잎 표면의 왁스층에 초미세먼지가 달라붙게 하거나 광합성을 하면서 잎 뒷면 기공으로 이산화탄소를 흡수하고 산소와 수분을 배출한다. 특히 공기정화식물은 공기 중의 이산화탄소뿐만 아니라 오염물질도 빨아들여 새집증후군 예방 효과도 뛰어나다. 식물 속 수분이 공기 중으로 나오는 과정에서 음이온이 발생하는데, 음이온은 실내의 화학물질이나 먼지 등을 제거하고 신진대사를 촉진하며 항균작용으로 쾌적함까지 선물한다. 연구 결과 20㎡ 면적의 거실에 잎 넓이가 1㎡가량의 화분 3~4개만 있어도 미세먼지 나쁨 단계를 좋음 단계로 낮출 수 있다고 한다. 특히, 산세베리아는 새집증후군을 예방해 주고 다른 식물보다 30배 이상의 음이온이 나온다. 인도고무나무는 유독 가스를 흡수하고 머리를 맑게 해준다. 호접란과 선인장은 밤에 공기 정화 기능을 하므로 침실에 알맞은 식물이다. 이외에도 아레카야자, 벤자민, 관음죽, 행운목, 아이비, 산호수, 스킨답서스, 파키라, 율마 등 뛰어난 공기정화식물을 가까이 두면 공기뿐 아니라 정신 건강에도 좋다.

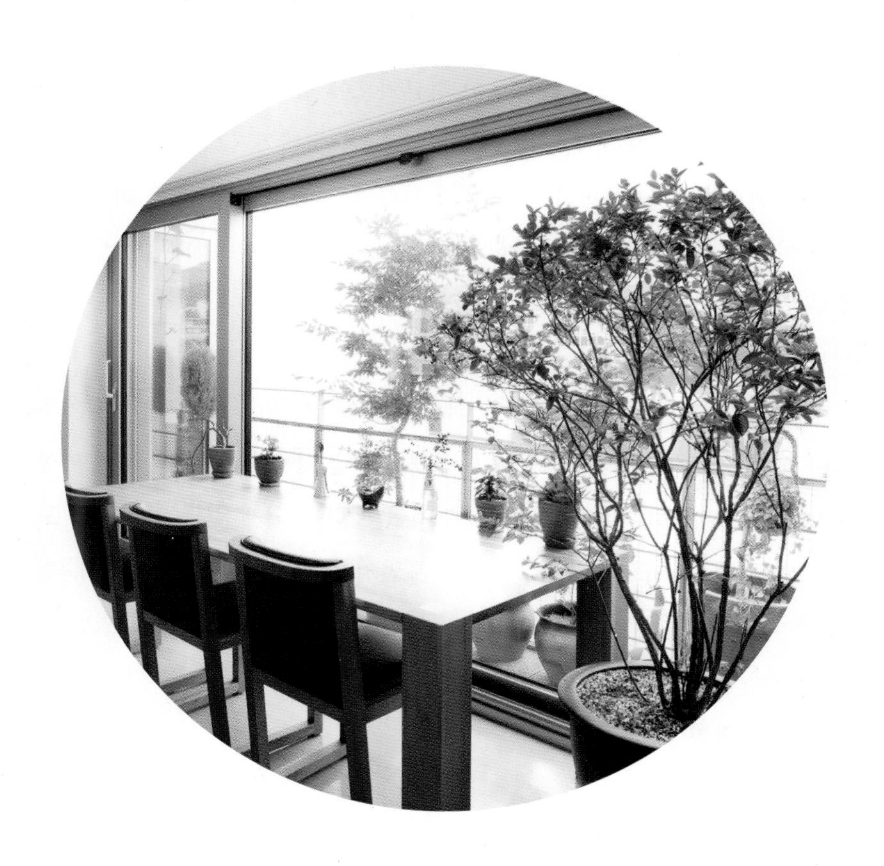

호흡기에 찾아온 독사, 폐렴

'폐렴(肺炎)'은 말 그대로 '폐에 생기는 염증'을 뜻한다. 세균, 바이러스, 기생충, 곰팡이 등 다양한 미생물이 하부기도에 증식하여 폐 전반에 염증성 반응을 보이며, 폐렴이 있는 세포는 폐포 속에 찌꺼기가 차오르고 폐포벽이 두꺼운 특징을 가진다. 미생물에 의한 감염성 폐렴 외에도 화학물질이나 이물질, 가스의 흡인, 방사선 치료 등에 의한 비감염성 폐렴이 발생할 수도 있다.

폐렴은 현재 세계 사망 원인 4위, 국내 사망 원인 3위를 차지할 만큼 치명적인 질환으로, 65세 이상 노인이 폐렴에 걸리면 사망 위험이 약 70배 이상 증가하므로 각별히 주의해야 한다. 노인이 폐렴에 쉽게 걸리는 이유는 노화로 인해 폐포의 크기가 감소하고, 미세먼지 등 이물질이 쌓여 공기 순환이 잘 이루어지지 않아 병원균이 오래 머물기 때문이다. 면역력도 일반 성인에 비해 떨어지고, 기도의 기능도 약화되어 음식물이 폐로 들어가는 흡인성 폐렴의 위험성도 높다.

노인성 폐렴은 초기 증상이 불분명하여 치료가 늦어질 수 있으므로 더욱 주의가 요구된다. 폐종양(肺腫瘍), 폐색전증(肺塞栓症), 폐결핵(肺結核), 심부전(心不全) 등의 심각한 질환들이 단순 폐렴으로 오인되거나, 폐렴과 동반되어 나타나 질병의 속도가 빠를 경우에는 늑막염(肋膜炎), 뇌수막염(腦

髓膜炎), 패혈증(敗血症) 등의 합병증이 급속도로 찾아와 호흡부전 및 심장마비로 사망에 이르기도 하므로 치료를 서두르는 것이 좋다.

폐렴의 증상은 호흡기계 자극에 의한 기침, 염증 물질의 배출에 의한 가래, 숨 쉬는 기능 장애에 의한 호흡곤란 등이 대표적이다. 가래는 끈적끈적한 고름같이 나오며, 피가 묻어 나오기도 한다. 폐를 둘러싸고 있는 흉막까지 염증이 침범한 경우 숨 쉴 때 통증을 느낄 수 있고, 호흡기 이외에 구역, 구토, 설사 등 소화기 증상도 발생할 수 있다. 염증의 전신 반응으로는 보통 발열이나 오한을 호소하며 두통, 피로감, 근육통, 관절통 등이 신체 전반에 나타날 수 있다.

성인이 폐렴에 걸리는 가장 흔한 원인은 세균에 의한 감염으로, 그중에서도 폐렴구균(肺炎球菌)이 주요 원인이다. 세균성 폐렴에 걸리면 혈액이 섞이거나 녹슨 쇠 빛깔의 가래를 동반한 기침이 나고, 숨을 들이마실 때 흉통이 심하다. 또한, 숨이 가쁘고 고열도 나타난다. 세균성 폐렴은 진행이 빠르기 때문에 초기 증상이 드러난 후 수 시간 내에 심각해질 수 있으므로 유의해야 한다.

세균 이외의 다른 병균에 의한 폐렴은 전반적으로 몸 상태가 나쁘고 열이 나면서 식욕이 떨어지며, 기침이 나거나 숨이 가쁜 일반적인 증상이 서서히 진행되므로 감기와 혼동하기 쉽다. 따라서 감기에 걸린 지 열흘 이상이 지났는데도 고열과 기침, 화농성 가래, 식욕부진, 호흡곤란, 흉통, 무기력, 근육통 등의 증상이 지속된다면 폐렴을 의심하고 치료를 받는 것이 좋다.

특히, 폐렴은 감기나 기관지염이 오래되면서 호흡기 감염의 후유증으로 발생하기도 하는데, 노약자나 면역력이 약한 환자들은 폐렴에 의한 염증이 폐 조직 속으로 퍼져 호흡부전을 일으켜 생명을 위협할 수도 있다. 폐의 부분적인 합병증으로 농흉(膿胸), 폐농양(肺膿瘍), 급성호흡곤란증후군 등이 동반될 수 있고, 염증이 폐포(肺胞)에서 늑막(肋膜)으로 퍼지면 늑막염이 발생하기도 한다. 심한 경우 감염을 일으킨 병균이 혈류 속으로 들어가 패혈증이나 쇼크가 발생할 수도 있다.

폐렴 이기는 최고의 백신은 면역력

양방에서는 세균성 폐렴의 경우 세균을 억제하거나 죽이는 항생제를 처방하고 있으나, 항생제에 대한 내성이 점차 강해지고 있어 일부 폐렴은 치료가 더욱 어려워지고 있다. 또한 항생물질로 인해 세균이 죽더라도 환자의 면역력 또한 함께 떨어져 화공약독이 체외로 배출되지 않고 잔존하게 되면 재발과 악화, 부작용을 반복하게 된다.

특히, 면역력이 약한 신생아와 노인, 당뇨병과 같은 만성 질환자나 심각한 기저 질환을 앓고 있는 경우 더욱 면역력이 약화되어 폐렴이 재발할 확률이 높은데, 이런 사람들은 특히 감기가 폐렴으로 발전하지 않도록 주의해야 한다. 폐렴은 감기나 기관지염이 오래되면 합병증으로 오는 경우가 많은 만큼, 만병의 근원인 감기를 예방하면 자연히 폐렴도 예방된다. 무엇보다 평소 폐의 기운을 북돋아 면역력과 자가 치유력을 기르는 것이 중요하다.

폐렴을 예방하고 치료하는 최고의 백신은 바로 면역력인데, 최상의 면역력을 발휘하기 위해서는 무엇보다 폐가 깨끗해야 한다. 폐에 이물질이 들어가면 폐장이나 비장의 면역 시스템과 피하 결합 조직 부위로 그 이물질을 쫓아내려는 반응계가 작동한다. 그런데 반응계가 둔해지거나 이물질이 너무 많아 충분히 처리할 수 없는 경우에는 폐의 면역계에 위임하게 된다. 그러다가 폐포가 괴사하고 그곳에 다시 폐렴 유발균이 침입하면 생명을 위협하는 것이다. 이 경우에는 확실한 자각 증상이 나타나지 않기 때문에 알아채지 못하는 상태로 한밤중에 자다가 죽는 경우도 있다.

우리 몸속에서 면역력을 발휘하도록 만드는 핵심적인 원동력은 바로 '원기(元氣)'이다. 아기가 높은 울음소리로 세상에 탄생을 알리는 첫 숨부터 실려 오는 원기는 생명이 다하는 마지막 날까지 생명현상을 유지하고 건강을 지켜 준다. 이러한 원기는 생명의 탄생과 모든 활동의 전제 조건인 대기와 천연 물질의 존재로부터 비롯되는데, 생명의 원천인 대기를 듬뿍 받아들여 우리 몸에 수용하는 기관이 바로 폐다. 폐는 또한 인체 내부에서 모든 기(氣)를 주관하며 노폐 가스를 모아서 몸 밖으로 버린다. 폐와 원기는 이렇듯 밀접한 관계가 있으므로 폐 기능 강화로 인체의 원기를 충실히 북돋아 면역력을 높이면 누구나 소중한 인체의 건강을 지킬 수 있다.

꾸준한 운동과 청폐 요법으로 폐 세포를 건강하게 가꿔 그 기능을 활성화하면 튼튼해진 편도에서 힘을 얻은 림프구들이 식균작용으로 목을 든든히 지켜 원인 질환인 감기나 독감, 기관지염을 예방하고, 폐까지 염증이 깊어지는 것을 막을 수 있다. 편강한의원에서는 폐열로 달궈진 폐에 시원한 기운을 주어 열독을 없애고, 가래 배출을 용이하게 하여 염증과 기침을 치료하며, 폐에 진액을 보충하는 청폐(淸肺) 한약을 처방한다.

이밖에 집에서도 오미자, 무화과, 과루인(瓜蔞仁, 하늘타리의 씨)을 끓여 차처럼 마시면 폐렴 치료에 도움이 된다. 금은화(金銀花, 인동꽃)는 항균작용이 강해 독을 풀어주고 열을 내리는 효과가 있어 폐렴뿐만 아니라 독감이나 기관지염에도 좋다. 쉽게 구할 수 있는 호박꿀찜을 만들어 먹어도 좋다. 꼭지가 싱싱한 늙은 호박을 골라 꼭지 주위를 둥글게 도려내어 뚜껑으로 사용할 수 있도록 떼어낸 후 호박의 속과 씨를 모두 파내고 꿀 한 컵을 붓고 떼 낸 꼭지를 뚜껑 삼아 덮어준다. 찜통에 베 보자기를 깔고 꿀 넣은 호박을 1시간 30분 정도 쪄서 먹거나 즙을 짜서 마시면 호박에 함유된 비타민 A의 일종인 카로틴과 비타민 C가 목구멍과 기관지의 점막을 튼튼하게 하여 염증을 완화해 준다.

코로나19 · 독감 · 폐렴 아웃!

초기에 '우한 폐렴'이라 불리던 코로나19는 세계보건기구가 지리적 위치가 포함된 병명을 사용하지 말라고 권고함에 따라 '신종코로나바이러스감염증(COVID-19)'으로 변경되었고, 약칭으로 '코로나19'라 불리고 있다.

전 세계를 공포로 몰아넣은 코로나 팬데믹도 수많은 변종으로 그 치명성은 줄었지만, 전염성은 강해져 아직도 세계인들의 골칫거리로 남아 있다.

그러나 두려워할 필요가 없다. 폐렴이 하기도인 폐 실질에 생기는 염증으로, 주로 폐렴구균에 의해 발생한다면, 독감이나 코로나19는 인플루엔자 바이러스나 코로나 바이러스 등이 그보다 얕은 상기도에 침투하여 감염된 것으로, 폐렴보다 발병 기간도 짧고 증상도 덜한 경우가 많기 때문이다. 중요한 것은 독감, 코로나19, 폐렴 모두 호흡기 급성 감염증이라는 사실이다. 같은 호흡기 질환인 만큼 서로 합병되어 나타날 수 있고, 원인과 발생 위치의 차이가 있더라도 핵심의 치료법은 동일하다.

폐렴과 마찬가지로 독감이나 코로나19를 예방하는 가장 확실한 방법은 바이러스가 가장 쉽게 침투하는 숨길인 기도(氣道)를 지켜내는 것이다. 인체의 최전방 방어선인 목구멍을 지키는 군부대, 편도선이 건강하면 공기를 통해 들어온 수많은 세균이나 바이러스, 어떠한 코로나 변이종이 나타나도 막아낼 수 있다. 왜냐면 건강한 편도선에서는 면역(免疫)을 담당하는 군인, 백혈구가 샘물처럼 분출되기 때문이다.

백혈구는 혈액이나 조직 안을 돌며 세균이나 바이러스, 이물질 따위를 잡아먹는 식균작용과 몸속에 들어온 병원 미생물에 대항하는 항체를 생산하는 면역 작용을 동시에 하는데, 건강한 백혈구를 분출하려면 편도선이 최상의 건강을 회복해야 한다. 그런데 호흡기의 첨병인 편도선은 폐 건강의 바로미터이므로, 결국 폐가 깨끗하고 건강해야 편도선이 튼튼해져 각종 전염병을 예방하고 치료할 수 있다.

그러나 안타깝게도 현대인의 폐는 날마다 더러워지고 있다. 미세먼지

심한 날, 황사가 심한 날, 스모그가 심한 날, 먼지를 많이 마신 날, 또는 담배를 피운 날 계속해서 더러워지고 있다. 특히, 2.5마이크로미터(㎛) 이하의 초미세먼지는 폐 깊숙이 침투해 호흡기와 심혈관에 악영향을 미쳐 더욱 치명적이다.

이렇듯 대기의 질이 좋지 않아 폐가 가장 큰 피해를 보고 있는데도 우리는 평생 동안 폐 청소를 단 한 번도 한 적이 없다. 전염병이 주기적으로 세계를 강타하는 엄혹한 시대인 만큼, 폐를 깨끗이 청소하여 팬데믹에 대한 불안을 이기고 건강한 몸과 마음을 회복하는 전화위복(轉禍爲福)의 계기로 삼으면 어떨까?

폐가 깨끗해지면 건강의 축복이 찾아온다. 폐활량이 늘고 폐 기능이 활발해지면서 몸이 가볍고 피곤하지 않게 되는 것이다. 자연히 얼굴색이 밝아지고 산에 올라도 숨이 차지 않게 된다. 무엇보다 앞으로는 감기에 걸리지 않는다. 오장육부의 중심, 폐가 좋아지면 폐에 부속된 편도선 또한 건강을 되찾아 튼튼한 백혈구들이 내 목을 지켜 각종 폐렴구균과 독감 바이러스는 물론, 어떠한 변이종이 와도 거뜬히 물리쳐 더 이상 전염병이 날뛸 수 없게 된다.

사실 폐를 깨끗이 청소하여 편도선이 건강해지면 백신도 필요 없다. 내 몸속 의사가 백신보다 훨씬 더 훌륭하게 각종 전염병을 예방하고 치료해 주기 때문이다. 가장 좋은 폐 청소 금메달 처방은 필자가 50여 년의 임상 연구 끝에 개발한 청폐(淸肺) 한약 '편강탕(扁康湯)'이지만, 아래 은메달 처방만으로도 비교적 증상이 가벼운 코로나 바이러스 정도는 넉넉하게 막아낼 수 있을 것이다.

'맥문동 · 금은화 각 2g, 사삼 · 길경 각 8g, 지실 12g을 정성스럽게 달여 먹는 것!'

이것이 바로 폐 청소 은메달 처방이다. 필자가 직접 복용하고 그 효능을 체험한 이 새로운 처방의 이름을 'Pyunkang Mate'라 하여 새롭게 공개하는 바이다. 이 처방이 널리 알려져 누구나 폐 청소에 힘써 폐렴, 독감은 물론 각종 감염성 호흡기 질환을 슬기롭게 극복할 수 있길 바란다.

‘롱코비드(Long COVID)’ 코로나19 장기 후유증 관리

국내외 연구 결과에 따르면 코로나19 감염 후 후유증을 겪는 사람은 약 20% 정도로, 전 세계 수백만 명이 후유증을 겪고 있지만 아직 치료는 미진한 상황이다. 이와 같이 코로나 감염 후 여러 달이 지나도 여전히 몸이 회복되지 않고 만성피로, 기침, 가래, 호흡곤란, 두통 및 인지장애, 숨 가쁨, 관절 및 근육통, 가슴 통증 및 압박감, 후각이나 미각 이상 등 다양한 후유증이 지속되는 현상을 ‘롱코비드(Long COVID)’라 한다.

영국의 면역학 교수인 대니 앨트만은 “백신은 롱코비드를 다루는 데 맞지 않으며 롱코비드가 앞으로 과학계에서 대단한 도전 과제가 될 것”이라고 지적하기도 했다. 증상도 더욱 다양해져 발진, 시력이나 청력 감퇴, 집중력과 기억력 감퇴(브레인 포그), 운동기능 감퇴, 소화 장애, 불면증, 우울증 등 그 스펙트럼이 점차 넓어지고 있다.

특히, 코로나19 감염 후 장기적인 신체 영향으로 뇌 부위 축소, 폐 손상 등이 보고되고 있고, 고령층이나 고혈압, 당뇨, 만성 질환 등이 있는 기저 질환자들, 흡연자들은 코로나를 가볍게 앓더라도 폐가 굳는 폐섬유화의 위험성이 컸다. 재감염이 일상화하면 상당수가 만성장애를 겪을 수도 있는 만큼 롱코비드에 대한 대응은 반드시 필요하다.

그렇다면, 어떻게 코로나 장기 후유증을 예방 및 치료할 수 있을까?

01 충분한 수면과 휴식을 취하는 것이 먼저다

인체가 바이러스와 싸울 때 몸이 쉬지 못하고 과로하거나 무리를 하게 되면 면역력이 약해져 훨씬 큰 타격을 입게 된다. 따라서 외부로부터 침입한 세균과 바이러스에 대항하여 몸속에서 인체의 면역 세포가 병원균을 이겨낼 수 있도록 충분한 숙면을 취하여 면역력을 키워주어야 한다. 그러면 바이러스 감염 세포를 제거하는 백혈구의 공격 능력이 향상돼 염증 반응이 사라지고 피로감도 소실될 수 있다.

02 호흡기 점막이 건조해지지 않도록 수분 섭취에 힘쓴다

따뜻한 물이나 호흡기에 좋은 약차를 수시로 마시고 충분한 가습을 해줘야 목의 통증을 예방할 수 있다. 반대로 목을 건조하게 만들고 숙면을 방해하는 카페인 음료나 반복적으로 먹으면 점막 세포층인 뮤신 장벽을 무너뜨리는 인스턴트식품, 정제 탄수화물, 약물, 술, 담배 등은 삼간다.

03 무리하지 않는 선에서 규칙적인 운동으로 체력을 기른다

급격하게 활동량을 늘리는 것보다는 처음에는 가벼운 산책, 스트레칭, 명상 등으로 워밍업을 하다가 서서히 활동량을 늘리는 것이 바람직하다. 무엇보다 깨끗한 공기 속에서 유산소 운동을 생활화하여 폐활량을 늘리고, 림프순환과 혈액순환을 촉진하면 이물질 배출과 자가 치유 능력이 향상되어 더 이상의 추가 감염이나 후유증이 사라진다.

04 매사에 긍정적으로 생각하며 소리 내어 웃는다

1분 동안의 웃음은 10분간의 조깅 효과와 맞먹는다. 긍정적인 생각과 웃음은 스트레스 호르몬인 코르티솔(Cortisol) 수치를 낮추고 면역계를 촉진하여 스트레스에 의한 면역억제 작용을 상쇄한다. 또한 카테콜아민(Catecholamine)이나 엔도르핀(Endorphin)처럼 인체를 활기차고 건강하게 하는 물질의 분비를 높이고, 근육이나 혈액 내 산소 공급을 증가시켜 심혈관 및 호흡기 질환에 효과를 발휘하여 롱코비드가 발 디딜 틈이 없게 한다.

05 면역 작용을 촉진하는 림프절 마사지도 좋다

귀밑, 목 옆이나 쇄골 움푹 파인 곳, 겨드랑이, 복부, 사타구니, 무릎 뒤쪽 등 면역계가 모여있는 림프절을 20~30회 정도 가볍게 두드려 주거나 부드럽게 당기거나 쓸어내려 하루 10분 정도 마사지해 주면 좋다. 목욕 후 물 한 잔을 마신 뒤 마사지하면 체액 순환이 원활하여 더욱 효과적이다. 림프절은 노폐물이 모이는 하수처리장이기도 해서 림프절 마사지는 세포에서 배출한 불필요한 독소나 노폐물은 제거하고, 세균이나 바이러스 등 우리 몸에 침투한 불청객에 맞서 싸우는 면역 작용을 촉진하며, 혈액순환과 붓기 제거, 다이어트에도 효과적이다.

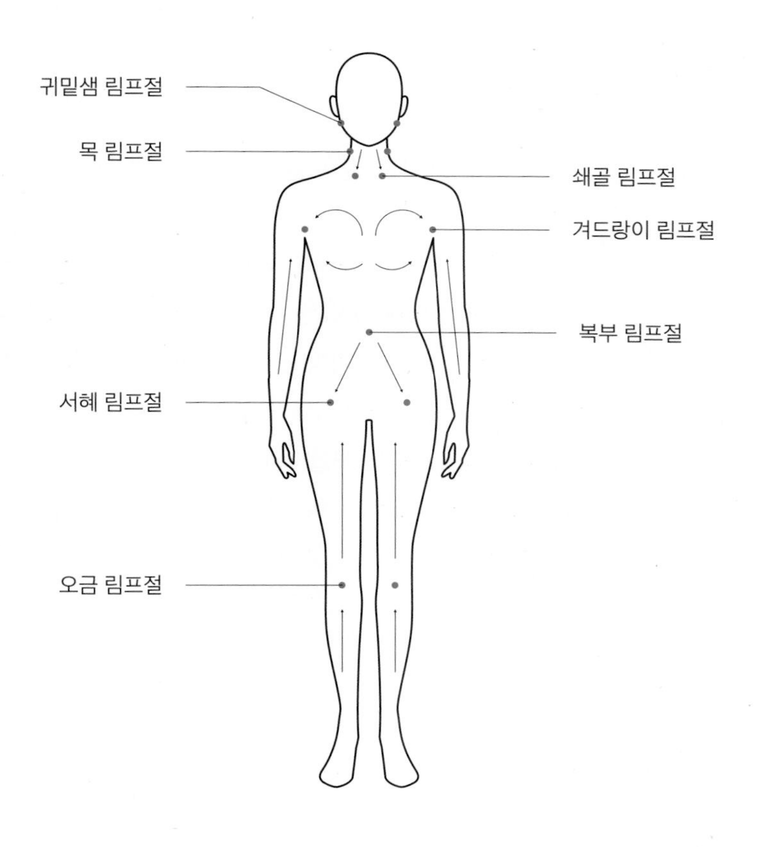

06 모든 면역세포는 단백질로 만들어지므로 양질의 단백질을 충분히 섭취한다

소고기, 돼지고기, 달걀, 생선 등 양질의 단백질을 충분히 섭취해야 면역세포도 활발하게 만들어진다. 이밖에 항균 및 살균작용을 통해 유해균 증식을 억제하는 알리신(Allicin)이 풍부한 마늘도 좋다. 단백질을 형성하고 상처를 치료하며 연골, 뼈, 치아 건강에 이로운 비타민 C가 풍부한 감귤류, 칼슘대사를 조절하여 뼈 건강을 유지하는 비타민 D가 풍부한 표고버섯, 등 푸른 생선 등도 면역력 회복에 도움이 된다.

07 맑은 공기를 코로 깊이 들이마신 다음 입으로 길게 내쉰다

각종 호흡기 질환 및 후유증을 예방하려면 평소 공기 좋은 곳에서 깊은 호흡을 하려고 노력한다. 깊게 호흡하려면 폐가 확장되는 느낌이 들도록 코로 가슴 가득 공기를 들이마신 다음 정지한 상태에서 배를 등 쪽으로 잡아당겼다가 입으로 길게 내쉰다. 숨을 들이마실 때 배가 나오고 숨을 내쉴 때 배가 들어가는 복식호흡 또한 받아들이는 산소량을 늘리고 내보내는 이산화탄소의 양이 증가하여 폐 건강에 이롭다.

폐를 맑게 하여 폐렴 다스리는 약차

폐에 염증이 생겨 발생하는 폐렴은 기침, 가래, 오한, 호흡곤란 등의 증상과 함께 찾아온다. 특히, 면역력이 약한 노약자의 경우 증세가 급속도로 악화되기도 하므로 초기에 치료를 서둘러야 한다. 더불어 몸을 따뜻하게 하고 폐 기능을 보해 주는 아래 약차를 마시는 것도 좋다.

어성초차

어성초(魚腥草)란 이름은 한자 그대로 '잎에서 고기 비린내가 난다' 하여 붙여졌다. 잎을 비벼서 부수면 생선 비린내가 나고 맛은 매우며 성질은 약간 차다. 폐렴, 기관지염, 결핵, 장염 등을 다스리며 면역력을 기르고 염증을 완화한다. 스트레스와 잘못된 생활 습관, 식습관 등으로 몸속에 쌓인 독소를 해독하는 작용도 한다. 어성초는 오랜 시간 끓이면 휘발 성분이 날아가 약효가 떨어지므로 주의한다.

1. 물 세 컵에 어성초 15g을 넣고 끓인다.

2. 끓기 시작하면 불을 줄여 은근하게 20분 정도 달인다.

3. 체로 건더기를 걸러내고 찻물만 따라 마신다.

비파잎차

예부터 "비파나무가 있는 집에는 환자가 없다"라고 할 정도로 비파잎은 폐열로 인한 기침, 체중 저하, 변비, 천식, 기관지염, 폐렴 등에 효과가 좋을 뿐만 아니라, 류머티즘과 신경통 약으로도 쓰인다. 특히, 가래를 삭이고 기침을 멈추는 효과가 뛰어나며, 피로 회복과 식욕 증진 효과도 있다. 동의보감에서도 "비파잎의 성질은 평(平)하고 맛은 쓰며 독이 없다. 폐기(肺氣)와 갈증을 치료한다"라고 기록하고 있다. 면역력 강화에도 좋은 비파잎차에 꿀을 타 냉장고에 넣어두었다가 음료로 마시면 여름철 갈증 해소에 그만이다.

1. 말린 비파잎 한 장을 넣고 물을 붓는다.

2. 1~2분 정도 우려낸다.

3. 체로 건더기를 걸러내고 찻물만 따라 마신다.

4. 기호에 따라 꿀을 넣는다.

율무차

한방에서는 율무의 껍질을 제거한 씨앗을 '의이인(薏苡仁)'이라 불렀다. 단백질, 지방, 전분, 당분, 회분, 아미노산 등이 들어 있다. 폐와 비장을 보하고 폐암이나 장암(腸癌) 등 암을 예방하고 치료하는 데도 효과적이다. 청열, 해독 기능이 뛰어나고 피부의 염증에도 탁월하다. 기미나 주근깨를 없애는 데 좋으며 피부 미용식(美容食)으로도 많이 쓰인다.

1. 율무를 깨끗이 씻어 체에 받쳐 물기를 뺀다.
2. 잘 건조된 율무를 프라이팬에 볶아 보관한다.
3. 물 세 컵에 율무 20g을 넣고 끓인다.
4. 끓기 시작하면 불을 줄여 30분 정도 더 끓인다.
5. 체로 건더기를 걸러내고 찻물만 따라 마신다.

침묵의 살인자, 폐암

현대의학의 눈부신 발전에도 불구하고 아직 정복하지 못해 많은 사람이 두려움에 떠는 병이 있다. 바로 암이다. 현대의학의 산실이라는 미국에서조차 암을 정복하기 위해 미국 국립보건원(NIH)과 국립암센터(NCI) 등에 천문학적인 예산이 지원되고 있으나, 대부분 전문가는 미국은 암과의 전쟁에서 패했다고 이야기한다.

사정이 이렇다 보니 암은 '죽음의 병'이라는 공포는 국적과 인종을 초월하여 세계인들의 뇌리에 깊숙이 박혀 있다. 지금까지 어떤 전쟁보다 훨씬 많은 사람이 암으로 죽었건만, 의학계는 자연 치유를 돕기는커녕 수술, 항암, 방사선이라는 공격적 치료로 끔찍한 고통 속에서 수명을 단축시키는 해악을 끼치고 있다.

우리나라도 예외일 수 없다. 지난 1983년 국내 사망 원인 통계를 작성한 이래 지금까지 부동의 1위를 지키는 저승사자 역시 암이다. 그중에서도 사망률 1위를 차지하는 암이 바로 폐암이다. 폐에는 감각을 느낄 수 있는 신경이 없기 때문에 초기에는 아무런 증상을 느끼지 못한다. 그러다가 증상이 나타날 때면 이미 상당히 진행된 경우가 많아 치사율이 80~90%에 이른다. 이 때문에 '침묵의 살인자'란 섬뜩한 별명이 붙은 것이다.

가장 흔한 폐암의 증상으로는 폐 · 호흡기 질환에 일반적으로 나타나는 기침, 가래, 객혈, 쉰 목소리, 호흡곤란, 흉통 등을 들 수 있으며, 폐암의 가장 큰 원인은 바로 흡연이다. 비흡연자에 비해 흡연자에게 70배나 많이 발생하는데, 그 이유는 담배 연기 속에 있는 4천 가지 이상의 화학물질과 69가지의 발암물질 때문이다. 그중에서도 특히 니코틴, 타르, 일산화탄소는 건강에 치명적이다. 니코틴은 아편과 같은 수준의 습관성 중독을 일으켜 담배를 끊지 못하게 한다. 니코틴에는 각성 효과도 있어 일시적으로 창의력을 향상시키기도 하지만, 말초 혈관을 수축시키고 혈압을 올리며 콜레스테롤을 증가시킨다.

타르는 담배의 독특한 맛을 내는 성분으로, 발암물질과 독성물질이 포함되어 있다. 일산화탄소 역시 혈액 안의 산소 운반 능력을 떨어뜨려 신진대사에 장애를 불러오고 노화를 촉진한다. 담배 연기가 자욱한 방에 오래 있으면 머리가 아프고 멍해지는데, 이는 일산화탄소 때문이다. 또한, 담배 연기에 함유된 환경 호르몬은 생식 능력을 저하시키고 불임의 원인이 되기도 한다.

여기서 중요한 것은 간접흡연도 직접 흡연만큼이나 해롭다는 사실이다. 간접흡연자가 마시는 부류연은 필터를 거치지 않은 연기이므로 여기에 포함된 유해물질의 농도가 흡연자가 마시는 주류연보다 훨씬 더 높기 때문이다. 간접흡연은 임신과 출산, 아이의 성장과 발달에 악영향을 미치고, 호흡기 건강에도 치명적이다. 또한, 간접흡연을 하면 폐암 발생률이 20~30% 정도 상승하며, 심혈관질환, 뇌졸중, 동맥경화증 등 각종 질병에 노출되기도 쉽다.

전자 담배도 마찬가지다. 많은 사람이 가연성 담배의 대안으로 불쾌한 연기나 냄새를 방출하지 않는 전자 담배를 무해하다고 생각하는데, 이는 큰 오산이다. 전자 담배 역시 독성 화학물질과 중금속이 방출된다는 데이터가 있고, 주변 사람들도 전통적인 간접흡연에 노출된 사람들만큼 니코틴을 흡수하는 것으로 밝혀졌다. 동물 연구에 따르면 향기 나는 전자 담배로 매일 흡연하면 뇌와 폐, 심장과 결장 등 여러 장기의 염증 수치를 높이는 것으로 나타났다. 이처럼 어떤 형태의 담배든 장기간 흡연을 하면 신체의 거의 모든 장기가 손상되고 다양한 질병이 유발되므로 나와 가족, 그리고 이웃의 건강을 위해 반드시 금연을 실천해야 한다.

흡연 이외에도 폐암을 일으키는 요인으로 석면, 비소, 니켈, 카드뮴, 크롬 등 직업적으로 중금속에 장시간 노출된 경우나 우라늄, 라돈 등 방사성 물질에 노출된 경우, 1급 발암물질로 분류된 미세먼지 농도가 높은 지역이나 배기가스 등 대기오염이 심각한 지역에 거주하는 등 환경적인 요인을 들 수 있다. 물론, 유전적 요인도 빼놓을 수 없는데, 직계 가족 중 폐암 환자가 있다면 폐암 발병률이 2배로 높아진다.

암 치료의 열쇠, 면역 체계의 비밀

현대의학이 암 치료에 실패한 이유는 크게 두 가지로 볼 수 있다. 하나는 암에 대한 근본적 접근을 환원주의적 사고방식으로 했기 때문이다. 즉 서양 의학이 인체를 하나하나의 기계 부품처럼 보고 각각의 장기나 신체 부위에 생긴 질병을 따로따로 연구하듯 암에 대해서도 폐암, 간암, 유방암, 위암 등등 여러 개의 암을 별개로 보고 각각에 대한 해결책을 찾았기 때문이다. 이는 한의학적 관점에서 보면 큰 잘못이다. 인체의 모든 조직과 기관은 서로 연결된 하나의 유기체이기 때문이다.

두 번째 이유는 암의 원인을 찾기보다 증상을 소거(掃去)하는 데에만 관심을 기울였기 때문이다. 근본적으로 암을 예방하기보다 이미 발병한 암을 찾아가서 마치 저격수가 한 발로 타깃을 죽여 없애듯 그 암세포를 명중시키는 마법의 탄환을 찾는 데 열중한 것이다. 결국 수술, 항암, 방사선이라는 암 치료의 3대 요법은 암세포를 없앤다는 명목하에 인체를 전쟁터로 만들어 멀쩡한 정상세포까지 파괴하여 면역력을 바닥으로 떨어뜨려 더욱 심각한 부작용을 유발하는 등 근본적인 해결책이 되지 못했다.

우리 몸의 면역 체계는 신체의 어느 특정 지역에 한해서 존재하는 것이 아니라 림프 기관들과 면역세포들의 복잡한 결합체이다. 면역 체계는 박테리아, 바이러스, 기생충들, 각종 오염물질과 심지어는 우리 몸의 죽은 세포에 이르기까지 모든 침입자로부터 우리 몸을 24시간 내내 보호하는 역할을 하는데, 우리 몸을 지키는 군대나 경찰과 같다고 할 수 있다.

우리 몸의 혈액은 잘 알다시피 적혈구와 백혈구로 이루어져 있는데, 그 중 백혈구는 대식세포(Macrophage) 5%, 과립구 60%, 림프구 35%로 이루어져 있다. 대식세포는 이물질이 침입하면 즉시 먹어 치워서 없애는 세포다. 먹어 치우는 대상은 세균 및 바이러스는 물론 먼지와 적혈구, 백혈구, 혈소판의 시체와 혈액 응고 물질까지를 대상으로 한다. 과립구의 주요 기능은 체내로 들어온 비교적 큰 이물질을 처리하는 것이다. 즉 세균이나 이물질을 에워싼 뒤 녹여서 처리한다.

림프구는 혈액뿐만 아니라 림프절, 췌장, 장관(腸管) 점막 등에도 존재한다. 림프구는 비교적 작은 이물질과 화학물질까지를 처리하는데, 이는 다시 70~75%의 T세포, 10~20%의 B세포, 그리고 10~15%의 NK세포로 이루어져 있다. T세포는 다시 바이러스나 암세포에 달라붙어 파괴하는 킬러 T세포, B세포로 하여금 항체를 만들도록 하여 면역력을 높이는 헬퍼 T세포, 면역 반응을 억제하는 세프레서 T세포의 3종류로 나뉜다.

이중 특히 킬러 T세포는 바이러스에 감염되거나 암으로 변한 세포, 즉 비자기 세포를 색출하여 말살하는 면역세포이다. 이 피아 식별 기능을 흉선(Thymus)에서 훈련받기 때문에 T세포라 부른 것이다. 특수 항원에 대한 항체를 만드는 B세포는 골수(Bone Marrow)에서 생성되고 성숙하기 때문에 B세포라 부르는데, 특정한 박테리아나 바이러스에 대해서 최적화된 항체를 만들어 무기로 사용하며, 인체는 이런 무기를 10억 개 이상 만들 수 있다.

NK세포는 흉선에서 피아 식별 훈련을 받지 않아도 혈액 속에 자연으로 존재하는 킬러 T세포이다. NK세포는 자기 세포임을 나타내는 HLA항원을 상실한 세포를 공격하는데, 혈액 속에 약 50억 개가 존재하며 암세포의 유무를 감시한다. 이처럼 백혈구는 우리 몸속에 있는 모든 면역세포를 총칭하는 말로, 항상 우리 몸 구석구석을 돌며 호시탐탐 인체를 공격하는 여러 가지 병원균들과 싸우면서 건강을 지켜내 어떠한 환경 변화에도 항상성을 유지할 수 있도록 돕는다.

내 몸의 파수꾼, 림프 시스템

백혈구의 약 35%를 차지하는 림프구는 우리 몸의 면역 기능에 중추적인 역할을 담당한다. 만일 피부에 상처가 나면 처음에는 피가 나오고, 시간이 조금 지나면 진물이 흐르는데, 이 진물이 바로 림프액이다. 혈액처럼 림프액도 온몸에 거미줄처럼 뻗어 있는 림프관을 따라 우리 몸 구석구석을 돌며 다양한 역할을 수행한다. 혈액이 거둬들이지 못한 조직액 속 수분과 크기가 큰 지방, 단백질 등 노폐물을 수거하여 처리하는 '하수종말처리장' 역할을 담당하는 것이다. 또한, 림프액에는 T세포와 B세포 등의 림프구들이 흘러 체내에 침투한 세균이나 바이러스를 공격하고 항체를 만들어 면역을 형성하는 중요한 역할을 담당한다.

이처럼 림프(Lymph)의 생성과 순환을 담당하는 모든 기관을 합하여 '림프 시스템(림프계, Lymphatic System)'이라 한다. 림프계는 우리 몸에 촘촘한 그물망처럼 퍼져있어 독소와 노폐물을 제거하고, 외부에서 침투한 각종 병원균에 맞서 싸운다. 림프계에는 림프액과 림프관, 림프절, 그리고

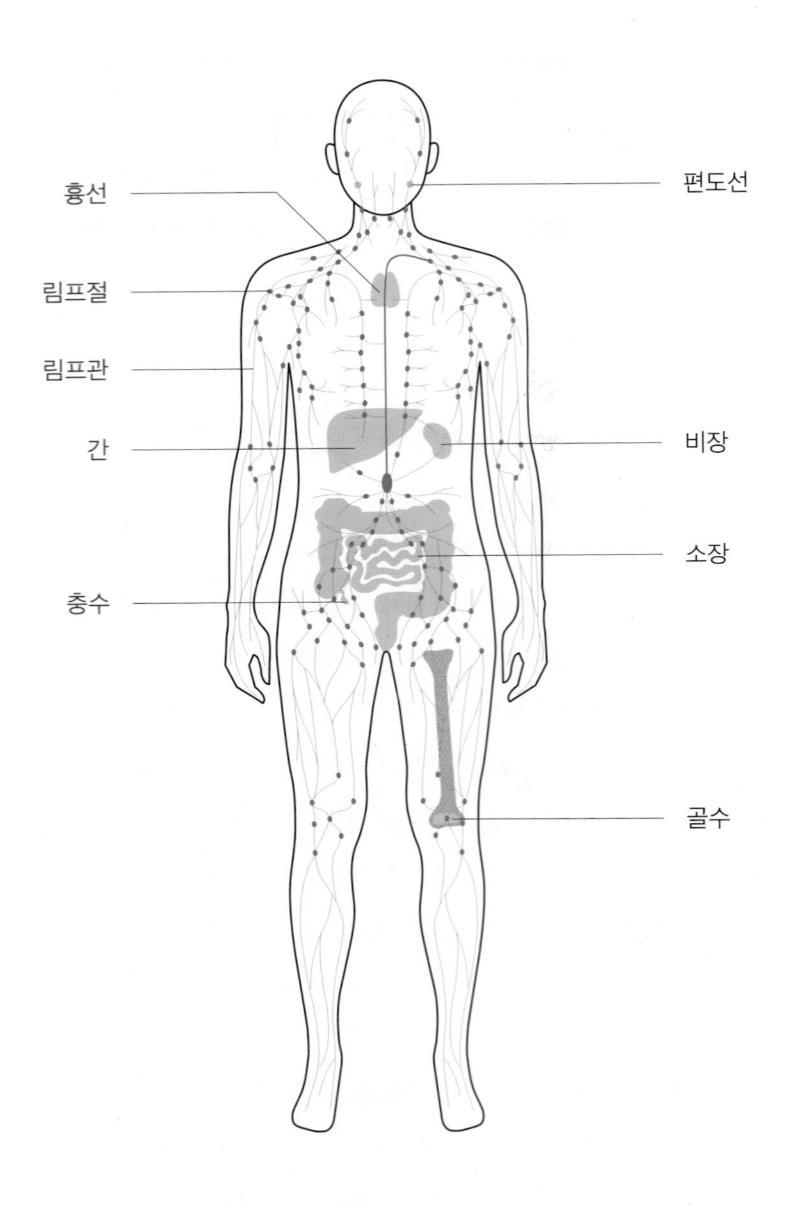

[림프 시스템]

면역세포를 만들고 조절하는 골수와 임무를 마친 면역세포를 파괴하는 비장, 코나 입으로 들어온 병균을 1차적으로 방어하는 편도선 등이 포함된다.

제2의 순환계인 림프계는 혈관과는 달리 조직에 열려 있어 림프절에서 만들어진 백혈구 등 면역세포가 림프계를 순환하면서 병원체나 이물질을 제거하며 온몸을 보호한다. 그러나 양방에서는 이처럼 중요한 림프계의 방어 기능을 무시하고, 마치 암세포가 전이되는 통로처럼 오해하여 수술을 통해 해당 장기를 비롯해 주변 림프절을 광범위하게 도려내는 끔찍한 수술을 자행하고 있다. 이는 내 몸속 독소 제거 장치를 통째로 들어내는 것과 무엇이 다르단 말인가!

건강한 사람도 림프관을 따라 림프액이 림프절을 들락날락하면서 세균, 바이러스 등 외부 침입자들을 잡아오면, 림프절의 면역세포들이 이들을 잘게 쪼개고 분해한 다음 배출하는데, 배출하는 양보다 더 많은 양이 빠른 속도로 분해되어 쌓이면 감당을 못해 부풀어 오르게 된다. 림프절에 쓰레기가 가득 차서 부풀어 오르면 이들은 근처의 비어 있는 다른 림프절로 이동하여 청소하게 되는데, 이렇게 적군으로부터 내 몸을 지키는 림프절이 부어오른다고 해서 그것을 계속 도려낸다면 인체의 지혜로운 방어시스템은 심각한 손상을 입을 것이다. 이로 인해 온갖 독소와 염증이 제멋대로 몸속을 흘러다녀 생명을 위협할 수도 있다.

자연히 수술, 항암, 방사선 등 공격적 치료로 림프계가 손상된 환자는 면역세포의 정화 기능을 잃고 조직액이 쌓여 세균 감염으로 인한 화농성 염증이 가중돼 더 큰 재발과 부종, 발열, 통증을 유발한다. 가장 중요한 사실은 인위적인 방사선과 항암제를 주입하면 치명적인 독소가 암세포는 물론 정상세포까지 파괴해 면역력을 바닥으로 떨어뜨려 끔찍한 부작용을 양산한다는 점이다.

진정한 완치를 원한다면 이제 진실에 눈떠야 한다. 림프절은 제거해야 할 골칫거리가 아니라 세균이나 바이러스를 물리치는 T세포와 B세포의 요람이자, 체내에 쌓인 수분과 노폐물을 수거해 신체의 균형을 맞추는 최고의 청소 기관이다. 그러니 내 몸 어디가 좀 부었다고 해도 전혀 두려워할 필요가 없다. 그것은 림프 시스템의 자연스러운 치유 현상이기 때문이다. 당연히 에너지를 채워 내 몸의 '건강 파수꾼' 역할을 제대로 수행하도록 북돋워주어야 마땅하다. 그러나 현대의학은 정반대로 하고 있다.

암은 자연스런 염증반응에 대한 생리적 현상

필자가 지금까지 50여 년의 임상 경험에서 얻은 결론을 한마디로 요약하면, 암은 심한 염증으로 림프절이 크게 부은 것으로, 인체의 면역기능이 발동한 생리적 현상일 뿐이다. 불치(不治)라는 것도 사람들의 고정관념으로 굳어진 잘못된 편견이다. 암은 결코 죽음의 병이 아니고, 체내의 염증을 치료하기 위한 자기방어적 치유 현상일 뿐이다.

암이 인체의 자기방어적 치유 현상이라니? 이런 주장을 처음 접하는 독자는 이게 무슨 말인가 하고 놀랄지 모르겠다. 그러나 이는 양방에서도 말을 안 해서 그렇지, 불편한 진실일 뿐이다. 동양의학과 서양의학의 장점을 85 대 15의 비율로 사용하라고 주장해서 유명해진 일본의 양의(洋醫) 이시하라 유미(石原結實)는 그의 저서 <내 몸이 보내는 이상 신호가 나를 살린다>라는 책에서 암이 혈액의 오염을 정화하는 장치라고 말한다. 즉 자연치유로 정화할 수 있는 범위를 넘어서 오염되면 몸이 혈액을 한곳에 묶어두고 나머지 혈액을 정화하는 장치를 만들려고 하는데 그것이 악성종양, 바로 암이라는 것이다. 따라서 암을 치료하려면 암 조직을 도려낼 것이 아니라 혈액을 정화해 주는 것이 중요하다고 한다.

그렇다면 '염증(炎症)'은 무엇인가? 우리가 부상을 입거나 독소나 노폐물이 쌓여 유해균이 번성하여 생체 조직이 손상되면, 그것을 복구하기 위해 치유반응(治癒反應)이 일어난다. 염증을 시작으로 치료단계에 돌입하는 것이다. 병마에 맞서 싸우려는 인간의 몸은 회복에 앞서 여러 방어적 작용이 나타나는데, 염증에 수반되는 기본 반응은 붓고 열나고 아픈 증상이다.

통증은 위험한 부위를 알려주고, 부기는 혈류를 증가시키며, 열은 대사를 항진시켜 백혈구를 자극하거나 세포 본래의 재생력(再生力)으로 작용하여 고장 난 조직을 복구하는 원동력이 된다. 따라서 염증이 고통스럽더라도 이 또한 질환을 치유하고 미생물에 맞서 싸울 수 있게 하며, 고장 난 조직을 되살리는 소중한 생체반응이라 할 수 있다.

염증은 모든 곳에서 일어날 수 있지만, 대표적으로 호발하는 부위는 폐,

간, 대장, 위, 췌장, 유방과 자궁 등을 들 수 있다. 보통 분비물이 많은 곳에 염증이 호발한다. 폐에는 가래가, 위장에는 소화액이, 간에는 쓸개즙 등이 분비되는데, 이들 모두 점막이 풍부하게 발달된 장기들이다. 이런 기관들이 나이가 들면서 독소나 노폐물이 쌓여 막혀서 분비물이 멈추게 되면, 흐르는 물은 썩지 않지만 멈춰버린 물은 썩게 마련이듯 분비물도 썩기 시작한다. 썩는다는 것은 부패균이 번식한다는 뜻으로, 유해균이 번성하면 분비물이 유해균의 서식처가 된다.

우리 몸속에는 100조나 되는 미생물이 살고 있는데 유해균, 유익균, 중간균이 그것이다. 인체에 해로운 유해균은 염증을 일으키고 다니고, 유익균은 염증을 끄고 다닌다. 그런데 균이 서식하려면 기본적으로 먹을 것이 있어야 한다. 예를 들어, 유방은 아이에게 젖을 주는 곳이라 얼마나 좋은 영양분이 흐르고 있는가? 아기가 안 빨고 쌓여 있으면 유해균 차지가 된다. 유해균이 거기에 머물게 되면 나쁜 균들이 몰려들어 염증을 일으키고, 그때부터는 정상적인 흐름이 멈추게 되는 것이다.

이렇게 염증이 생기면 이를 방어하기 위한 생체반응으로 정상 작용이 비정상 작용으로 전환되어 퉁퉁 붓게 된다. 이때, 내 몸은 유해균을 물리쳐 그것을 다시 정상으로 돌리기 위해 림프절에서 림프구들을 배출한다. 이렇듯 수많은 림프구가 필요하게 되면 림프절이 커져야 하는데, 림프절이 급격하게 커지면 양방에서 CT나 MRI, PET 같은 영상 진단 장비로 사진을 찍으면 나오게 된다. 인체의 자연스러운 면역반응의 결과물임에도 불구하고 양방에선 없던 게 나타난 줄 알고 신생물이 나타났다며 그때부터 양성이냐, 악성이냐로 구분하려 든다.

현대의학의 장비들로는 5mm 이하는 식별 불가능하기에 그게 양성이냐 악성이냐를 판단하려면 조직 검사를 해야 하고, 그러려면 멀쩡한 정상세포까지 사방 1cm씩 떼어내 현미경으로 검사를 한다. 그러면 아픈 부위에 또 상처를 내게 되고, 그 결과 염증이 더욱 심화되니 이를 치유하기 위해 림프절도 덩달아 더욱더 커지게 된다. 일반인들은 양성은 괜찮은데, 악성은 죽음의 병으로 알고 있다. 그러니까 모르고 지나갔으면 아무 일 없었을 자연스런 염증반응을 잦은 건강검진으로 조기에 발견하여 오히려 내 몸속 의사가 자연 치유할 시간을 주지 못하고, 무리한 조직 검사로 칼을 대 악순환의 연속으로 끌고 들어가 조직 검사만 했을 뿐인데 중환자실에 들어가 사경을 헤매는 경우도 허다하다.

사람들은 건강검진을 자주 받는 것이 좋은 줄로만 알고, 조기 발견 조기 수술을 멋진 슬로건처럼 따르고 있는데, 여기에는 함정이 있다. 즉 20년 전에는 암 환자가 20명 중 1명이었다면, 건강검진 빈도가 잦아진 현재는 3명 중 1명, 앞으로는 2명 중 1명이 될 것이다.

사람이 오래 살다 보면 어딘가에 쓰레기가 쌓이고, 몸속 어딘가에 쓰레기가 쌓이면 그곳에 유해균이 번성한다. 유해균이 번성하면 그것을 우리는 염증이라 한다. 자연스러운 염증반응을 치유하기 위해 림프절이 크게 부은 것을 조기 발견, 조기 수술로 괴롭힌다면 종국에는 면역 체계를 송두리째 망가뜨려 조기 사망이라는 돌이킬 수 없는 강을 건널 수 있다.

수술, 항암, 방사선은 죽음의 길이다

사람마다 염증에 대한 생리적 반응은 개인차가 있어 좀 덜 붓는 사람, 더 많이 붓는 사람이 있기 마련이다. 많이 부으면 사진상 나타나게 되고, 이를 발견한 의사가 그때 섣불리 조직 검사를 하게 되면 또 다른 염증이 발생하여 이를 치유하기 위해 또 다른 림프절이 부어오르는 악순환을 불러온다. 그리고 더 큰 문제는 이럴 때 의사가 수술, 항암, 방사선이라는 서양의학의 전통적인 3대 요법을 추천한다는 사실이다.

그러나 수술이 무엇인가? 암세포 주변까지 크게 떼어내는 것이다. 크게 떼어내면 그걸 떼어낸 자리에 더 큰 염증이 생긴다. 그러면 생체 조직이 손상을 입었으니 이를 방어하기 위해 림프절이 또 붓게 되고, 길을 잃은 염증과 독소들은 바로 옆에 있는 림프절로 옮겨간다.

이 때문에 의사가 "유방암 수술 잘 됐습니다"라고 했는데 얼마 후 폐암 선고를 받는 경우가 생기는 것이다. 이는 림프관을 타고 염증이 바로 이웃집으로 간 것이다. 그걸 양방에선 '전이'라 한다.

나는 악성이라는 단어 자체도 인정할 수 없다. 지금 와서 생각하면, 의사들이 이러이러한 형태를 악성으로 한다고 정해놨을 뿐이다. 인위적으로 손을 대지 않으면 암은 진행이 빠르지 않다. 문제는 거기에 칼을 대 도려내거나 화학요법으로 항암제를 뿌리거나, 인두로 지지듯 방사선으로 구우면 졸지에 전쟁터가 된 인체에 엄청난 염증이 유발된다는 사실이다.

미국의 세계적인 암 전문병원 MD 앤더슨의 김의신 교수도 한국에서 수없이 많은 의사들이 배우거나 치료를 받으러 오면, 그들에게 암은 수술하지 말라고 신신당부를 한다고 한다. 그런데 자기가 한국에 와보면 암을 다 수술하고 있다고 한다. 그의 말에 의하면 이런 현상은 병원의 기업화라는 한국의 의료 현실에서 비롯된 측면도 많다고 한다. 즉 매출 증대라는 차원에서 보면, 약 처방만으로는 수가가 싸서 돈이 안 되는데, 수술을 하면 큰 돈이 들어오니 자꾸만 과잉 진료, 과잉 수술을 권장하는 경우가 많다는 것이다. 미국의 MD 앤더슨은 비교적 수술을 적게 하는데, 대신 항암제를 많이 쓰는 게 문제다.

필자가 볼 때 항암제도 죽음의 길이다. 항암제는 표적 치료제를 투여해서 암세포를 죽이는 건데, 암세포를 죽이려면 얼마나 강한 독성을 가진 항암제를 쓰겠는가! 그러다 보니 암세포를 죽이려다 건강한 정상세포까지 파괴하여 더 큰 염증이 계속해서 발생한다. 이 때문에 항암제로 암세포의 크기를 일시적으로 줄여놓아도 또다시 커지는 것이다. 만약, 항암 치료를 받는 만큼 영구적이며 정비례로 암세포가 줄어든다면 누가 치료를 겁내겠는가. 일시적으로 줄어들었더라도 또다시 커지고 재발과 전이, 악화를 반복하다 살아도 사는 게 아닌 생불여사(生不如死)의 상태로 고통스럽게 죽어가는 환자들이 많아 안타까울 뿐이다.

수술, 항암, 방사선이 죽음의 길이라는 내 말을 한의사의 편향된 주장이라고 오해하는 독자도 있을지 모르겠다. 그리고 그런 3대 치료에 애쓰고 있는 양방 의사들이 들을 때 기분이 좋지 않을 수는 있을 것이다. 그러나 나는 진실을 왜곡하거나 의료 전선에서 암 치료에 애쓰고 있는 양방 의사들을 비난할 의도가 없다. 다만 내가 지적하고자 하는 것은 현대의학이 지닌 3대 암 치료에 관한 부작용 또는 현실적 한계이다. 달리 말하면 이는 우리가 흔히 말하는 '불편한 진실'일 수도 있다. 그리고 이런 3대 치료에 대한 불편한 진실은 나 혼자만 지적하는 게 아니라 양방 의사도 지적하는 내용이다. 우리나라에서 정신과 전문의로 유명한 이시형 박사는 <면역이 암을 이긴다>라는 저서에서 3대 암 치료가 과연 필수인가라는 의문을 제기하며 다음과 같이 말하고 있다.

"암 전문의는 물론이고 많은 환자들이 수술, 방사선, 항암제의 3대 암 치료를 반드시 거쳐야 하는 필수 코스로 생각하고 있다. 실제로 대개는 거쳐야 한다. 문제는 이 중 어느 치료도 전신 쇠약은 물론 급격한 면역력 저하가 따라오며 통증, 오심, 구토 등 여러 가지 부작용이 많다는 점이다. (중략) 우리는 여기서 3대 암 치료가 필수인가 하는 의문을 갖게 된다. 3대 치료는 하되 환자의 컨디션을 세심하게 살펴 가며 신중에 신중을 기해야 한다. 항암 요법으로 암 크기가 줄어든다고 해도 그게 완전한 치료로 가는 길은 아니다. 그리고 항암제를 쓰면 암도 염증이므로 크기가 작아지지만 계속 사용하면 암이 항암제에 대한 적응력이 생겨 별 효과를 발휘하지 못할 수도 있다. 전신 쇠약, 말초 혈관의 파괴 등 만약 재발할 경우 손쓸 수 없는 상황이 될 수도 있다. 무슨 약을 써도 국소까지 갈 수 있는 길이 이미 막혔기 때문이다."(이시형 저, <면역이 암을 이긴다> 112쪽 '3대 암 치료 필수다?' 中)

또한, 이는 외국의 유명한 암 전문의조차 의문을 제기하고 있는 내용이다. 다음은, 컬럼비아 대학 의과대 교수로 세계적 종양 전문의인 아즈라 라자

(Azra Raza)의 저서 <퍼스트 셀(The First Cell)>에 나오는 내용이다.

"우리는 선택 가능한 최고의 방법으로 암 환자를 치료하고 있는가? 현재 쓰고 있는 가혹한 조처 가운데 일부는 다시 검토해 봐야 하지 않을까? 환자를 죽이는 것이 암인지 아니면 치료법인지 자신에게 끊임없이 물어야 하는 상황이라면 우리가 쓰는 해결책이 좋기는 한 것일까? 둘 중 어느 쪽이 더 나쁠까? 누군가 적절히 지적했다. 암을 치료하기 위해 화학요법, 줄기세포 이식을 사용하는 일은 개의 벼룩을 제거하겠다며 개에게 야구 방망이를 휘두르는 일과 같다고. 그렇다면 어떻게 이것을 최선의 치료법이라고 할 수 있는가?"(아즈라 라자 저, <퍼스트 셀> 32쪽 '서문' 中)

필자가 일반인이나 양방 의사들의 오해를 무릅쓰면서까지 암에 관해 이런 이야기를 하는 이유는 오직 한 가지, 암 환우들에게 알 기회를 제공하고 그들에게 선택의 자유를 주기 위한 것이다. 이렇게 수술, 항암, 방사선이 죽음에 이르는 길이라면 과연 대안이 있는가? 물론 있다.

건강해지려면 몸에 독소를 넣지 말고 청소하라!

상업 의학의 공포 마케팅에 귀중한 생명과 재산을 저당잡히지 않으려면 어려운 병일수록 자연의 순리에 맞는 치료를 해야 한다. 당연한 말이지만 건강해지려면 몸속에 독소를 넣지 말아야 한다. 그러나 아이러니하게도 현대의학에서는 가장 아픈 사람에게 가장 강한 독소를 주입하고 있다. 항암제는 독약이다. 말기 암 환자의 극심한 통증은 다 항암제를 몸속에 너무 많이 집어넣었기 때문에 발생하는 것이다. 그리고 방사선은 무엇인가? 그야말로 불고기를 굽듯 내 살을 태우는 것이다. 멀쩡한 생리적 반응에다 독약을 집어넣고 불로 태우면 과연 그 누가 견뎌낼 수 있을까?

심지어 항암제와 방사선은 모두 발암물질(發癌物質)이다. 암을 치료하는 행위가 오히려 암을 유발한다는 말이다. 아무리 건장한 젊은이도 강력한 방사선과 화학요법이 주어진다면 금방 쇠약해지고 초주검 상태가 된다. 그렇게 강력하고 위험한 독약을 투입하는 행위는 아픈 사람을 더욱 아프게 만드는 행위임이 자명하지 않은가! 그래서 이를 누구보다 잘 아는 상당수의 암 수술 전문가나 종양학자들이 화학요법으로 치료받기를 거부하는 것이다.(이는 세계적인 베스트셀러 <나는 질병 없이 살기로 했다>, <자연치유 불변의 법칙>의 저자 하비 다이아몬드 박사의 한결같은 주장이기도 하다.)

그렇다면, 어떻게 근본 치료할 것인가? 앞서 밝힌 대로 암은 병이 아니다. 심한 염증을 치료하기 위한 생리적 현상으로써 림프절이 크게 부은 것일 뿐이다. 붓기가 심한 사람의 경우 종양으로 진단받게 된 것뿐이므로, 과도한 공포심에 공격적인 치료로 소중한 면역 체계를 망가뜨리지 말고, 순리에 맞게 접근하는 것이 바람직하다. 내 몸의 파수꾼 림프 시스템이 건강을 되찾도록 돕는 것이 치료의 핵심이다.

그럼, 림프 시스템이 건강해지려면 어떻게 해야 할까? 무엇보다 림프의 왕, 편도선이 건강해져야 한다. 편도선은 호흡기의 최전방에 위치해 그곳으로 침입하는 각종 세균과 바이러스, 몸에 해가 되는 이물질을 걸러내는 림프계의 가장 위대한 청소부이다. 이러한 편도선의 건강은 폐 건강이 좌우하므로, 면역력의 요체인 폐를 깨끗이 청소하는 것이 급선무이다. 폐가 깨끗해지면 내 몸 최대의 림프절인 편도선 또한 튼튼해지고, 이와 연결된 전신의 림프절이 건강을 회복하여 편도 건강 4개월 연후에는 암이 더 이상 전이되지 않는다.

더 이상 자라지 않는 상태로 1년을 묶어버리면 이제는 암을 이긴 것이나 마찬가지다. 환자가 수술, 항암, 방사선 치료를 받지 않고 청폐(淸肺) 한약을 1년간 복용하며 부지런히 폐를 청소한 후 CT를 촬영해 종양의 크기에 변함이 없거나 작아졌다면, 그때부터는 해당 암으로 죽지 않는다고 말할 수 있다. 꾸준히 청폐 치료와 유산소 운동을 병행하여 5년이 지나 완치 판정을 받게 되면, 건강이 전반적으로 좋아지면서 누구나 스스로의 면역력으로 암을 극복할 수 있다.

필자는 양방에서 암을 1~4기로 구분하는 것도 의미가 없다고 생각한다. 그건 양의들의 구분일 뿐, 말기 암이란 없다. 암은 병이 아니라 림프 시스템이 독소와 노폐물, 병원균 등을 체포하여 몸 밖으로 분해하여 버리는 과정에서 발생한 멍울이기 때문에 몸속에 생긴 멍울 뒤에 숨어 있는 림프 시스템의 신비를 이해해야 한다. 폐 기능 강화로 편도선의 건강을 회복하여 독소와 이물질을 깨끗이 청소하고, 그곳을 원기(元氣)로 가득 채우면 암도 얼마든지 극복할 수 있다.

문제는 이미 수술, 항암, 방사선을 하여 면역력이 바닥으로 떨어진 사람들이다. 물론, 삶에 대한 의지가 강한 분들은 청폐(淸肺) 요법을 통해 다시 한번 면역력을 회복할 기회를 얻게 되어 10명 중 3명은 그래도 살아날 수 있다. 또한 수술은 했지만 항암, 방사선을 안 한 분들은 훌륭하게 관리할 수 있다. 수술, 항암, 방사선 모두를 실행한 사람의 경우 회생하는 사람은 본인의 의지, 스트레스 관리가 관건이다.

건강한 사람도 스트레스를 받으면 면역력의 계단에서 굴러떨어질 수 있는데, 특히 심신이 허약한 환자들은 작은 충격에도 치명타를 입을 수 있다. 이때는 의지가 필요하다. 물에 빠진 사람에게 동아줄을 던져주면 꼭 잡고 있어야 끌어올려 줄 텐데, "나는 끝났어. 나는 끝났어." 이러고만 있다면 수면 아래로 가라앉고 만다. 그만큼 삶에 대한 의지가 중요하다.

사실, 암은 치료 기간이 길기 때문에 일반적으로 5년 동안 암세포가 자라지 않고 멈춰있거나, 사라졌다면 완치로 볼 수 있다. 폐암의 경우 치료 기간은 길지만, 청폐 원리를 통해 폐암을 근본적으로 다스리면 신기하게도 시리고 저리고 아픈 자잘한 병들이 함께 사라지면서 병을 앓기 전보다도 오히려 더 건강해졌다며 기뻐하는 분들이 많다.

편강한의원에서 폐암 치료 후 면역 시스템이 정상화되어 객담, 각혈, B형 간염, 황반변성 등 여러 고질병도 함께 극복한 김** 님(제3장 '폐암 등 각종 암 치료 사례' 참고)처럼 모두가 부작용 없이 완치의 자유를 만끽할 수 있는 진정한 치유의 길은 청폐를 통한 면역력 강화에 있다.

폐 청소로 얻어지는 폐 세포의 재생은 사막에 선인장이 자라듯 더디게 이루어지지만, 암의 극복은 물론 온몸을 새롭게 재생시켜 추가 생명 30년을 선물하고, 당신을 활력 넘치는 건강 100세 시대의 주인공으로 만들어 줄 것이다.

암 예방 생활 수칙

암은 주로 흡연과 음주, 잘못된 식습관, 운동 부족, 비만, 과로와 스트레스 등의 원인으로 발생하기에 생활 습관만 건전하게 고쳐도 암 발병률을 30~40% 예방할 수 있다. 건강한 생활 습관으로 국내 사망 원인 1위, 암을 예방해 보자.

01 담배를 끊고, 남이 피우는 담배 연기도 피하기

흡연은 폐암뿐 아니라 전체 암 사망자의 가장 큰 원인이다. 금연을 하면 10년 후에는 폐암 발병률이 반으로 줄고, 15년 후에는 1/6으로 준다. 당신을 사랑하는 모두를 위해 담배를 끊자.

02 과로와 무리한 생활 방식 피하기

인간은 주어진 능력의 한계를 넘어설 때 면역력이 약해지고 질병에 쉽게 노출된다. 과로와 심적 고통, 지나친 약물 의존 등처럼 한계치를 넘어선 생활 방식은 폐열(肺熱)과 독소를 쌓아 건강을 좀먹고 암을 유발한다. 피곤하면 충분히 쉬어주고, 자연 치유력을 살리는 규칙적인 생활 습관과 숙면, 건강한 신체 활동으로 교감신경과 부교감신경의 균형을 유지하며 양생(養生)에 힘쓴다.

03 싱싱한 과일, 채소, 통곡류 섭취

비타민 C와 식이섬유가 풍부한 채소와 과일, 해조류와 가공 · 정제하지 않은 귀리, 현미, 통밀 등 통곡류는 암을 예방한다. 특히, 비타민 E가 풍부한 해바라기씨, 녹색 채소, 아보카도, 견과류, 등 푸른 생선, 갑각류 등과 베타카로틴, 라이코펜, 안토시아닌이 풍부한 토마토, 호박, 파프리카, 당근, 고구마, 딸기 등 다양한 색감의 채소와 과일을 골고루 섭취하면 항산화 작용으로 암을 유발하는 활성산소를 억제하고 폐 손상을 막는다.

04 하루 30분 이상 유산소 운동으로 림프 순환 촉진

일주일에 5회 이상, 하루에 적어도 30분 이상 걷거나 뛰는 등 유산소 운동을 한다. 운동은 적정 체중을 유지해 주고, 혈관 건강과 림프 순환을 촉진하여 면역력을 높여주며, 체력도 증진시킨다. 또한 혈중 철분 농도를 낮춤으로써 신체 조직을 손상시키는 활성산소를 억제하며, 대장운동을 촉진하여 배변을 원활하게 함으로써 대장 내 발암물질의 배출을 도와주고 장내 환경을 개선하여 대장암도 막아준다. 가급적 편안한 옷차림으로 즐겁게 운동하고, 물을 충분히 마시는 것이 좋다. 유산소 운동 전후에는 가벼운 스트레칭으로 몸을 이완시킨다.

05 짜거나 맵거나 자극적인 음식, 탄 음식 먹지 않기

혈액 속 나트륨 함량이 증가하면 수분이 조직액으로 더 많이 빠져나가 림프계가 받는 부담이 커지므로 짠 음식을 멀리한다. 특히, 음식을 맵거나 짜게 먹는 우리나라는 위암의 가장 직접적인 원인인 자극적인 음식에 의한 위점막 손상에 주의해야 한다. 음식이 타게 되면 탄수화물이나 단백질, 지방 등의 성분이 불완전 연소할 때 만들어지는 벤조피렌(Benzopyrene) 등과 같은 발암물질이 생기므로, 불에 직접 태운 생선이나 고기도 피하는 것이 좋다.

06 과음하지 않기

과음은 구강, 목, 기관지, 식도, 위, 간 등에서 암 발생률을 높인다. 반복적인 과음은 체내 에너지원을 고갈시켜 체력 저하를 불러오고, 결국 면역력을 떨어뜨려 각종 질병에 취약해진다. 금주가 어렵다면 절주(節酒)를 실천한다.

07 스트레스는 적게 받고 제때 풀어주기

스트레스는 흡연이나 음주만큼 암 발생에 악영향을 끼친다. 지속적인 스트레스는 면역계를 손상시키고, 면역세포의 수와 활동을 저해하여 암을 유발하기도 한다. 따라서 건강한 취미 활동이나 자신에게 맞는 운동, 긍정적인 사고로 스트레스는 그때그때 해소하도록 한다.

08 고지방 음식 줄여 적정 체중 유지

고기와 가공육류, 튀김 등 고지방 음식으로 비만한 사람은 대장암, 전립선암, 유방암 발생률이 높다. 비만은 내분비 체계에 악영향을 미쳐 세포분열을 가속화함으로써 암을 유발한다. 서구형 암과 지방, 고칼로리 음식은 필수적인 관계다. 따라서 고지방 고칼로리 음식을 줄이고, 담백한 자연식 위주의 식단으로 영양 밸런스를 맞춰 적정 체중을 유지한다.

니코틴 해독, 금연 밥상

오랫동안 흡연을 했다면 그동안 쌓여 있던 갖가지 유해 성분이 쉽게 없어지지 않는다. 특히 담배 성분 중 니코틴과 타르는 몸속에 오래 남게 마련이므로, 비타민 C와 E가 함유된 야채와 해산물을 충분히 섭취하여 독소를 배출하고 건강한 몸을 만들어야 한다. 유해 성분을 해독하고 금연을 도와주는 다섯 가지 식품을 소개한다.

니코틴에 상한 폐 건강 찾아주는 연근

폐를 건강하게 하고 감기 치료를 돕는 연근은 몸에 쌓인 노폐물을 배출시켜 흡연자에게 좋은 식품이다. 주성분은 녹말이지만 뿌리채소로는 드물게 비타민 C가 풍부하다. 더구나 연근 속의 비타민 C를 녹말이 보호하여 쉽게 파괴되지 않는다는 장점도 있다. 독성물질을 해독하는 역할을 하고, 혈중 콜레스테롤 수치를 낮춰주며, 위벽을 보호하기도 한다. 연근을 갈아서 배즙과 섞어 마시면 약효가 두 배가 되고, 연근즙에 뜨거운 물을 붓고 꿀을 넣어 마셔도 된다. 연근을 껍질째 말려 얇게 썬 다음 물엿과 함께 달여 하루 세 번 먹으면 심한 기침도 가라앉는다. 연근을 깨끗이 씻어 껍질째 갈아 마시는 연근 주스는 초기 감기를 다스리고 목의 통증에도 효과적이다. 연근을 요리할 때는 껍질을 벗긴 다음 소금이나 식초를 넣은 물에 담가 떫은맛을 제거한 뒤에 삶거나 튀긴다.

이뇨 작용 뛰어난 율무 미숫가루

율무는 가래를 없애 폐를 맑게 하고 위와 간의 기능을 돕는다. 또한 이뇨 작용을 하여 니코틴 배출이 한결 쉬워지고 진통 · 강장 작용을 하여 부종, 신경통, 류머티즘 등의 약재로도 쓰인다. 단백질, 비타민 B, 칼슘, 철분 등이 풍부하고 다른 곡물에 비해 신진대사가 원활하다. 현미, 보리와 함께 섞어 밥을 지어 먹어도 좋고, 율무를 볶아 가루로 만들어서 물이나 우유에 타서 먹으면 식사 대용이나 간식으로 든든하다.

부족해진 비타민 C 충전 브로콜리

비타민 C는 몸에서 만들어지지 않으므로 음식물로 섭취해야 한다. 그런데 담배 한 개비를 피우면 25g의 비타민 C가 파괴되므로 흡연자에게 비타민 C의 중요성은 더 이상 말이 필요 없다. 브로콜리는 비타민 C가 풍부한 대표적인 식품이다. 레몬에 비해 두 배, 감자보다는 일곱 배나 많다. 빈혈을 예방하는 철분의 함유량도 다른 야채들보다 두 배나 많다. 또한 브로콜리에 풍부한 식이섬유는 장 속의 노폐물 배출 효과도 뛰어나고, 활성산소를 억제하여 노화를 예방한다. 브로콜리를 조리할 때는 살짝 데치거나 쪄서 먹어야 영양소 파괴가 적다. 기름에 볶으면 비타민 A의 흡수율이 높아지고 참기름에 볶으면 비타민 C와 E의 흡수율을 두 배로 높여준다. 살짝 데치거나 찐 브로콜리를 초고추장에 찍어 먹거나 샐러드를 만드는 등 다양하게 조리할 수 있다.

니코틴 해독에 좋은 복숭아

복숭아는 '도자(桃子)'라고도 한다. 맛은 달고 시며 성질은 따뜻하다. 한방에서는 복숭아씨를 '도인(桃仁)'이라 하여 약재로 쓴다. 주성분은 수분과 당분이고 유기산, 비타민 A, 알데히드류, 펙틴 등이 들어 있다. 알칼리성 식품으로 면역력을 키워주고 식욕을 돋운다. 껍질은 해독작용을 하고 유기산은 몸속에 남아 있는 니코틴을 없애주며 독성을 빼준다. 발암 물질인 니트로소아민(Nitrosoamine)의 생성을 억제하여 항암효과도 있다. 피를 맑게 하고 위장 기능을 개선하는 데도 효과적이다. 대소변이 원활하지 않을 때는 복숭아 껍질이나 잎을 삶아 자주 마시는 것이 좋다. 복숭아는 날로 먹거나 물과 꿀을 넣고 조림을 만들어 먹는다.

몸 밖으로 니코틴 배출하는 물

인체의 약 70%를 차지하는 물은 세포와 조직 구석구석을 돌아다니며 영양분을 공급하고, 노폐물을 배출한다. 물은 몸속에 쌓여 있는 니코틴도 녹여 배출하므로 하루에 2리터 이상 마시는 것이 좋다. 담배를 즐기는 사람은 일어나자마자 담배부터 찾는데, 이때 담배 대신 물을 한 잔 마시면 흡연 욕구가 다소 누그러진다. 또한 담배를 많이 피우면 니코틴이 위장 속까지 침투하는데, 물을 많이 마시면 위를 보호할 수도 있다. 물을 마실 때는 속까지 시원해지는 차가운 물보다는 미지근한 물이 좋고, 벌컥벌컥 마시면 위에 부담을 주므로 음미하듯이 조금씩 마시는 것이 좋다. 충분한 수분 섭취는 원활한 림프 순환에도 도움을 주어 체내의 독소 배출과 면역력 향상에도 좋다.

폐질환의 전설

건강의 새 길 II

서효석의 호흡기 건강

즉문즉설

Q1 기침과 가래로 감기약을 달고 사는데, 약을 먹어도 낫지 않아요. 편도선염도 심하여 자주 붓고 열이 납니다. 병원에서는 재발을 막기 위해 편도 제거 수술을 권하는데, 어떻게 해야 할까요?

감기를 막는 유일한 비법은 목구멍을 지키는 편도선의 건강에 있습니다. 그러나 현대의학에서는 편도선을 가볍게 여겨 편도가 비대해져 목구멍을 막아 음식 섭취 곤란, 이물감, 무호흡증, 코골이 등의 증상이 반복되면 쉽게 편도 절제술을 권해왔습니다. 편강한의원은 오히려 편도 절제술을 절대 하지 말라고 권합니다. 대신 면역력의 요체, 폐 기능 강화로 근본적인 편도선의 건강을 되찾아 커져 있는 편도선을 원래 크기로 되돌려 수많은 질병을 다스릴 수 있도록 안내합니다.

서울을 지키는 군부대를 수도방위사령부, 줄여서 수방사라고 하죠? 이처럼 목구멍을 지키는 군부대는 바로 편도선입니다. 편도선이 목구멍을 확실하게 지켜내면 더 이상 폐렴과 독감에 걸리지 않습니다. 오랫동안 감기를 앓던 사람들도 감기를 앓는 기간이 아주 짧아져서 "올똥말똥하대요, 오다말대요, 지나가대요." 이렇게 얘기하는 분들이 많은데, 이는 편도가 건강해졌음을 알리는 가장 뚜렷한 특징입니다.

청폐 한약 편강탕을 복용하며 폐 기능 강화 요법을 실천하면 더 이상 편도선이 붓지 않게 됩니다. 내 몸 최대의 임파선, 편도선이 건강해지면 갈고리 모양으로 내 목을 지키는 튼튼 편도가 어떠한 인플루엔자가 와도 거뜬히 물리칩니다. 39~40℃의 열감기나 목감기는 아예 걸리지 않고, 코감기는 걸리더라도 가볍게 가볍게 이겨냅니다. 이것이 바로 내 몸의 파수꾼 튼튼 편도의 위대한 능력입니다. 이렇게 건강해진 편도는 비염, 천식 모두를 물리치고 어떠한 약도 필요 없는 건강한 몸으로 만들어 줄 것입니다.

Q2 저는 74세 남성입니다. COPD 진단을 받고 담배도 끊고 흡입제를 쓰는데도 효과가 없어요.

당연히 효과가 없죠. 흡입제가 바로 스테로이드입니다. 이 스테로이드가 폐에 있는 감각 신경을 마비시켜 못 느끼게 하니 일시적으로 숨찬 것이 개선된 듯한 착각을 하게 되지만, 그것은 옳은 치료법이 아닙니다. 예를 들어 우리가 수술실에 들어갈 때 마취하고 들어가죠? 마취하고 들어가면 팔을 잘라도 아픈 줄을 모릅니다. 그러나 회복실에 나오면 통증이 오죠. 아프지 않은 이유는 신경을 마비시켰기 때문이에요.

그런데 흡입제를 쓰면 역시 폐가 숨찬 것을 느끼게 하는 감각 신경을 마비시키기 때문에 일시적으로는 좋아 보이나, 근본적으로는 올바른 접근이 아닙니다. 이런 분들에게 흡입제는 미세한 분말로 폐 · 기관지에 남아 있어요. 이것을 다 청소해 내야 해요. 화공약독은 물론 가래도 청소해야 하고, 모든 독소와 노폐물을 청소하면 숨찬 것이 좋아지게 됩니다. 청폐 요법으로 맑고 깨끗해진 폐에는 건강한 숨이 가득차게 되고, 강화된 면역력으로 COPD도 치료가 가능합니다.

Q3

67세 남성입니다. 저는 조금만 차가운데 가면 킁킁거리고, 코로 코를 못 풀고 입으로 코를 풀고 있어요. 남들이 볼 때는 꼭 가래침 뱉는 것 같은데, 저는 코를 풀고 있습니다. 그래서 제가 여러 병원에 다녀 봤지만, 비염이나 이런 약만 처방하고, 코골이가 심해서 코골이 수술도 한 10여 년 전에 했는데 별 효과가 없었습니다. 계속 호전이 안 되고 평소에도 비염 때문에 코로 숨쉬기 어려운데, 어떤 치료를 받아야 할까요?

비염의 여러 증상 중에 코가 목뒤로 넘어가는 증상이 있어요. 질문하신 분은 목뒤로 유난히 많은 코가 넘어가 그걸 입으로 뱉어내는 겁니다. 그런데 청폐 한약으로 폐를 청소하면서 지켜보면 콧물, 가래의 생성 자체가 줄어듭니다. 지금 10이라는 분비물이 생성되고 있다면, 폐를 청소하고 그 결과로써 편도가 건강을 얻어내면 면역 식별 능력이 향상되어 찬 공기 등에 과민반응을 일으키던 알레르기 체질이 정상 체질로 개선되면서 점차 7, 6, 5, 4, 3… 이렇게 분비물의 감소가 관찰됩니다. 어떠한 알레르기 유발 물질에도 끄떡없는 건강한 체질로 거듭나게 되면 불필요한 과민반응이 사라져 비염의 증상들도 소실되고, 입으로만 뱉어내던 분비물을 코로 풀 수도 있게 되어 편안함을 되찾게 됩니다. 폐 청소를 고려해 보시기 바랍니다.

Q4 소금물로 코를 헹구면 비염 치료에 도움이 되나요?

일시적인 효과는 있으나 근본 치료는 오히려 방해하고 있다고 생각합니다. 그 이유는 나의 눈 밝은 백혈구들이 열심히 비염을 고치고 있는데, 소금물이 와서 백혈구들을 씻어내면 일하다 마는 것과 똑같다고 보기 때문입니다. 두 달 이내에는 편도가 튼튼해지는 과정이니까 소금물로 코를 소독해도 무방하지만, 청폐(淸肺) 두 달 이후에는 강화된 편도선에서 분출된 초롱초롱한 백혈구들이 열심히 치료를 하는데 오히려 방해가 되므로 중지하시고 더더욱 폐 기능 강화에 힘씀이 옳습니다.

Q5 어릴 때 홍역을 심하게 앓아서 고생을 많이 했어요. 한번 기침하면 밖으로 새카만 것을 뿜어내고 그렇게 오래가다 보니

축농증이 와서 18세 때 축농증 수술도 했습니다. 78세쯤 되니 가슴이 빽빽하니 자꾸 가래가 많이 끼고 기침도 자주 나서 병원에 가니까 기관지 확장증이래요. 병원에선 입원해서 수술해 보자고 하고, 약을 먹어도 잘 낫지 않는데 어떤 치료를 하면 좋을까요?

기관지 확장증은 선생님이 홍역을 심하게 앓았을 때 이미 예약이 되어 있었던 겁니다. '수십 년 후에 기관지 확장증을 앓게 될 것이다.' 예약이 돼 있었는데 대비하지 못했고, 드디어 확장증이라는 진단을 받으신 거예요. 확장증은 기관지가 필요에 따라서 신축성을 발휘해야 하는데, 확장된 상태로 늘어져 있기 때문에 가래가 폐에 남게 되고, 폐에 남은 가래는 세월이 흐를수록 수분이 증발해 된 가래가 형성됩니다.

우리가 껌을 씹을 때 껌이 입 안에 있을 때는 부드럽지만, 밖에 뱉어놓으면 돌덩이처럼 굳어지죠? 그와 같은 원리로, 내 폐의 가래도 세월이 흐를수록 굳은 가래로 변해갑니다. 가래가 굳어지면 더더욱 안 나오겠죠? 그러면 쌓이게 돼요. 쌓이게 되면 폐 세포가 빨리 죽어요. 폐 세포의 죽음이 빨라지면 폐에 구멍이 생기겠죠? 그러면 확장증과 폐기종을 얻게 되는 것입니다.

전 세계 어디에도 치료 약은 없지만, 치료 방법은 있습니다.

아니, 약이 없는데 무슨 수로 고칠 수 있습니까? 바로 폐 청소로 가능합니다. 우선 쌓인 가래를 청소하여 굳은 가래를 묽은 가래로 만들어 계속 뿜어내고 씻어내면 단지 두 달로써 편도가 튼튼해져요. 편도가 튼튼해지면 이때부터 더 이상의 악화를 막아요.

그렇지 않아도 폐가 망가져 있는데, 설상가상으로 폐렴이 오면 급속도로 악화되잖아요. 그런데 편도가 건강을 되찾으면 폐렴, 독감, 열감기를 예방하기 때문에 더 이상의 악화를 막습니다. 이제 안심하고 계속하여 청소하면 대체로 1년이면 평생 쌓인 쓰레기가 말끔히 사라집니다. 폐를 청소하였을 뿐인데 1년 후부터는 놀라운 기적이 일어나 폐 세포가 살아나는 모습을 보이고, 계속 폐 청소에 힘쓰면 세트로 나타나던 기침, 가래가 사라지고 감기에 걸리지 않으며 편안한 숨을 되찾을 수 있습니다.

Q6

며칠 전부터 아침에 일어나면 호흡이 힘들고 가래와 기침이 나옵니다. 숨을 내쉴 때 힘들고 가슴이 답답합니다. 혹시 천식이나 폐질환일 가능성이 있을까요? 현재 50대이고, 어릴 때 결핵을 앓은 적이 있습니다.

일단은 천식을 의심해 볼 수 있습니다. 증상은 같지만, 천식과 폐질환의 차이는 CT로써 구분할 수 있습니다. CT를 찍어 폐에 이상이 발견되면 폐기종, 기관지 확장증, 폐섬유화처럼 중증의 폐질환일 가능성이 크지만, 폐 CT상 아무 이상이 없다면 천식으로 볼 수 있습니다. 천식은 중증 폐질환에 비해 치료 기간은 훨씬 짧습니다. 폐에 쌓여있는 가래 덩어리, 미세먼지, 초미세먼지, 기타의 쓰레기를 청소하며 기다리면 대체로 4~6개월 청폐 치료 후 숨차고 쌕쌕대는 천식의 증상이 사라집니다.

그러나 결핵을 앓은 사람은 중년 이후 기관지 확장증이나 폐기종이 올 확률이 높기 때문에 폐 사진을 찍거나 폐 기능 검사를 통해 중증 폐질환이 확진되면 1년 이상 폐를 깨끗이 청소해야 평생 쌓인 쓰레기가 사라지고, 그 후부터 서서히 폐 세포가 살아납니다. 치료 기간은 매우 길지만, 역시 치료할 수 있는 병이니 안심하십시오.

Q7 평소 손쉽게 할 수 있는, 호흡기 질환과 다이어트에 좋은 운동이 있나요?

모든 운동의 기본은 걷기입니다. 꾸준히 생활화하여 매일 만 보를 걸으면 좋고, 폐 · 호흡기 질환으로 만 보가 힘들다면 3천 보, 5천 보, 7천 보로 점차 운동량을 늘려가도 좋습니다.

사실 호흡기에 가장 좋은 운동은 등산인데요, 맑은 공기 속에서 숨을 헐떡이게 되면 폐 청소가 자연스럽게 이루어집니다. 우리가 일상생활을 할 때는 통상 폐의 1/6만을 쓴다고 알려져 있습니다. 그러나 숨을 헐떡이며 산에 오르면 자연스럽게 폐 청소가 이루어져 다이어트는 물론, 심폐기능 강화와 면역력 증진에도 도움이 됩니다.

제가 좋아하는 탁구도 추천합니다. 비록 화, 백, 커트 등 기본기를 익히는데 시간은 좀 걸리지만, 제대로 배워두면 재미나게 시간 가는 줄 모르고 계속 랠리를 하면서 팔다리 전신을 움직이며 유산소 운동을 하게 됩니다. 따라서 전신 근력과 심폐지구력 강화는 물론, 짧은 시간에 다이어트 효과도 뛰어납니다.

속도와 청량감이 강점인 자전거 타기도 좋습니다. 다른 유산소 운동과 마찬가지로 성인병을 예방하고 인체에 큰 무리가 없어 누구나 즐기기에 적당합니다. 상쾌하게 스트레스를 날릴 수 있고, 기구를 이용하는 운동이므로 페달을 돌리는 하체 근육이 반복적으로 수축, 이완하여 하체 근력도 발달됩니다.

배드민턴도 추천합니다. 라켓과 셔틀콕만 있으면 누구나 손쉽게 즐길 수 있고, 여럿이 즐기기에도 적합한 다이어트 효과가 뛰어난 운동입니다. 배드민턴을 치게 되면 집중력과

민첩성이 향상되고, 유산소 운동뿐만 아니라 고강도의 무산소 운동 효과까지 있어 한 시간만 해도 350kcal나 소모할 수 있습니다. 달리기를 1시간 했을 때 소모되는 칼로리가 200kcal라는 것을 감안하면, 같은 시간 대비 배드민턴을 쳤을 때 소모 칼로리가 얼마나 많은지 알 수 있습니다.

마지막으로, 남녀노소 누구나 돈 안 들이고 전신 다이어트를 할 수 있는 운동이 바로 줄넘기입니다. 전신을 사용하기 때문에 열량 소모에 효율적인 운동으로, 줄넘기를 꾸준히 하면 폐활량을 늘리고 혈액순환을 원활하게 하며, 몸속의 노폐물을 땀으로 배출할 수 있습니다. 또한, 신체의 컨트롤 능력이 향상되고, 몸의 균형을 맞춰 밸런스를 잡는 데도 좋습니다.

이밖에도 에어로빅, 줌바, 스피닝, 수영, 조깅, 요가, 헬스 등 시간 가는 줄 모르고 즐겁게 할 수 있는 자신에게 맞는 유산소 운동과 근력 운동을 한두 가지 병행하여 꾸준히 실천하다 보면 호흡기 질환은 물론, 질병과 비만이 사라지고 상쾌한 몸과 마음으로 생동하는 삶을 영위할 수 있을 것입니다.

Q8

40대 알레르기 천식 환자입니다. 봄마다 계속 알레르기가 엄청 심해집니다. 알레르기성 천식, 알레르기성 결막염, 알레르기성 비염 등등… 알레르기성 비염은 더욱 심해져 축농증으로 악화되었습니다. 도대체 어떤 치료를 받아야 하나요?

봄은 계절이 바뀌는 환절기인데, 급격한 일교차는 알레르기의 원인으로 작용하기 때문에 기존 증상이 심해지는 모습을 볼 수 있습니다.

해결책은 바로 폐 청소입니다. 폐를 깨끗하게 청소하면 내 목을 지키는 편도선이 건강을 되찾고, 이 건강 편도 연후에는 비염이 먼저 사라집니다. 콧물, 재채기, 코막힘, 코 넘어감 모두가 사라지고, 이때 부비동에 농이 있을 경우 노란 코가 뭉텅뭉텅 흘러내려 배출된 뒤 축농증도 깨끗이 사라집니다. 많은 환자가 비염 수술을 여러 번 해도 재발했다고 하소연하는데, 수술할 필요 없습니다. 폐를 깨끗이 청소하면 비염이 치료되면서 저절로 축농증도 사라지기 때문입니다.

조금 더 폐를 청소하면 이제 천식이 사라집니다. 숨차고 쌕쌕댄다, 그르렁 소리가 난다, 반복적으로 기침을 한다, 발작적으로 기침을 한다. 이 모든 증상이 사라지면서 어떠한 알레르기 유발 물질에도 끄떡없는 정상 체질로 거듭나게 됩니다.

이제 열감기에 걸리지 않고, 보통 감기는 걸리지만 짧게 짧게 이겨냅니다. 이것은 내 편도가 건강해졌음을 알리고, 편도 튼튼 연후에는 어떠한 호흡기 질환도 뿌리내릴 수 없게 됩니다.

이처럼 비염과 천식은 치료하는 병이 아니고 사라지는 병입니다. 폐를 깨끗이 청소하면 자연스럽게 농이 배출되고 마음이 편안해지며, 여러 불편 증상이 소실되면서 고통이 사라집니다. 진정한 건강을 되찾고 싶다면 폐 청소에 도전해 보세요.

Q9

요즘 미세먼지가 심한 날이 많아 창문 열기가 두렵습니다. 이럴 때도 환기를 해야 할지 고민입니다. 공기청정기만 돌려도 괜찮을까요?

미세먼지 농도가 나쁜 날도 환기는 필수입니다. 이때 주방의 후드도 함께 틀면 효율적인 환기가 가능하고, 하루 세 번 이상 매일 환기하되 미세먼지 단계에 따라 개방 시간을 조절해 주는 것도 좋습니다. 미세먼지가 '좋음'이나 '보통'일 때는 30분, '나쁨'일 때는 5분, '매우 나쁨'일 때는 3분이라도 환기를 해주세요.

우리가 주방에서 가스레인지를 연소할 때 나오는 포름알데히드, 일산화탄소, 질소산화물 등도 유해물질이고, 요리할 때 기름을 많이 튀기면 이 기름이 미세먼지가 됩니다. 호흡기로 들어오면 폐에서 굳어버릴 수 있어 이 또한 폐를 오염시키는 중요한 요소입니다.

특히, 음식점의 요리사들은 하루 종일 기름을 튀기잖아요. 이 기름이 뜨거울 때는 미세먼지처럼 떠돌지만, 열이 식으면서 덩어리가 되어 폐가 빨리 혼탁해지고 오랜 기간 노출되면 폐 질환을 일으킬 수 있습니다.

이밖에도 실내 가구나 전자 제품, 외장재 등에서도 오염물질이 배출되므로 실내에 쌓인 오염물질을 일거에 내보내는 환기가 꼭 필요합니다. 다만, 미세먼지가 심한 날은 환기 후 바닥을 걸레로 닦아주면 좋고, 분무기로 공기 중에 물을 뿌린 뒤 닦으면 더욱 효과적입니다.

간혹 공기청정기만 믿고 환기를 안 하는 경우가 있는데, 공기가 흐르지 못하고 한 곳에만 정체되어 있으면 오염도가 증가하고, 그만큼 공기청정기에 가해지는 부하가 커져 실제 정화 효과가 떨어집니다.

따라서 주기적으로 내부 공기는 밖으로 흘려보내고 신선한 공기를 유입시켜야 하는데, 이를 위해 자연 환기는 필수입니다. 하루 3~4번 정도 공기청정기는 잠시 꺼두고 창문을 활짝 열어 환기를 해주면, 필터 수명과 가동 범위가 제한적인 공기청정기의 단점을 보완할 수 있을 것입니다.

제3장

마음껏 숨 쉬는 행복!
우수 치료 사례

누구나 자신의 내면에 불꽃을 가지고 있다
신성한 불꽃이라 불리는 그것은 건강의 길을 밝힌다
고칠 수 없는 병은 없다
다만 고칠 수 없는 사람이 있을 뿐이다

- 버니 시겔

인간뿐만 아니라 폐로 숨 쉬는 모든 생명체는 폐를 깨끗이 청소하면 건강을 되찾을 수 있다. 갓 태어난 아이처럼 맑은 숨 · 깨끗한 숨 · 건강한 숨이 몸 전체를 씻어주면, 사소한 감기부터 비염 · 천식 · 중증 폐질환 · 암에 이르기까지 마침표를 찍고 누구나 건강하고 활기찬 삶을 영위할 수 있다.

필자가 반세기 동안 19만 7천여 명의 난치병 환자들을 고치며 내린 결론은, 모든 병은 몸에 쌓이는 유해물질 탓이므로 생기는 즉시 청소해야 한다는 사실이다.

그러려면 모든 장기의 선봉에서 면역을 책임지는 폐를 먼저 청소해서, 폐가 마치 온몸을 들여다보는 종합상황실처럼 명민함을 유지하도록 도와야 한다.

이러한 편강의학의 치료 원리를 다섯 글자의 한자로 압축하면, '치병선청폐(治病先淸肺: 병을 고치려거든 먼저 폐를 깨끗이 청소하라)'가 된다.

'청폐(淸肺)하라!'
그러면 깨끗해진 폐가 내 병을 저절로 고친다!

제3장에서는 이를 온몸으로 증명하며 폐를 깨끗이 청소하여 난치병을 이겨내고 스스로 희망의 등대가 되어준 국내외 성공 치료 사례를 질환별로 엄선하여 소개한다.

감기 · 편도선염 · 만성기침 치료 사례

탁구선수 양하은 부친의 감사 편지

편강탕 덕분에 지금의 탁구선수 양하은이 있습니다!

안녕하세요. 원장님!

새해 복 많이 받으세요.

저는 포스코에너지 소속 탁구선수 양하은 아빠입니다.

제가 지면을 통해 원장님께 감사의 글을 쓰게 된 동기는 하은이가 20년간 탁구에만 전념하여 국가대표 탁구선수로 성장할 수 있게끔 많은 도움을 주신 것에 대한 고마움 때문입니다.

하은이가 여섯 살 때 엄마 손에 이끌려 탁구에 입문한 것은 매스컴을 통해 알려진 사실이며, 그간 각종 대회에서 두각을 나타내며 많은 입상을 하였습니다.

하은이가 탁구를 함에 있어 건강에 무척 신경이 쓰였던 게 사실입니다. 하은이는 감기에 자주 걸려 천식도 있었고, 콧물 · 코막힘도 동반되었으며, 심한 가래도 있었고, 코로 숨을 쉬지 못하여 입으로 쉬다 보니 입안이 항상 건조하였고, 집안에 애완묘를 키우는 관계로 알레르기도 있어 탁구를 하기에는 건강이 좋지 않았습니다.

중고등학교 시절 여드름에 매우 민감한 사춘기 때 하은이는 여드름도 나지 않고 잘 넘어갔으며, 체력도 많이 좋아졌습니다. 또한, 편강탕을 복용한 후 천식과 아토피 · 알레르기도 없어졌으며, 감기도 살짝 왔다가 정상으로 돌아오니 부모로서는 무척 좋았습니다.

편강탕은 다른 한약과는 달리 복용하기가 너무 편하고, 가리는 음식도 없고, 데워서 먹어야 하는 불편도 없어 냉장고에서 바로 꺼내 마실 수 있어 좋았고, 냄새 또한 나지 않아 마시기 편했습니다.

하은이는 국내 시합보다는 국제 시합에 많이 나가다 보니 자연히 도핑 검사를 수시로 받습니다. 선수들이 굉장히 민감하게 느끼는 부분입니다. 혹시 모르는 한약이나 양약을 복용하여 도핑에 걸리면 본의 아니게 해명해야 함은 물론이고, 잘못됐을 시는 자격 정지까지 받아야 하는 관계로 복용 시 반드시 물어보고 복용합니다. 다행히 편강탕은 도핑에 아무런 문제가 없어 현재까지 복용하고 있습니다.

하은이가 편강탕을 복용해서 그런지 시합 응원차 체육관에 가보면 많은 선수의 학부모와 마주하게 되는데, 하은이의 체력을 지키는 건강식품이나 한약재에 대하여 문의가 들어옵니다. 본의 아니게 제가 아는 한도 내에서 편강탕에 대해 홍보 아닌 홍보를 하게 됩니다.

사람마다 체질이 다르겠지만, 하은이는 분명 편강탕을 복용하여 건강관리에 많은 도움을 받았습니다. 편강탕 덕분에 지금의 탁구선수 양하은이 있어 항상 감사의 마음을 갖고 있습니다. 늦게나마 원장님과 편강한의원 임직원 모든 분들께 감사의 말씀을 드리며, 더욱 번창하시기 바랍니다.

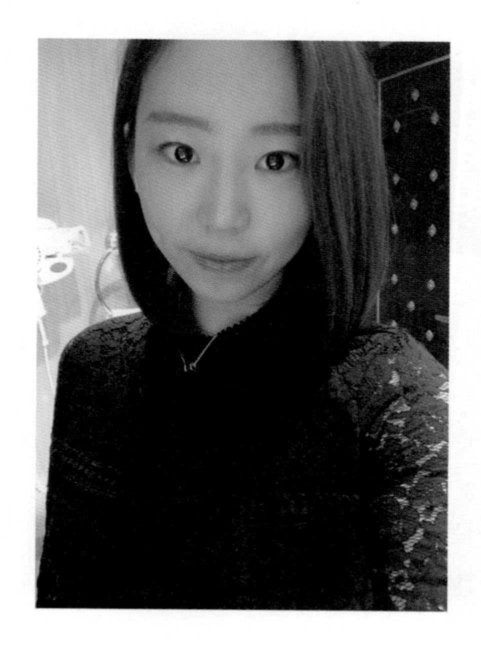

국가대표 탁구선수 양하은

편강한의원 홈페이지에 올라온 최** 님 치료 사례

감기 안 걸리고, 평생 앓던 어깨결림이 신통하게 나았습니다

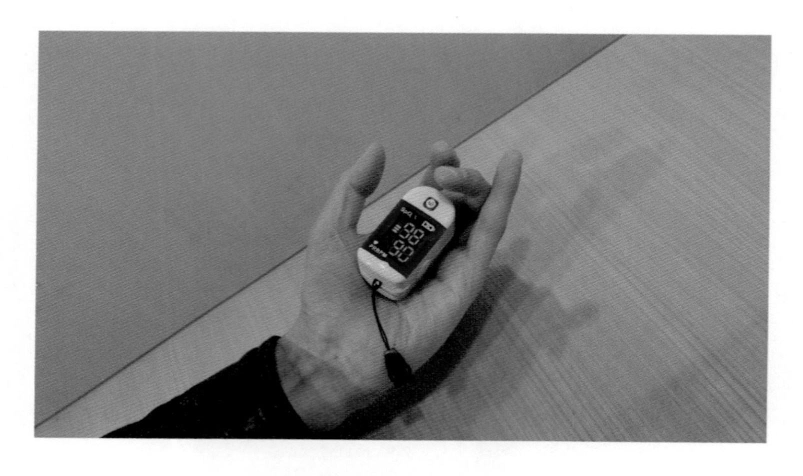

위 사진은 '휴대용 산소포화도 측정기'로 정상 범위는 95~100%
이 수치가 90% 이하로 떨어지면 저산소증으로 호흡곤란 위험

최** 님은 98%로 정상!

안녕하세요. 저는 안산에 사는 65세 남성입니다. 저는 건장한 체격은 아니지만, 살면서 큰 병 없이 병원도 안 다니고 살았어요. 단 한 가지 고통은 어깨결림이 20대부터 심해 조금만 무리를 해도 어깨 근육이 딱딱하게 뭉치고 어깻죽지가 아프고 무겁고 그랬는데, 파스 붙여가면서 참고 살았습니다.

그러다가 작년 봄에 감기 비슷하게 코감기, 목감기가 와서 감기약을 이틀 먹고 나았는데, 느닷없이 집에 있는데 숨이 안 쉬어지는 거예요. 열도 안 나고 가래나 기침이 나오는 것도 아니고 별로 아픈 것도 없다가 갑자기 숨을 못 쉬게 되니 무작정 병원에 가서 입원했습니다.

저희 아버님이 올해 92세인데 뇌졸중 증상으로 마비가 와서 작년 3월에 아버님 간병하러 큰 병원을 왔다 갔다 했거든요. 그때 폐렴이 온 게 아닌가 그런 생각이 들더라고요. 증상도 전혀 없이 갑자기 폐렴이 왔다고 하니까 주위 사람들도 다 놀라요.

그렇게 안산 K대 부속병원에 뭔지도 모르고 입원해서 계속 치료를 받았어요. 이것저것 팔뚝에다 꽂고 주사도 맞고 한 2주쯤 되니까 산소 발생기가 있어야만 퇴원시켜 주겠다고 해서 집에 산소 발생기를 갖다 놓기로 하고 진단서를 끊어주는데, 거기를 보니 만성폐쇄성폐질환(COPD)이라는 거예요. 저는 폐렴인 줄만 알았지 COPD인 줄은 꿈에도 몰랐거든요.

퇴원하려고 해도 호흡기를 떼면 숨을 잘 못 쉬겠는 거예요. 그때 깨달았죠. 이거 간단한 병이 아니구나. 의사 선생님도 퇴원할 때 그러시더라고요. 당신은 옛날 젊었을 때도 폐결핵이 몸에서 지나갔는데 그걸 몰랐던 것 같다고요.

제가 젊었을 땐 술, 담배를 많이 했거든요. 그러다가 술은 40대 중반 정도에 끊고, 담배는 그냥 이상이 없으니 계속 피운 거예요. 지금 생각하면 예전부터 제 호흡기 질환은 조금씩 진행된 것 같아요. 어느 날 느닷없이 나빠진 게 아니고 서서히 나빠지다 폐렴균이 침투하면서 갑자기 악화돼 밖으로 드러난 게 아닌가 싶더라고요. 그래서 작년에 담배도 끊었어요. 끊은 지 1년이 됐네요. 한 40년은 피웠으니 제 폐질환의 주원인은 담배인 것 같아요.

2주 만에 병원에서 퇴원한 뒤 집에서 산소 발생기를 끼우고 있었는데, 아는 사람이 "편강이 폐 전문 한의원이니까 병을 우습게 알지 말고 가봐라." 그러는 거예요. 아닌 게 아니라 제 생각에도 그런 것 같아요. 그래서 5월 말에 처음으로 편강한의원에 갔죠. 그래서 6월부터 한약을 먹기 시작한 거예요.

참 신기한 건 복용 후 한 달쯤 지나니 평생을 괴롭혔던 어깨결림이 신통하게 없어진 거예요. 목에서 내려오는 근육이 잘 안 풀리고 굳기도 잘하고 불편할 정도로 어깨가 아파도 참고 지냈는데, 편강탕을 먹고 그게 풀어진 거예요. 한 달밖에 안 됐는데 어깨 뭉침이 다 풀어져서 원장님께 말씀드렸더니 어떤 80세 할아버지 환자분도 오셔서 똑같은 얘기를 했다는 거예요.

저는 그 후 어깨결림은 흔적도 없어요. 만져보면 어깨가 부드럽게 풀어져 있어요. 복용 전에는 만지면 딱딱해요. 손으로 잡아서 눌러보면 눌러지지도 않을 정도로 어깻죽지가 아팠는데 그게 풀렸다니까요. 참 신기해요. 그렇게 긴 날을 의식을 안 하려고 해도 의식도 되고, 짓눌리듯 무겁고 별났던 것이 나도 모르게 좋아졌어요. 폐가 좋아져서 순환이 잘 돼서 그런지, 하여튼 누구에게든 제 어깨가 계속 아프다가 말끔히 나은 것을 실질적으로 얘기해 줄 수 있어요.

그리고 호흡도 많이 편안해졌어요. 그래서 5개월 전인 7월부터 산소 발생기도 중단하고 편안하게 숨 쉬고 있어요. 물론, 지금도 심하게 움직이면 숨이 가쁘지만, 그래도 처음 진료받을 때보다는 많이 좋아졌어요.

무엇보다 서효석 원장님 책을 이것저것 읽었는데, 그것과 제 증상의 호전이 딱 맞아떨어져요. 저는 18개월 처방인데, 현재 9개월을 먹었으니까 딱 반절을 먹었는데, 선생님 말씀처럼 6월 여름에 복용 시작해 가을 · 겨울 지나도록 감기 한 번 안 걸렸어요. 책에 쓰신 대로 피부도 많이 좋아졌어요. 윤기 나고 부드럽고 밝아진 것 같아요. 특히, 감기 안 걸리는 것과 어깨가 편안해진 건 분명히 나았어요.

처음 양방 병원에서 퇴원할 때는 의사 선생님이 폐가 한 50% 나빠졌다고 해서 '반이나 나빠졌으면 나도 이러다 가나 보다….' 이런저런 생각으로 참 심란했거든요. 그러다가 편강 원장 선생님 얘기에 희망을 지니면서 실제로도 많이 좋아져서 선생님께도 정말 고맙다고 했어요. 양의학 쪽으로 가서 물어보면 COPD는 약도 없다고 그래요. 그래서 더 놀랐었는데, 편강한의원에 오길 참 잘한 것 같아요.

편강에 오신 분 중에도 처음엔 긴가민가 그런 분들이 많은 것 같아요. 제가 생각해도 이거는 양약 먹듯 해가지고 감기나 그런 것처럼 쉽게 낫는 병은 아닌 것 같아요. 오랜 세월 그랬기 때문에 본인도 마음을 길게 가지고 '살아나는 것만도 다행이다.' 그렇게 생각해야 할 것 같더라고요. 예전에는 지금 이런 선생님 약이 없었으면 이건 큰 중증으로 그냥 이걸로 가는 것 같더라고요. 수술해서 금방 낫는 그런 것도 아니고…….

양방 병원에서 치료 약도 없다고 하는 말에 좌절하지 마시고, 내가 죽을 거 편강의학으로 산다 생각하시고, 나을 수 있다는 믿음을 갖고 복용하시면 언젠가는 낫지 않을까 생각합니다. 모든 환자분의 완쾌를 기원합니다.

편강한의원 홈페이지에 올라온 전** 님 치료 사례

20년 된 B형 간염 완치
호흡기 · 피부 · 혈압까지 좋아졌어요!

저는 요즘 건강이 너무 좋아져 편강한의원만 생각하면 신바람이 납니다. 내일모레가 칠순이라 건강 잃으면 다 잃는 나이에, 서 원장님을 만나 이렇게 건강 좋게 해주시니 그 이상 감사한 게 어디 있겠어요. 그래서 제가 명예퇴직 후 지금은 개인택시를 몰고 있는데, 택시에 타는 손님들께 추천도 많이 하고 있습니다.

사실 저도 처음엔 승객분들의 입소문으로 편강한의원을 알게 됐거든요. 우리 집이 S 병원 앞 일원동입니다. 그래서 전국에서 고치기 어려운 병을 앓는 분들이 S 병원에 특진으로 예약해 놓고 지방에서 강남 고속 터미널로 오셔서 택시를 타고 S 병원으로 가는 경우가 많아 하루에도 2~3번씩 손님을 태우고 S 병원에 들락거리는데, 하루는 아주 얼굴 좋은 분이 차에 타시기에 강남 터미널까지 모셔다드리면서 무엇 때문에 오셨는지 물으니 폐에 흰 점이 많이 있었는데, 편강한의원에서 한약을 10달 복용하라고 했는데, 8달 복용했더니 흰 점이 다 없어져서 완치됐다고 기뻐하시는 게 아닙니까. 저도 양방에서 건강검진 시 폐에 흰 점이 있다는 얘기를 들었던 차라 '그럼 나도 한번 가 봐야겠다'라는 생각이 들었습니다.

4년 전부터 1년마다 폐 CT 촬영을 해왔는데, 작년에는 S 병원 故 이건희 회장의 폐 주치의 선생님께 특진으로 폐 CT 검사를 받았는데, 더 악화되면 들어내야 된다는 얘기까지 들은 터라 그다음부터 겁도 나고 우려가 되어 폐 CT가 든 CD를 가지고 올 1월 19일 편강한의원에 내원하게 된 것입니다.

원장님께서 처음 보시더니 4개월 복용하면 좋아질 거라 해서 편강탕 복용을 시작했습니다. 그런데 몇 달을 복용한 결과 너무나 상상외로 몸 컨디션이 좋아지고, 예전에는 택시 안 좁은 공간에서 에어컨을 많이 틀고 다녀 감기가 잦고 기침이 나서 거의 매일 감기약을 달고 살다시피 했는데, 편강탕을 2~3달 복용하니 그런 것도 없어지고, 머리도 맑고, 재채기, 콧물 다 사라지고 몸이 너무나 가뿐했습니다.

올여름 무척 더웠잖아요. 에어컨 많이 쐬고, 집에서도 에어컨 켜고 웃통까지 벗고 있어도 재채기 한 번 안 나고 끄떡없습니다. 목소리도 아주 깨끗해져서 택시 타는 승객분들이 제 목소리가 티 하나 없고 카랑카랑하다며 혹시 50대냐고 묻습니다. 내일모레 칠순이라고 하면 다들 놀랍니다. 제가 30~40대에도 기침을 많이 해서 병원에 자주 다닌 적이 있는데, 지금의 건강 상태는 정말 놀랍습니다.

더욱 신기한 것은 제가 4개월 복용 후 이렇게 몸이 너무 좋아져서 3개월치를 더 처방받아 총 7개월을 먹고 7월 26일 국민 건강검진을 K 병원에서 했는데요, 20여 년 전부터 제가 B형 간염 보균자로 살아서 그동안 간이 나빠질까 봐 우려를 많이 하고, 6개월마다 초음파 검사를 해왔는데, 이번에는 초음파 검사하라는 안내장이 안 와서 병원에 물으니 놀랍게도 B형 간염이 다 없어졌다는 거예요. 저는 믿기지 않아서 재차 물으니 그럼 병원에서 거짓말하겠냐며 오히려 K 병원에서 꾸지람을 들었습니다.

그동안 간 기능 검사도 유명한 내과에서 자주 했는데, 간염을 낫게 하는 방법을 물어도 없다고만 해서 거의 포기 상태였는데, 뜻밖에도 편강에서 B형 간염까지 완치되니 이 이상 감사할 수가 없습니다. 더불어 예전엔 건강검진 시 혈압도 높다고 했었는데, 편강탕 복용 후 지금은 혈압이 굉장히 좋아졌습니다.

덤으로, 요즘은 가는 곳마다 "얼굴 좋아졌다"는 말을 많이 듣습니다. 교회에 가도 "집사님 얼굴 좋습니다" 그러고, 우리 딸들도 "아빠, 피부가 깨끗해졌어요!" 그러고, 며느리도 "아버님, 얼굴이 참 좋아요" 그럽니다. 저희 어머니께서 검버섯이 많아 저도 선천적으로 검버섯이 많았는데, 지금은 팔꿈치에 있던 검버섯 자잘한 건 다 없어지고, 이제는 큰 것만 그것도 약간의 흔적만 남아 있는 상탭니다. 얼굴이 아주 폈죠.

이렇게 다방면으로 좋은 체험을 하여 우리나라 공해가 심하니까 앞으로도 2~3년에 한 번씩은 편강탕을 한 2~3달씩 먹으면 건강 유지에 너무 좋을 것 같고, 집사람도 아무 이상 없지만 예방 차원에서 먹이고, 온 가족을 다 먹이면 어떨까 합니다.

제가 앞으로 택시를 한 10년은 더 할 것 같은데, 택시 기사를 하는 동안은 내 차에 편강한의원 명함이 떨어지지 않을 겁니다. 내원할 때마다 편강한의원 명함을 받아다 손님들 중에 폐나 심장, 피부, 호흡기 쪽이 안 좋은 분들께 계속 명함을 드리면서 추천해 드리고자 합니다. 이것이 제 건강을 지켜주신 편강의 은혜에 보답하고, 더 많은 분이 건강을 되찾는 길이라 믿기 때문입니다. 제가 원장님께 큰 은혜를 받았으니 보이지 않는 곳에서 이렇게 은혜를 갚고자 합니다. 정말 이루 말할 수 없이 감사합니다. 편강한의원 파이팅!

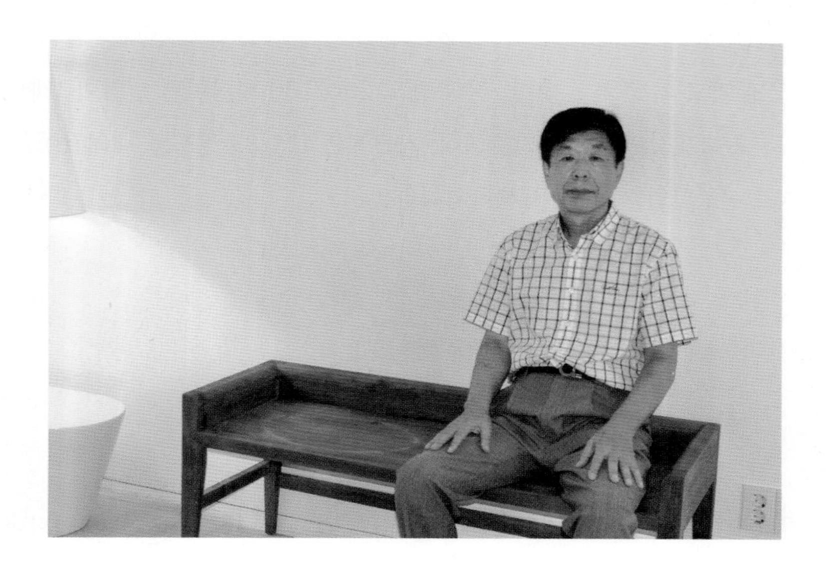

편강한의원 홈페이지에 올라온 유** 님 치료 사례

앞으로 편강탕만 계속 먹을 거예요!

안녕하세요. 저는 수원에 사는 72세 할머니랍니다. 평소 자주 감기에 걸리고 한번 걸렸다 하면 기침, 콧물, 가래가 잘 낫지 않았습니다. 유행성 독감에 걸리면 100일 정도 지속되었고, 수십 년 전부터 계속 이런 증상이 저를 괴롭혔습니다.

편강탕을 처방받은 후 평소 같으면 100일씩 가던 감기의 여러 증상들이 폐 기능이 좋아져서 그런지 짧은 시간 안에 완쾌되어 깜짝 놀랐습니다. 정말 감사합니다. 평소 같으면 감기 후에 바깥 공기만 마셔도 기침이 났는데, 이번에는 기침도 안 하네요. 가래도 없어졌어요.

예전엔 계속 냄새를 맡을 수 없었으나, 최근 들어 조금씩 냄새를 맡을 수 있게 된 것도 기쁩니다. 몇 달 전만 해도 200/100 이상이던 혈압이 1개월 전에는 160/85로 안정을 되찾더니, 최근에는 135/85 정도로 내려갔어요. 앞으로 편강탕만 계속 먹을 생각입니다.

편강한의원 홈페이지에 올라온 박** 님 치료 사례

온 가족과 옆집 갓난애까지 효험을 보았습니다

저희 집은 남편(50세), 본인(45세), 큰아들(22세), 작은아들(15세)로 구성되어 있습니다. 집안 식구 모두 1년 내내 감기가 끊이지 않아, 작년 한 해 감기로 인한 병원 진료비와 약값이 100만 원을 넘었습니다.

큰아들은 7개월 만에 조산으로 태어나서 몸이 허약했습니다. 7살까지 늘 감기약을 달고 살았습니다. 요즘은 방위산업체 근무로 만성피로에 시달려 대화를 하면 짜증을 잘 내곤 했습니다.

감기로 고생할 때면 머리가 아파 늘 머리를 짚고 다닐 정도였고, 감기약 복용으로 배에 가스가 차 있는 상태였습니다. 편강탕을 복용한 후 감기에 걸리지 않고, 얼굴색이 복숭앗빛으로 변하였습니다.

둘째 아들은 어려서부터 아토피로 고생을 해 왔습니다. 항상 눈 밑이 시퍼렇고, 얼굴, 귀 뒤와 무릎 주위에 두드러기 같은 것이 나 있었습니다. 편강탕을 복용한 후 눈 밑 시퍼렇던 것이 뽀얘졌습니다.

남편은 186cm, 100kg의 거구임에도 감기와 두통에 시달렸습니다. 내시경 검사에도 아무런 이상이 없었습니다. 그런데 편강탕을 복용하고 난 이후 두통이 사라졌고, 밤새 일해도 피로가 덜하다고 합니다.

저는 주방에서 오랫동안 일을 하여서 가스 냄새와 음식 냄새에 의해 가슴이 늘 답답하고 양 뺨에는 항상 기미가 끼어 있었습니다. 배에는 가스가 차고 몸은 항상 붓고, 만성피로와 두통에 시달렸습니다. 편강탕을 복용하고 얼굴의 기미가 가시고 몸에 힘이 생깁니다.

그리고 옆집에 갓난애가 있는데, 손님들이 와서 담배를 많이 피워서 아기가 구토, 설사를 하였습니다. 이에 편강탕을 먹이니 피부가 좋아지고 윤기가 났습니다. 그리고 감기약을 안 먹어도 되고, 얼굴의 멍 자국 같은 것이 사라져 얼굴이 뽀얗게 바뀌었습니다.

끝으로 편강탕은 한약 냄새도 안 나면서 고로쇠 물처럼 맑아서 먹기도 좋고, 먹는 순간부터 두통이 사라지고 감기약을 먹을 이유도 사라져 참 신기합니다.

미국 휴스턴에 사는 화교 삼둥이 치료 사례

삼둥이 감기, 천식, 고열 잡고 3개월 반 만에 체중 증가하고 키가 자라다

看着眼前三個健康、活潑的兒子，在花園里跑來跑去的嬉戲玩耍，楊女士笑了，笑得那麼幸福。可是在三個多月前，她卻被孩子們折磨的心力交瘁、愁眉苦臉。

건강하고 활발한 삼둥이, 세 아들이 화원에서 뛰노는 모습을 보면서 양 여사는 더없이 행복한 미소를 짓고 있다. 3개월 전만 해도 그녀는 아이들 때문에 마음이 괴롭고 얼굴에 수심이 가득했다.

楊女士住在休斯頓，有一個幸福的六口之家，和丈夫養育了四個兒子，其中三個小的是同胞胎，他們今年3歲了。因為是早產兒，所以出生後體質都比較弱。在2歲左右的時候，三兄弟開始出現哮喘症狀，呼吸困難、咳嗽，經常發 燒、感冒，还不停的流鼻涕。

휴스턴에 사는 양 여사는 남편과 네 아들과 함께 여섯 명이서 행복한 가정을 꾸려가고 있었다. 그중 삼둥이 세 꼬마는 올해 세 살인데, 조산한 탓에 태어나자마자 체질이 비교적 약하였고, 두 살 전후부터는 삼둥이가 천식, 호흡곤란, 기침, 일상적인 고열, 멈추지 않는 콧물 등의 증상을 보였다.

身體不舒服造成他们的睡眠不好，胃口也不好，不愛吃飯，个子長得都比较瘦小，发育很迟缓，半年了也不見個子長高。看西醫試過各种各样的药，有吃的有噴的，也不见病情好转。三兄弟總是吵著鬧著讓媽媽抱，不肯自己玩。楊女士抱了這個哄那個，看着孩子们难受，她心里又发愁又难过，一天下來身心疲憊。

신체가 불편하니 그들은 잘 자지 못했고, 식욕도 감퇴하여 밥 먹기 싫어하다 보니 체구가 왜소하고 발육이 더뎌 반년이 지나도록 키가 자라지 않았다. 병원에서 진찰받고 여러 가지 약을 복용도 하고 뿌리기도 했지만 호전이 없었다. 삼 형제는 늘 울고 보채며 엄마 보고 안아 달라고만 하고 자기네끼리 놀려고 하지 않았다. 양 여사는 이 아이를 안고 저 아이를 달래면서 힘들게 애들을 보다 보니 괴롭고 힘겨운 하루하루를 보냈다.

杨女士给孩子们服用扁康丸，服用一個月後三兄弟就有明顯的效果：咳嗽少了，感冒次数少了，也不發燒了，免疫力有了提升。看到儿子们的这些变化，杨女士也有了信心，心情变得越来越好，虽然每天照顾他们还是很累，但儿子们的健康有了希望，再累她也觉得值！

양 여사는 아이들에게 편강환을 복용시키기 시작했는데, 한 달 후에 삼형제에게 현저한 효과가 나타났다. 기침이 적어지고 감기 횟수가 줄고 열이 나던 증상도 없어지며 면역력이 높아졌다. 아들들의 이러한 변화를 보면서 양 여사는 믿음이 생겼고, 마음도 점점 더 편안해졌다. 매일 여러 명의 아이를 돌보느라 피곤했지만, 아들들의 건강에 희망을 지니면서 아무리 힘들어도 보람이 있다고 생각했다.

就這樣，三兄弟在妈妈精心照顾下，每天按时服用扁康丸，病情好轉很快，睡眠有了很大改善，胃口好、食欲好，飯量大增。他們再也不吵著讓媽媽抱了，屋裡屋外互相追逐著，自己就能玩得很开心。在服用扁康丸三個半月的時間里，三兄弟每人的體重大約各增加了三磅，個子明顯長高，都要換新衣服了。看着三个健康、活泼的儿子围在身边玩耍，楊女士由衷的讚嘆：扁康丸真是太棒了！

이렇게 삼 형제는 어머니의 정성 어린 보살핌 속에서 매일 제때 편강환을 복용하여 병세는 아주 빨리 호전되었고, 수면의 질이 좋아지고 식욕도 좋아지면서 식사량이 많이 증가하였다. 그들은 더는 엄마한테 안아달라고 하지 않고, 방 안이나 밖에서 저희끼리 좇아다니며 유쾌하게 잘 놀 수 있게 되었다. 편강환을 복용한 지 3개월 반이 지나니 삼둥이의 체중은 각자 1.4kg 정도 증가하였고, 키도 현저하게 자라서 옷이 작아져 새 옷을 입혀야 하는 상황이 되었다. 세 꼬마들의 활발하고 건강한 모습을 보면서 양 여사는 편강환은 진심으로 대단하다고 칭찬하였다.

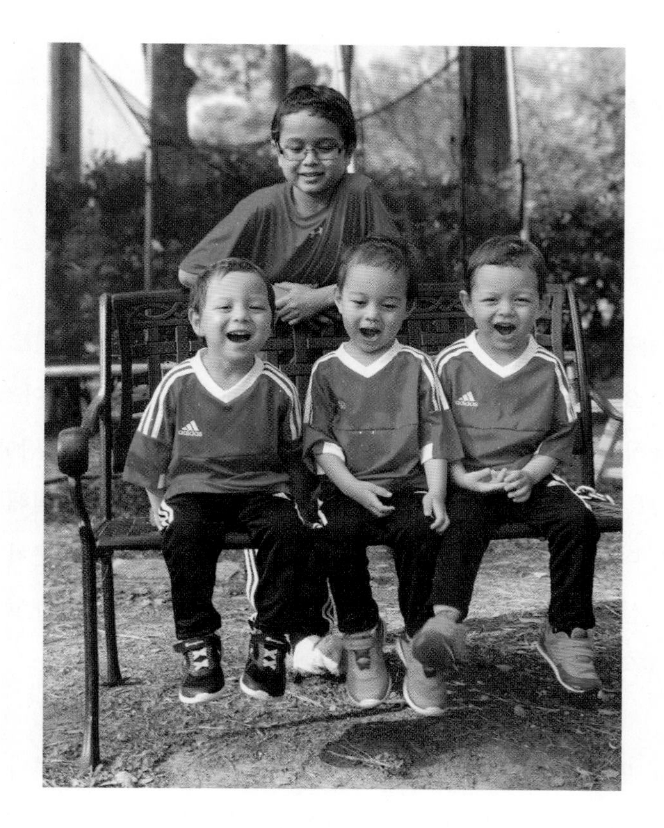

미국 휴스턴에 사는 화교 삼둥이와 형

비염 · 축농증
치료 사례

편강한의원 홈페이지에 올라온 김** 군 치료 사례

아들 비염 · 천식 · 아토피 · 여드름 나은 후 성적도 우수합니다

우리 아들은 아주 어렸을 때인 첫돌 무렵부터 비염과 천식, 아토피가 시작되었어요. 거의 유년기에는 콧물, 코막힘, 재채기 등으로 아이스크림이나 찬 음식은 못 먹었고, 환절기나 겨울철에는 바람만 불어도 밖에 못 나갈 정도로 심했어요. 초등학교 저학년 때까지도 비염, 천식이 심해서 폐렴도 오고, 이비인후과 주치의를 달고 살고, 병원도 많이 가고, 근처 한의원도 가고, 심지어 강남에 있는 다른 한의원에 가서 100만 원씩 내고 치료를 해봐도 효과가 없어 고생을 엄청 많이 했어요.

중학교 때는 공부를 해야 하는데, 비염으로 두루마리 휴지 하나를 가져가면 다 쓰고 올 정도로 계속 코를 풀어야 해서 코가 헐어 딸기코가 되고, 아침이면 코 푼 휴지가 수북하고, 여드름도 굉장히 심해서 매일 짜야 되고, 피부과에 다녀도 안 나아서 공부에 집중하기 어려웠어요.

급기야 중3 때 학원 선생님이 "그렇게 집중 안 하면 고등학교 때 큰일 난다"

라고 얘기해 줘서 아들이 그 말을 흘려듣지 않고 저에게 전해 주었어요. 저도 치료의 필요성을 절실히 느끼고 있던 차에, 제가 편강한의원 간판이 내려다보이는 외교센터에서 8년을 근무하고, 10여 년 전부터 신문에서 많이 봐왔지만, 강남의 다른 한의원에서 치료가 안 된 경험이 있어 '별 효과가 있겠나' 해서 안 갔었거든요. 그런데 선생님과 입시 관련 통화를 하다가 아이가 비염, 천식으로 고생하는 얘기를 했는데, 선생님도 군대에 있을 때 굉장히 안 좋았는데 편강탕 먹고 완치가 됐다고, "어머니, 편강탕 아이에게 꼭 먹게 해주세요!"라고 하는 거예요. 상업성 광고가 아닌, 본인이 먹고 직접 얘기한 거라 믿음이 가서 편강한의원에 가게 된 거예요.

다행히 비염이나 아토피는 편강탕을 한 달 먹고 나서 바로 좋아졌어요. 우선, 코 푸는 횟수가 줄면서 휴지 쓰는 양이 급격히 줄었어요. 그전에는 아들 코가 가을에는 다 헐어서 벗겨지고, 흉할 정도로 다 터서 다녔는데, 편강탕 먹고 나서는 확실히 좋아져서 코 풀고, 코 헐고 이런 게 전혀 없어졌어요.

또한, 밤이면 여드름을 맨날 짜고 연고 발라줘도 소용이 없었는데, 여드름은 좀 더 시간이 걸려서 1년 후에 없어졌어요. 요즘은 학교에서 워낙 과학을 배우니까 우리 아이는 한의학에 대한 신뢰가 없었는데도 직접 효능을 체험하니 "편강탕은 대박이야!" 그래요.

호흡기 질환은 한 달 후 아주 좋아졌지만, 워낙 천식을 오래 앓았기 때문에 중3 때는 5개월을 쭉 먹였고, 고등학교 들어가서는 공부하느라 밤에 잠을 잘 못 자서 면역력이 떨어져 비염이 살짝 오는 것 같으면 1~2달 정도 먹여주면 감기도 안 걸리고 바로 좋아지더라고요. 그러다 보니 자기 관리가 철저한 아이라 스스로 하루 세 번씩 절대 빠뜨리지 않고 챙겨 먹었어요.

지금은 고2인데, 올해도 찬바람 부니까 먼저 약을 찾더라고요. 그래서 약을 먹고 나면 이번 겨울도 또 거뜬히 지내고. 그래서 저희는 봄, 가을, 미세먼지 많을 때 본인이 먼저 약을 찾아 먹고, 건강을 유지해서 고3 올라가는 내년에는 여름에 미리 먹어서 시험을 잘 치러야겠다고 스스로 말할 정도예요. 이렇다 보니 편강탕을 진작 먹였으면 우리 아이가 더 어렸을 때부터 고생을 안 했을 텐데 참 아쉬웠어요.

또한, 학업 성적도 정말 우수해졌어요. 저희로서는 아기 때부터 비염과 천식이 있어서 어릴 때 공부를 안 시켰어요. 뛰어놀게 하고, 한글 공부도 잘 안 하고, 받아쓰기도 제대로 안 될 때 초등학교에 입학했는데, 비염 때문에 공부를 제대로 못 하다가 편강탕 복용 후 비염도 낫고, 아이 스스로 집중력 있게 공부하다 보니 이제는 꽤 잘해서 고2인 지금은 성적이 굉장히 우수합니다.

그래서 제가 자주 산에 가는데, 누구를 만나면 편강탕 좋다고 홍보를 하게 되죠. 저희 가족들, 주위의 부모님, 심지어 약에 대해 반응이 없는 남편도 먹어보더니 “이 약은 좋더라. 당신도 여유가 되면 먹어봤으면 좋겠다.” 얘기를 하더라고요. 정말 원장님께 너무 감사하고 항상 신뢰하고 있습니다.

무엇보다 주변 분들의 도움으로 편강한의원을 알게 되어 참 감사하고,

저희는 정말 편강탕이 은인이라고 생각해요. 폐가 안 좋거나 기관지가 안 좋거나 하신 분들은 편강탕이 분명 도움이 될 것 같아요. 저도 웬만하면 추천하지 않는데, 편강한의원은 정말 마음으로 홍보합니다. 저희는 분명히 효과를 봤어요. 감사합니다.

편강한의원 홈페이지에 올라온 이** 님 치료 사례

비염과 아토피가 같이 좋아졌어요

제가 알레르기 비염이 있어서 꽃가루가 날리면 코가 붓고 콧물이 나서 한동안 고생을 했었는데, 두 아이가 다 비염으로 고생을 했습니다. 알레르기 체질은 부모 유전이 50%라고 하여 안 좋은 질병을 물려준 것이 마음이 안 좋아 약을 찾아보게 되었습니다.

큰아이는 어려서부터 늘 코밑이 헐어 있고 코맹맹이 소리를 하고 저녁에 코가 막혀서 잠을 편히 못 잤습니다. 그냥 감기 때문인 줄 알았는데, 지인이 얼굴을 살펴보더니 비염이 심하다고 해서 알게 되었습니다.

둘째는 아토피도 있고 수시로 결막염에 비염까지 달고 살았습니다. 잘 때는 늘 코가 막혀서 입을 반쯤 열고 잤고, 코가 줄줄 흘러내리지도 않는데 늘 코가 간질간질한지 손수건으로 닦아서 코 주위가 늘 벌겋게 헐었습니다.

큰마음 먹고 편강탕을 먹이기 시작했는데, 3개월 정도부터 코를 훌쩍

거리지 않고 가려워하지도 않을 정도로 호전되었습니다. 특히, 둘째는 아토피 증상도 심해서 온몸을 자주 긁었는데 아토피도 같이 나아졌고, 수시로 긁던 다리도 덜 긁고 상처들도 많이 사라졌습니다. 아토피와 비염이 모두 폐와 관련이 있다는 걸 믿게 되었네요.

약 먹이기 힘든 엄마 입장에서 두 아이가 물처럼 편하게 마시는 점도 좋았습니다. 이제는 아이들도 제가 "어디에 좋은 약이야?" 물으면 "코에 좋아~" 하고 대답하네요. 코가 막혀서 잠 편히 못 자고 킁킁대던 증상도 사라지고, 5개월 정도 먹였는데 정말 만족합니다.

편강한의원 홈페이지에 올라온 정** 님 치료 사례

비염이 완쾌되었습니다

저는 오래전부터 비염이 있었어요. 그래서 기침, 재채기, 콧물 때문에 이비인후과에 계속 다니고, 코에다 약을 뿌려줘도 낫지 않았어요. 또 신문을 보고 비염을 전문으로 하는 다른 한의원에 가서 약을 계속 5달 먹고 그랬거든요. 그런데 먹을 땐 괜찮은데 또다시 도지더라고요.

그래서 어떡할까 하다가 3호선 지하철역에 편강한의원 원장님 사진이 있고, 설명이 있더라고요. 그걸 보고 맞는 말씀인 것 같아서 그길로 편강한의원에 가서 약을 먹기 시작했어요. 희한하게 이 약을 먹은 뒤로 비염이 깨끗하게 나았어요. 그래서 이 약이 상당히 효과가 있다고 생각했어요.

정말 비염으로 수십 년간 고생을 많이 했는데, 이비인후과만 안 가도 살겠어요. 그리고 어느 사례자 말씀 들어보니까 그분도 이 한약 먹고 고질병을 고쳤다고 하더라고요. 그래서 더욱 믿음이 갔어요.

저는 젊어서 스트레스를 너무 많이 받아서 30년간 담배를 많이 피웠는데, 어느 날 코피가 나고 입에서도 피가 나고 해서 비염도 고칠 겸 해서 서효석 원장님을 찾아가 한약을 먹어 본 거였는데, 이렇게 비염이 완쾌되어 정말 감사합니다.

미국 샌프란시스코에 사는 화교 비** 님 치료 사례

60년 가족 알레르기 비염으로 코막힘, 냄새 못 맡음 편강환 복용 후 후각 회복, 콧물 재채기 모두 소실

我叫V**，現住在舊金山，今年75歲。我記得，自己大概在十四、五歲時，就患有家族遺傳性過敏性鼻炎。慢慢隨著年齡的增長，病情變得越來越糟糕，到五十多歲的時候，鼻子完全失去了嗅覺，鼻塞得很厲害，像被東西堵住一樣，喘氣都困難。實在沒辦法，只好去做了鼻息肉切除手術。誰知手術後好了一段時間，病又復發了，並且比原來更嚴重。

나는 비**이다. 샌프란시스코에 살고 있고 75세이다. 내 기억으로는 14~15세 전후에 유전성 알레르기 비염에 걸렸다. 나이가 들면서 병세는 점점 더 심해졌다. 50대가 되었을 때 코는 완전히 후각을 잃었고, 코막힘이 심했다. 어떤 물건에 의해 막혀 있는 것 같았고, 호흡마저 힘들었다. 방법이 없어서 비강 폴립 제거 수술을 했다. 수술하고 한동안 시간이 지나자 병이 또다시 재발하였고, 원래보다 더욱 심해졌다.

我的鼻子不但堵的厲害，白天打噴嚏，晚上鼻涕特別多，在睡覺前或半夜醒來，鼻涕多得擦也擦不完，睡覺都睡不安穩。中藥、西藥吃了都沒什麼效果，沒有根治，常年服用抗過敏藥，吃了藥就會好一些，停藥又犯。幾十年來，反反覆覆，一直被這種病痛折磨著，整個人的氣色都不好，皮膚粗糙，頭腦也不清爽。我本是一個性格開朗、外向的人，喜歡參加各種社交活動，但是因為這個病，擔心到了那裡不停的打噴嚏，讓自己尷尬丟面子不說，也影響他人，所以就不太參加。

나의 코막힘은 점점 더 악화되어 갔고, 낮에는 재채기하고 저녁에는 콧물을 더욱 많이 흘렸다. 잠들기 전과 후 한밤중에 일어나면 콧물이 많아서 아무리 닦아도 미처 닦아내지 못하고 잠도 잘 못 잤다. 좋다고 하는 중약, 양약을 전부 먹어보았지만 아무런 효과도 없었고, 치료하지 못했다. 오랜 시간 동안 항알레르기 약을 먹으면 조금 좋아지다가 약을 멈추면 또 재발하였다. 몇십 년 동안 반복적인 고통에 끊임없이 시달려야 했다. 혈색도 파리하고 피부도 거칠었으며, 머리도 맑지 못했다. 나는 원래 성격이 쾌활하고 외향적인 사람이었다. 여러 가지 커뮤니티 행사에 참여하기를 좋아했지만, 병 때문에 그곳에 가면 끊임없이 재채기를 하여 스스로 난처하고 체면이 말이 아닐뿐더러 다른 사람에게도 영향을 주니 참가할 수 없었다.

有一次，我看了新唐人電視《神醫在現》專欄節目，節目中介紹的扁康丸，給我留下了很深的印象。也許是機緣巧合吧，此時有位朋友，也向我講述了她服用扁康丸前後的變化，聽了她的話，更加堅定了我想試試扁康丸的決心。

하루는 신당인 TV '신의재현(神醫在現: 서효석 원장이 출연한 한중 합작 특별 기획으로, 주 1회 총 52부가 방영되었다. 중국 대륙 3억 명, 전 세계 각 대도시 5,106만 가구가 시청하는 신당인 TV 건강 프로그램으로, 앙코르 요청을 받으며 시청자들의 많은 사랑을 받았다. - 편집자 주)'에서 편강환을 소개하는 것을 보고 아주 깊은 인상을 받았다. 우연의 일치로 한 친구가 편강환을 복용한 전후의 변화를 알려주었다. 그녀의 말을 들으니 편강환을 먹어보고 싶은 생각이 더욱 강렬해졌다.

2月底，我開始服用扁康丸。最初見到一點效果，但不是太明顯，因為之前已經了解到，治療過程會需要一段時間，所以我就堅持服用，服用到第四個月時，開始有了很明顯的療效，但不穩定，時好時壞。

2월 말에 나는 편강환을 복용하기 시작했다. 처음에는 약간 효과를 보았지만 명확하지 않았다. 하지만 이미 치료 과정에 시간이 필요하다는 것을 알았기에 견지하여 복용했다. 4개월째 먹으니 명확한 효과가 있었다. 하지만 안정적이지 않고 좋아졌다 나빠졌다 하였다.

7月，徐孝錫院長親自來到San Jose舉辦講座，我有幸参加并当面咨询了他，徐院長聽了我的情況後說，這種現象是正常的，只要堅持治療，一定會好。

7월에 서효석 원장님이 산호세에서 하는 강연을 들었는데, 그 자리에서 운 좋게도 직접 질문할 기회를 얻었다. 서 원장님은 나의 경과를 듣고 나서,

이런 상황은 아주 정상적이라고 하면서 끝까지 치료하면 반드시 나을 것이라고 알려줬다.

我相信徐院長，接著繼續服用，到第六個月的時候，流鼻涕、打噴嚏的現象完全消失了！服用到第七個月時，已經喪失了十幾年的嗅覺，竟然恢復了！這一變化，簡直讓我不敢相信，興奮不已。目前還沒有哪一種治療方法，可以使這種頑固的過敏性鼻炎痊癒，這不是很神奇吗！

나는 서 원장님을 믿었고, 계속하여 복용했다. 6개월이 되었을 때 콧물이 흐르고 재채기하는 현상은 완전히 사라졌고, 7개월째에는 십여 년 전 잃었던 후각을 되찾을 수 있었다! 이러한 변화는 정말 믿기 어려웠고, 너무나도 흥분되었다. 현재 이런 고질적인 알레르기 비염을 완치할 수 있는 치료법은 아직 없는데, 이것은 기적이 아닌가!

我真的好開心，非常感謝扁康丸治癒了我的疾病，熟悉的人看到我現在心情愉快、面色紅潤，都很感嘆扁康丸的疗效，有好幾位親友都開始服用扁康丸了。我現在想去哪裡就去哪裡，再也沒有任何顧慮了！

나는 정말 너무 기뻤다. 편강환이 나의 질병을 고쳤고, 나를 잘 아는 사람들은 내가 아주 즐거워하고 얼굴에 건강한 혈색이 도는 것을 보고 편강환의 효과에 감탄한다. 몇 명의 친척, 친구들은 이미 편강환을 복용하기 시작했다. 나는 지금 아무런 걱정 없이 가고 싶은 곳 어디든지 간다!

천식 · 기관지염
치료 사례

편강한의원 홈페이지에 올라온 황* 님 치료 사례

나의 진폐증과 아내의 천식, 손녀딸 아토피까지 좋아졌습니다!

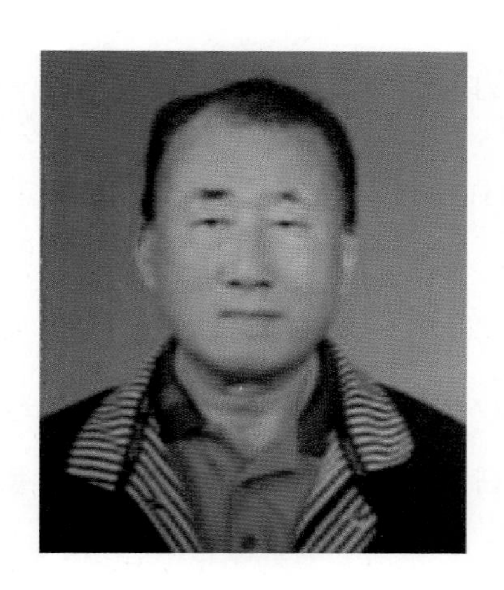

안녕하세요. 저는 남양주에 사는 78세 남성입니다. 젊어서 광산 일을 2~3년 했는데, 자꾸만 기침하고 숨이 차서 폐 사진을 찍으니 시커멓게 탄가루가

많이 박혀 있어서 5년 전에 H대 병원 흉부외과에서 폐 수술을 받았습니다. 수술하고 난 뒤부터 오히려 모든 병이 더 심해져서 팔다리도 저리고, 허리도 아프고, 무엇보다 숨이 너무 가빠 말만 해도 숨이 찰 정도로 심했어요.

아내도 감기가 들었는데, 불교 신자라 철야 기도를 하고 제대로 건강 관리를 못해 감기가 쇄서 천식이 되는 바람에 고생을 많이 했어요. 양약을 먹어도 속만 아프고, 저랑 중국 여행 가서 북경대학에서 진맥을 받고 200만 원어치 약을 지어와서 집에서 몇 달을 먹어도 하나도 효과가 없었어요.

그래서 그것도 먹다 말았는데, 작년에 조선일보에 편강한의원이 나온 걸 보고 아내가 맨 먼저 찾아가 진료를 받았어요. 우리가 생각할 때는 가래가 나오면 무조건 안 좋게 생각했는데, 기관지나 폐 속에 차 있는 가래가 나와야 치료할 수 있다고, 가래는 뱉어내야지 놔두면 중증 폐질환이 된다고 친절하게 설명해 주셔서 아내가 먼저 편강탕을 6개월 복용했어요.

그 뒤 아내는 심하게 나오던 기침이 부드러워지고, 겨울에도 비 오듯 하던 식은땀도 좋아져서 실제로 S대 병원에서 폐 기능 검사를 해보니 거기 "후~" 부는 게 있는데, 그전에는 그래프가 끝까지 안 올라갔는데, 이번에는 끝까지 올라가더라고요. 그래서 나한테도 추천하길래 올 3월부터 5개월 동안 꾸준히 복용하고, 이제 복용 6개월 차 접어듭니다.

정말 제 느낌은 몸이 새로 살아나는 것 같아요. 예전에는 기침, 가래, 마른침, 숨찬 게 심해서 걷는 것뿐만 아니라 말하는 것도 힘들었는데, 이 약을 복용한 뒤 걷기 운동을 1시간씩 다니다가 지금은 2시간씩 다녀도 힘들고 기침하고 숨 가쁜 게 없어졌어요. 그래서 등산도 아주 잘 다니고 온몸이 너무 편안해요. 제가 농사를 짓는데 그전에는 쪼그리고 앉으면 폐가 아프고, 전신이 저리고 장딴지에 쥐도 잘 났는데, 편강탕 복용 후부터는 팔다리, 허리 등 온몸이 저린 것도 없어지고, 기상 시 기지개를 켜도 저리지 않고 쪼그리고 앉아도 멀쩡해요.

또한, 그전에는 하루 종일 땀이 너무 많이 나서 물을 먹어도 땀으로 다 나와서 소변을 못 볼 정도였는데, 지금은 소변도 정상적으로 잘 봐요. 피부도 약 먹기 전에는 거칠었는데, 지금은 내 목 만지면 촉촉한 기분이 들고, 피부도 아주 좋아졌어요. 그러다 보니 몸과 마음이 편안해서 요즘은 정말 다시 태어난 그런 기분으로 살아요.

그래서 예전에 폐 수술한 병원에 가서 다시 사진을 찍어 봤어요. 교수님께 아무 소리 안 하고 "처음 찍은 거랑 지금 찍은 거랑 비교하면 어때요?" 물어봤더니 "폐가 많이 좋아졌네요" 말씀하시더라고요. 그래서 교수님한테 "제가 한약을 여러 달 먹고 최종적으로 폐가 좋아졌나 나빠졌나 확인하려고 왔어요" 하니까 "옛날보다 많이 좋아졌습니다" 하는 거예요. 그래서 기쁜 마음에 서 원장님께 감사 전화도 드리고 추가 주문도 했어요. 아내도 몸이 많이 좋아져서 올해 다시 2달 분 주문해서 같이 먹고 있습니다.

우리 부부가 이렇게 효험을 보니 손녀딸도 아토피가 있다고 해서 편강한의원 책자가 있길래 그걸 주면서 "너희들 병원 약 먹으면 안 된다. 애를 그렇게 놔두지 말고 이 책자 보고 원장님 면담 받아보고 한약 먹어봐라" 추천을 해서 손녀딸하고 원장님하고 면담해서 앞으로 6개월은 먹어야겠지만, 일단 두 달 치를 먹었어요. 그런데 벌써 손녀딸도 손바닥 가운데 알레르기가 부풀어 올라 있었는데, 그게 수그러드는가 봐요. 그래서 내가 전화를 하면 "할아버지 다 나아가요" 해요. 정말 '와~ 이렇게 좋은 약도 있구나!' 하는 걸 느낍니다.

내가 편강탕을 복용하면서 이런 생각을 했어요. 산에 다니면서 산삼을 밟고 다녀도 알아보지를 못하고, 산에도 아예 가지 않으면 살아날 수 있는 병도 치료법을 몰라서 죽는 경우가 많은 것 같아요. 산삼인 줄 알고 그걸 캐 먹으면 낫는데, 몰라서 못 먹으면 얼마나 억울합니까! 이렇게 좋은 약을 몰라서 못 먹는 사람이 많아서 정말 안타까워요.

저는 원장님 약이 아니면 지금 어떻게 됐을지 몰라요. 정말 약에 대해서는 나무랄 데가 없어요. 실제 내가 먹고 몸으로 체험해 보니까 새롭게 다시 태어난 그런 기분이에요. 한마디로 너무 좋은 약이에요. 뭘 넣었는지 모르겠지만, 효과가 너무 뛰어나서 난 지금도 비싸단 소리를 안 해요. 처음엔 책자 보고 '정말 그렇겠나?' 이랬는데, 내가 먹어보니 이 이상 좋은 약이 없어요. 나한테는 너무나 고맙고 감사한 약이에요.

이 약을 먹어서 그런지 코로나도 예방되는 것 같아요. 기관지, 폐가 약한 사람은 코로나에 약하다고 방송에서 그러잖아요. 우리같이 폐가 약한 사람이 편강탕 먹기 전에 코로나가 왔으면 어찌 됐을는지 모르겠어요. 친척들도 우리 내외가 한약 먹고 나았다고 하니까 굉장히 좋아하고, 우리 부부는 편강한의원을 생명의 은인으로 생각하고 있습니다.

원장님, 오래오래 건강하게 사십시오. 그래야 우리같은 환자들이 건강할 거 아닙니까. 정말 너무너무 고맙습니다.

<편강의학> 7호에 게재된 약학박사 신** 님 치료 사례

우리 부부에게 기적이 일어나고 있다

1941년 모두가 가난했던 그 시절, 나는 경기도 양평의 한 오지에서 태어나 엄혹한 유년 시절을 보냈다. 몸이 허약한 나는 잔병치레를 많이 하며 어렵게 생활하던 중 결핵에 걸려 많이 고생했다. 고등학교 졸업과 동시에 약대에 진학했는데, 1965년 무난히 졸업한 후 2년여 직장 생활을 하다 약국을 개업했다.

그땐 365일 아침 6시면 약국 문을 열고 밤 12시에 문을 닫았다. 그렇게 몇 년 일하다 보니 너무 피곤이 겹쳐 결핵성 늑막염으로 또 2~3년간 고생했다.

그 와중에도 쉬지 못하고 계속 일하면서 기침을 많이 한 것으로 기억되며, 그때 결핵성 늑막염은 나았으나, 그 후 감기만 걸리면 기침이 많이 나왔고, 자주 피곤함을 느꼈다. 그렇게 20년간 약국을 하다가 제약 회사로 자리를 옮겨 지금까지 25년째 근무하고 있다.

그런데 5년 전부터 겨울만 되면 알레르기가 생겨 가려워서 잠을 잘 수가 없었다. 게다가 금년 초부터는 감기에 걸려 기침을 많이 했고, 잘 때나 자다 깼을 때는 기침이 더욱 심해져서 눕기도 어려웠다. 약도 많이 먹었고, 인근 병원을 돌며 각종 검사를 하고 약을 받아 복용했으나 낫지 않았다.

이렇게 고통스러운 나날을 3개월여 보내던 어느 날 영등포역에서 편강한의원 광고를 접하게 되었다. 마지막으로 '저기 한번 가볼까?' 생각하고, 목요일 편강한의원 서초점을 찾았다. 원장님이 워낙 확신을 가지시니 나도 빨리 편강탕을 먹고 싶었다.

그러나 월요일 오전에나 한약이 탕전실에서 배달된다고 해서 꾹 참고 입에는 트로키(Troche, 녹여 먹는 목감기 약)를 물고 다녔다. 월요일 출근하면서 집사람에게 약이 오면 즉시 알려 달라고 말했는데, 오전 11시 30분쯤 약이 왔다는 연락이 왔다. 나는 점심시간을 이용해 회사에서 나와 집에 도착하자마자 그 자리에서 한약 2포를 마셨다. 점심을 조금 뜨고 회사에 다시 들어갔는데 목이 시원해지며 기분이 매우 좋았다. 그렇게 답답하던 목이 조금 트이면서 숨 가쁨도 덜한 것 같았다. 효과가 바로 오니 '이젠 됐다!' 확신이 절로 들었다.

아침에 한 팩 먹고 하나는 신문지에 싸서 주머니에 넣고 출근하여 점심 때 먹고 저녁에 퇴근 후 또 한 팩… 이렇게 하루 세 팩씩 정성스럽게 먹었다. 그렇게 일주일 복용하니 숨 가쁘고 계속 나던 기침이 거의 사라졌다. 양약 같았으면 병이 나았으니 더 이상 안 먹겠지만, 병원에서도 "결핵성 늑막염 앓은 자리가 남아 있고, 폐가 깨끗하지 못하다" 하였으며, 서효석 원장님도 "그런 병 앓은 사람은 나중에 중증 폐질환이 올 수 있다"라며 6개월 복용을 권하셨다.

나는 지방 출장 갈 때나 9월 중국 하남성에 여행 갔을 때도 아이스박스에 얼음을 채워 가져가서 한 끼도 빼먹지 않고 꾸준히 6개월간 복용했다. 이제는 식사도 잘하고 체중도 많이 회복되었다. 매일 4km 이상씩 걷는데, 정말 폐가 좋아졌는지 전에 그렇게도 숨차던 기침도, 가려움증도 말끔히 가셔서 정말 기분이 좋다.

기적은 여기서 끝나지 않았다. 1976년 말 시골에 갔다가 너무 심하게 놀란 적이 있던 집사람은 그 후 악몽 때문인지 갑상선이 차차 부어올랐다. 갑상선으로 고생하던 집사람은 어느새 손과 무릎에 관절염 증상이 함께 찾아와 고생하고 있었다.

갑상선은 어느 때는 갑상선 저하증, 어느 때는 갑상선 항진증이 되며, 그럴 때마다 저하증이면 호르몬을 높이는 약을, 항진증이면 낮추는 약을 유명하다는 서울 S 병원에서 처방받아 복용하였다. 그러나 갑상선이 부어있는 것은 별로 작아지지 않고 계속되며, 때로는 가슴이 통탕거리고 불안하여 S 병원에 가면 각종 심장 검사 후 "이상이 없다"고 하며 "갑상선과 관계가 있을 수 있다"고 했다.

그래서 집사람의 양해를 얻어 함께 편강한의원을 찾아 서 원장님께 도움을 청했다. 서 원장님은 진찰 후 "자가면역질환에 의해서도 갑상선 또는 관절염이 계속될 수 있다"고 하셨다. 집사람은 지금까지 2달 정도 한약을 복용 중인데, 오랜 기간(30년 정도) 갑상선 질환으로 목 양쪽이 항상 부어있었는데, 지금은 쑥 빠져 그냥은 잘 모를 정도로 정상적인 목이 되었다. 친구를 만나면 먼저 알아보고 "목에 부기가 없어졌다"라고 말하며 놀라워한다. 아마도 원장님 말씀대로 폐가 좋아지니 편도가 좋아지고 편도가 강화되니 면역력이 좋아져서 자연 치유가 되는 것 같으며, 집사람이 난치의 자가면역질환을 거뜬히 물리치고 기분 좋아하는 모습이 신기로웠다.

병이 나으면 자랑하게 마련인데, 우리 부부가 이렇게 건강을 되찾고 서 원장님께 감사하며 주위에 환자를 여럿 소개한 일이 있는데, 한 분 빼고 모두 좋아져서 서 원장님을 더욱 신뢰하게 되었다. 내년 1월, 건강검진이 기대된다.

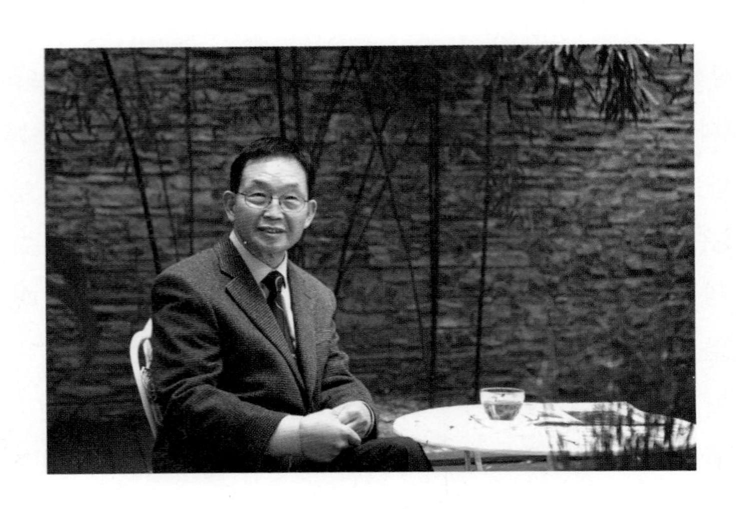

편강한의원 홈페이지에 올라온 김** 님 치료 사례

극심한 천식 기침 2개월 만에 사라졌습니다!

안녕하세요. 저는 경기도에서 중학교 교장으로 재직 중인 50대 중반 남성입니다. 너무도 고생스러웠던 천식 기침을 2개월 만에 낫게 해주셔서 정말 감사한 마음에 후기 남깁니다.

저는 천식이 어릴 때 있었다가 청소년기가 되면서 안 나타났는데, 갑자기 작년부터 심하게 나타나 기침 때문에 말을 할 수 없을 정도가 되었어요.

제가 학교 교장으로 있다 보니, 앞에서 대표 발언을 하거나, 대인관계 시 말을 해야 할 일이 많았는데, 폐를 뭔가 확 조이는 듯 답답하고, 입만 열면 기침이 나와서 말하기를 굉장히 꺼리게 되었어요.

가뜩이나 코로나 시국이라 기침하면서 얘기하면 아주 싫어하는 것 같아 대화도 못하고, 어디 대표로 나가도 말을 최대한 안 하려고 노력했거든요.

정말 이런 상황이 너무 힘들어서 이비인후과, 내과 이런 병원을 계속 다녀도 낫지를 않아 포기하다시피 하며 정말 노이로제에 걸릴 정도로 다른 사람들과 대화를 안 하려고 했어요.

제가 신문을 구독하는데, 편강한의원에서 기관지 천식을 치료한다고 해도 처음엔 믿지 않았어요. 그래도 다른 방법이 없어 '마지막이다' 생각하고 일단 원장님께 진료를 받은 뒤 편강탕을 처방받아 복용하기 시작했어요.

그런데 정말 놀라운 게 하루에 세 포씩 딱 사흘째 먹으니까 가슴이 편안해지는 느낌이 들더니 벌써 기침이 줄어들고 부드럽게 말이 나오더라고요. 그래서 '어? 굉장히 효과가 있네!' 감탄했어요.

제가 다른 곳 한약도 먹어봤는데, 한약 냄새가 많이 나는데도 효과가 없더라고요. 그런데 편강탕은 나무 우린 냄새처럼 몇 가지 단순한 약재로 우린 것 같아 효과가 별로 없을 것 같았는데, 사흘째 되니까 호흡기가 편안해지면서 기침이 줄고 굉장히 효과가 있어 신기했어요.

제가 졸업식을 10여 일 남겨놓고 이 약을 복용하기 시작했는데, 다행히 효과를 빨리 봐서 졸업식 날 기침 한 번 안 하고 학교장 인사를 무사히 마칠 수 있었어요. 정말 이렇게 신속한 효과를 볼 줄은 몰랐는데, 한 달 다 먹었을 때는 거의 기침을 안 했어요.

그래서 사실 두 달째 먹고 많이 호전되었지만, 원장님께서 천식은 네 달은 먹어야 한다고 말씀하셔서 어제 세 달째 신청을 한 거예요. 정말 너무나 고마워서 많은 분께 추천하고 싶습니다. 저는 효과를 100% 보았습니다.

편강탕 먹고 진짜 새로운 삶을 사는 듯 자신감이 생기고, 정말 신선한 약이란 생각이 들었어요. 이렇게 좋은 목소리로 기침 걱정 없이 편안하게 이야기할 수 있게 해준 편강한의원에 진심으로 감사드립니다.

편강한의원 홈페이지에 올라온 전** 님 치료 사례

월남전 고엽제로 생긴 천식 쾌차

나는 1967년 2월부터 69년 2월까지 월남의 맹호부대에 장교로 있었다. 거기서 미 공군과 합작해 공중에서 폭격하고 고엽제를 뿌리는 등 작전 참모로 작전 지역을 다니면서 천식이 생겼다. 그렇게 38세의 나이에 월남의 최전선에서 2년 동안 고엽제를 마시다 보니 계속해서 폐가 안 좋아졌다.

거기서 돌아와 군인 생활하다가 몸이 안 좋아서 예편을 했다. 목이 제일 안 좋아서 담배도 딱 끊었지만, 계속 가래가 나오고 밤에 잘 때는 숨차고 몸도 안 좋고 상당히 고통스러웠다. 특히, 겨울만 되면 숨이 차고 기침이 너무 많이 나오고 기관지가 끔찍이도 안 좋았다.

최신식 시설을 갖춘 B 병원 호흡기내과를 10년 넘게 다니면서 엑스레이나 CT를 찍고 폐활량 검사를 밤낮 해 봐도 겨울만 되면 아주 죽어나고 그랬다. 병원에 가서 주사 맞고 약 쓰고 해 봐도 다 소용없었다. 우리 아들도 큰 병원 정형외과 의사고, 그래서 여러 가지 약을 나한테 줬는데, 양약은 먹을수록 내성만 강해지고 상태가 더 안 좋아졌다.

올해 우리 나이로 89세가 된 나는 작년엔 아주 심해서 '죽을 때가 됐나' 생각하고 있을 때, 신문에서 편강한의원을 알게 되었다. 서효석 원장님 강연하는 데도 많이 가봤다. 과학적으로도 효능이 입증되었다고 하니 '이건 틀림없구나!' 생각했다. 나는 50여 년 함께했지만 자꾸 몸만 상했던 호흡기 약과 흡입기를 일절 딱 끊고 작년 8월부터 편강한의원으로 돌아섰다.

그렇게 편강한의원에 가서 한약을 처방받아 7개월째 복용하고 있는 지금, 잠도 편안하게 자고 호흡기도 편안해졌다. 정말 이런 약은 처음 봤다. 내가 군인 생활을 오래 했기 때문에 야외로 근무를 많이 다니고 그래서 피부도 정말 안 좋았는데, 지금은 여자 피부처럼 하얗게 굉장히 좋아졌다. 무엇보다 숨찬 게 없어지고, 그때뿐인 감기약 끊고 편강 약만 먹어도 천식을 재발시킬 수 있는 감기에 들지 않아 상당히 좋다.

나는 편강한의원 원장님께 고마워서 내 친구들한테 매일 선전을 하고 있다. 내 주변에는 당시 전투 지역에 나가 고엽제에 다량 노출된 병사들이 많다. 이 사람들은 고엽제 환자로 등록이 되어 있어 B 병원에서 약을 타 먹는데, 아무 소용도 진전도 없다고 한다. 대부분 호흡기 장애가 있는 사람들이 피부도 나쁜 경우가 많은데, 내가 제일 놀란 것이 첫째 피부가 깨끗해진 것이다. 그 다음엔 가래를 확 풀게 되면 처음엔 안 좋은 가래가 나왔는데, 가래가 전체적으로 하얘지고 불편했던 호흡기가 점점 편안해지더니 지금은 아주 좋다.

이 약을 먹으면서 가장 큰 특징이 변비가 없어진 것이다. 내가 서북 사람이라 고기를 좋아해서 예전엔 변비가 자꾸 생겼는데, 이걸 먹고는 변비가 하나도 없다. 변비가 전연 없어지고 노폐물이 말끔히 배출되어서 그런지 피부가 깨끗해지고 아주 편강한의원이 큰돈 벌려고 작정을 한 것 같다. 내가 미국 사람들과 많은 거래를 하는데, 미국 사람들은 담배를 많이 피우고 심한 독주를 많이 마시다 보니 호흡기 질환이 참 많다. 호흡기가 약하고 기관지가 약하다. 정말 외국 사람들이 알면 많이 팔리겠다.

내가 호흡기가 안 좋은지 반백 년이 되었으니 그동안 도라지를 비롯해 호흡기에 좋다는 별의별 약을 다 먹어봤다. 그런데 가장 효과적인 것이 편강한의원 약이다. 나도 선전을 많이 하겠지만, B 병원에 가면 월남전에 참전했던 고엽제 환자들이 많다. 고엽제로 고생하는 분이나 천식으로 고생하는 분들은 이걸 먹고 쾌차한 나의 이야기를 통해 희망을 얻었으면 한다.

편강한의원 홈페이지에 올라온 이** 님 치료 사례

오래 걸어도 숨이 안 찹니다

수십 년 전 기관지 확장증이라는 진단을 받았습니다. 몇 년 전에는 기관지 천식도 있다고 하더군요. 아무래도 어렸을 때 백일해를 앓기도 했고, 20대 초반에는 폐결핵 치료를 한 적도 있어서 기관지가 나빠진 모양입니다. 노란색이나 녹색 가래가 나오고 숨이 많이 차서 양약을 계속 먹었는데 차도가 없었습니다. 흡입기도 처방받아서 하루에 2번씩 사용했지만 효과가 없어서 편강한의원에 오게 됐습니다.

편강탕을 처방받아 2~3개월 복용하니 조금씩 좋아지는 느낌이 들었습니다. 그러면서 먹던 양약과 흡입기도 끊었습니다. 점점 가래가 묽어지고 기침하며 가래 뱉는 횟수가 줄어들었습니다. 호흡도 점점 편안해졌습니다.

6개월 정도 복용하니 기침은 아예 안 나왔습니다. 1년쯤 복용하면서는 효과가 확연히 나타났습니다. 한참 걸어도 숨이 차지 않았습니다. 작년에 허리디스크 수술을 해서 빨리 걷지는 못하지만, 오래 걸어도 숨이 안 차요.

일반 병원에서 치료 못 하는 걸 한방으로 치료할 수 있다는 걸 알았습니다. 주위에서도 저를 보고 많이 놀랍니다. 제가 좋아진 걸 보고 소개해 달라는 사람이 많아 편강한의원 얘기도 많이 했습니다. 제가 소개한 분들이 많이 왔을 거예요. 퇴직 공무원 모임에서도 얘기하고, 중학교 동창 부인도 기관지가 안 좋다고 해서 가보라고 했거든요. 정말 감사드립니다.

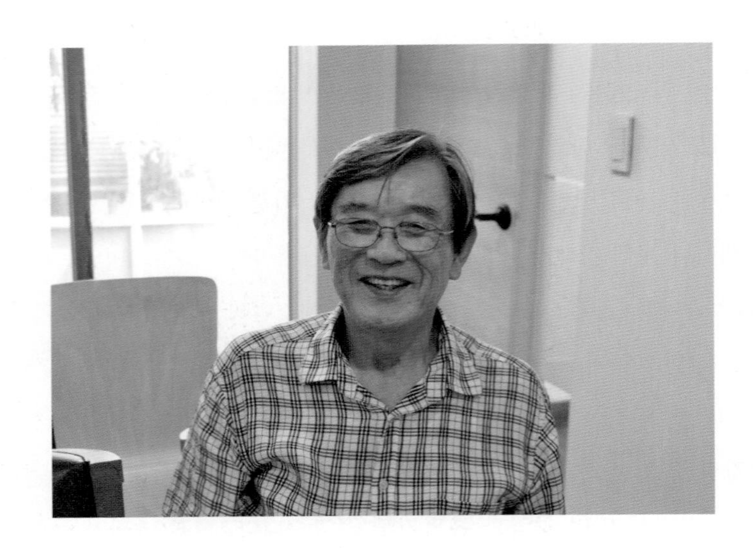

미국 화교 황** 님 아들 치료 사례

생후 7개월에 온 천식, 40여 년 앓다
편강환 4개월 복용 후 건강 회복

兒子今年四十六歲，在四十多年里為了給他治病，幾乎花光了家里所有的钱。兒子出生七個月時得了哮喘，經常感冒，去医院成了“家常便饭”。一個月有半個月的時間住在醫院裡。

내 아들은 금년에 46세인데, 40여 년 동안 그의 병을 치료하기 위해 집안의 모든 재산을 탕진하다시피 했다. 아들은 태어난 지 7개월 만에 천식에 걸려 늘 감기를 달고 살았다. 병원 가기를 밥 먹듯이 하고, 한 달 중 반은 병원에서 살다시피 하였다.

这些年来，中醫、西醫、各種各樣的偏方都看遍了，病情不但没有好转，反而还引发了多种疾病：過敏性鼻炎、皮膚炎、抑鬱症、失眠等，人很瘦弱，臉色蠟黃，也没有什么食慾。一米七零的個头，體重才五十八公斤。

지금까지 한의, 양의 각종 처방은 다 해봤지만 병이 낫기는커녕 오히려 다른 여러 가지 질병들을 불러와서 과민성 비염, 피부염, 우울증, 불면증에 걸렸고, 사람은 수척하고 얼굴은 밀랍처럼 누런빛을 띠고, 식욕도 별로 없었다. 170cm 키에 체중은 겨우 58kg이었다.

因為常常發病叫急救车住院，身體不好，大學都沒念完，也不能正常工作，更不要说谈婚论嫁了。说句一點不誇張的话，兒子长多高为他治病花的钱就有多高！他能活到今天，我真是操碎了心。现在我已七十多歲，不知还能撑到什么时候。每當想到兒子的病情和未来，我心裡就有一種無名的惆悵、擔憂：終有一天我会離開他，到時候兒子可怎麼辦呢？

병이 발작할 때마다 구급차를 불러 입원해야 했고, 건강 상태가 좋지 않아 대학교도 끝까지 다니지 못하여 정상적인 직장 생활을 할 수 없었을뿐더러, 혼인은 더더욱 운운할 여지도 없었다. 그동안 사용한 치료비만 해도 쌓으면 아들 키만큼은 될 것이다. 오늘까지 살아오면서 얼마나 많이 마음을 썩였는지 모른다. 나는 지금 70여 세인데, 이제 얼마나 더 살지 모르겠지만 매번 아들의 병과 미래를 생각할 때마다 이루 말할 수 없는 슬픔과 근심 걱정으로 가득해진다. 언젠가는 나도 그 애의 곁을 떠날 것인데, 그때가 되면 아들은 어떻게 할 것인가?

在報紙上看到扁康丸的廣告已经有好几年了，开始的时候覺得上面说的有點玄。因为之前經歷了那麼多次失敗的治療，确实失去了信心，所以根本不相信现在還會有這麼好的藥。但是一想到被病痛折磨的兒子，不試一下又不甘心：万一真像广告上说的那样呢？不试一下不就错过了一次好的治療机会吗？可是价格有些贵，吃了没效果那不是白扔钱吗？算了，大不了再上一次當，只有試過了才不会後悔。就这样反反复复我考慮了几年，這當中兒子還是每個月都要叫一次急救車，在醫院住上10天半個月的，最後還是决定試一試。

신문에서 편강환 광고를 본 지도 몇 년이 지났다. 처음에는 씌어 있는 것이 너무 심오하다고 생각되었다. 왜냐면 너무 많은 치료 실패를 겪고 나서 신심을 다 잃은 상태였기에 지금 사회에 그렇게 좋은 약이 있다고 믿지를 않았다. 그러나 병마에 시달려 고통스러워하는 아들을 생각할 때마다 시험해 보지 않으면 또 맘속에 걸려 내려가지 않았다. '만약 광고에서 말한 것처럼 된다면? 시험해 보지 않으면 또 한 번의 좋은 치료 기회를 놓치는 것이 아닐까? 가격도 만만치 않은데 효과가 없으면 또 돈을 버리는 것이 아닌가? 에라, 또 한 번 속는 셈 치고 그래도 시도해 보아야지. 시도는 해보아야 나중에 후회하지 않지.' 이렇게 반복적으로 몇 년을 두고 생각하였고, 그사이 아들은 달마다 구급차를 불러 병원에 10일 내지 반달 입원해 있었고, 결국 한번 시험해 보기로 결정했다.

11月兒子开始服用扁康丸，服用一瓶後病情就有些好转，喘的不那么厉害了。服用到第四瓶就完全不喘了，整个人都变了样，面色紅潤，也胖了，體重增加到了七十公斤。真沒想到，自從服用了扁康丸，兒子再沒有叫急救車去醫院搶救。扁康丸使他的身体发生了翻天覆地的变化。

11월에 아들은 편강환을 복용하기 시작했는데, 한 병을 복용하고 나니 어느 정도 호전되었고, 숨이 차는 것도 그렇게 심하지 않았다. 네 번째 병을 복용했을 때는 숨찬 증상이 완전히 사라졌고, 사람이 완전히 탈바꿈했다. 얼굴에 홍조를 띠고 체중도 늘어 70kg이 되었다. 정말 뜻밖이었다. 편강환을 복용한 후부터 아들은 더는 구급차를 불러 응급 치료를 하지 않았다. 편강환은 그의 신체에 천지개벽의 변화를 가져다주었다.

随着儿子病情不断好转，我心里那种惆怅和擔心的感觉慢慢消失，心情也逐渐变得轻松起来。活了这么大岁数也没有别的奢望，就是希望儿子今后能够健健康康、平平安安。再找一份工作，拥有一个幸福美满的家庭，我这辈子也就心满意足了，再没什么遗憾的了！

아들의 병세가 부단히 호전됨에 따라 나의 마음속 우울함과 근심 걱정도 점차 사라졌고, 마음이 조금씩 편안해지기 시작했다. 이렇게 나이가 들도록 살아오면서 다른 사치는 없고, 오로지 아들이 건강하고 평안하게 살기를 바랄 뿐이었다. 또 직장을 찾아서 행복하고 아름다운 가정을 꾸릴 수 있다면, 이번 생에 나는 더 이상 바랄 것이 없을 것이다.

COPD(폐기종 · 기관지 확장증) 치료 사례

편강한의원 홈페이지에 올라온 김** 님 치료 사례

천식, COPD 폐 기능 38%에서 75%로 호전!

저는 강남에 사는 50대 경찰입니다. 제가 37년이나 담배를 피웠는데, 흡연 때문인지 목에 가래가 끓고, 숨이 차고, 기침이 나와 처음엔 감기인 줄 알고 동네 병원에 가서 약을 지어 먹어도 재발하고 낫지를 않았습니다. 급기야 2층만 올라가도 숨이 차서 못 걸을 정도로 악화되었고, 평상시 목이 간질간질해서 말을 하거나 소리를 지르거나 매운 음식을 먹거나 하면 미친 듯이 기침이 나왔습니다.

2018년에는 숨이 차서 누워서 자지 못해 3일 정도 앉아서 잠을 잘 정도로 폐가 나빠져서 종합병원에 가서 CT를 찍고 여러 가지 검사를 다 해본 결과, 천식과 만성폐쇄성폐질환(COPD) 진단을 받게 되었습니다. 그때 폐 기능 검사도 했는데, 38%가 나와서 의사가 거의 사망 직전의 상태라고 말할 정도로 심했어요. 실제로 숨이 많이 차서 눕지도 못하고 주변에서도 걱정하고 '이러다 죽겠구나' 싶어 2018년부터 담배를 끊고 종합병원에서 처방해 준 양약을 아침저녁으로 먹고, 흡입기도 아침저녁으로 꼬박꼬박 사용했습니다. 이렇게 꾸준히 종합병원에서 치료를 받았는데 계속 낫지를 않았어요.

제가 직업이 경찰관이다 보니 누굴 조사하려면 말을 해야 하잖아요. 그런데 얘기를 하면 목이 간질간질하면서 계속 기침을 해요. 한번 기침을 하면 미친 듯이 나와서 말을 못 하는 거예요. 코로나가 유행하니까 사람들이 코로나 아니냐고 물으면 코로나 아니라고 얘기하면서도 심리적으로 많이 위축되고 정말 의기소침한 나날을 보냈어요. 그러다 편강한의원 광고를 보고 두 달 전 내원하여 편강탕을 처방받아 복용하게 되었습니다.

처음에 먹고 일주일 정도 지나니까 기침을 심하게 하는 거예요. 그리고 평생 코피를 흘린 적이 없었는데, 코피도 엄청 흘렸어요. 그래서 당황하여 선생님께 전화했더니 좋아지는 과정에서 나타나는 명현현상이라고 말씀하셔서 3~4일 동안 계속 기침하는 거 참고 편강탕을 먹었어요. 그랬더니 5일 정도 지나니까 점점 증상이 사그라지는 거예요. 명현현상이 지나가고 난 다음에 편강탕을 보름 정도 먹으니까 엄청 좋아지는 느낌이 들더니, 두 달 복용한 지금은 기침을 아예 안 해요. 목이 간질간질한 게 없어진 거죠.

정말 호흡도 많이 편안해지고 폐활량도 좋아졌어요. 옛날에는 숨이 차서 계단도 잘 못 올라가고 산에도 잘 못 다녔거든요. 저희 집 뒤에 조그마한 산이 있는데, 걸어서 올라가면 정상까지 한 40분 정도 걸려요. 거기를 집사람이랑 올라가려면 쉬었다 가고 쉬었다 가느라 집사람 먼저 가라고 했었는데, 최근에 두세 번 정도 올라갔는데 한 번도 안 쉬고 끝까지 올라갔어요.

5년 전 폐 기능 38%였을 때는 운동은커녕 누워서 자는 것도 숨이 차서 힘들었는데, 이제는 제가 운동할 수 있는 몸이 된 거잖아요. 정말 신기하고, 예전에는 2층 올라가기도 버거웠는데, 지금은 4층에 올라가도 숨이 차지 않아요. 그래서 며칠 전 종합병원에 가서 폐 기능 검사를 다시 했는데 75%가 나왔어요! 80% 넘으면 정상이라고 하니 정말 많이 좋아진 거죠. 원장님께 여쭤보니 양약을 과감하게 끊으라고 하셔서 지금은 아침저녁으로 먹던 약은 끊었고, 흡입기도 저녁에만 한 번 불고 아침에는 안 불고 있어요. 앞으로 한 달 안에 저녁에 부는 것도 안 불려고 마음먹고 있습니다.

저희 딸도 목소리가 많이 좋아졌다고 얘기를 하고, 실제로 코가 시원하고 숨이 안 차고 목이 간질간질하지 않아 다른 것은 다 나았는데, 딱 한 가지 안 나은 것은 목에 가래가 옛날에는 되게 심했었거든요. 그런데 지금 없어지긴 했는데, 다 없어지진 않았어요. 지금도 조금은 껴요. 원장님께서 이것도 서너 달만 먹으면 나아질 거라고 하셨는데, 아직은 비염 기가 조금 있어요.

그래도 옛날에 가래 양이 100이었다면, 편강탕을 먹고 요새는 한 10이 나오는 것 같아요. 십 분의 일로 줄었어요. 그리고 담배를 너무 오래 피워서 그런지 담배를 처음 끊고 나서는 검은 가래가 나왔었는데, 요새는 시커먼 가래는 안 나오고 약간 노란 가래가 나와요. 이게 마지막으로 좋아지려고 그러는 건지 모르겠어요. 만약 병원 약을 싹 다 끊고도 병이 호전되거나 낫는다면 정말 편강탕 덕분인 거잖아요.

정말 사망 직전의 폐에서 지금은 산에 다닐 수 있을 정도로 폐 기능이 많이 좋아져서 기분이 좋습니다. 내년 3월에 폐 기능 검사를 다시 하기로 했는데, 그때는 80%를 넘었으면 좋겠어요. 제가 퇴직이 3년밖에 안 남아서 건강하고 행복한 미래를 계획하게 되는데, 무엇보다 환경적인 요인도 큰 것 같아 폐 건강을 많이 생각하게 돼요. 그래서 지금은 누가 담배 피우고 그러면 그 주위에도 안 가고, 주말에는 되도록 산에 가려고 해요. 일주일에 한 번은 맑은 공기를 쐬어야 한다고 생각해서 시간 날 때마다 서울에서 벗어나 공기 좋은 곳으로 가려고 하거든요. 이렇게 한 1년 정도 먹으면 답이 나올 것 같아요. 정말 건강하게 사는 게 가장 남는 게 아닌가 생각합니다.

편강한의원 홈페이지에 올라온 임** 님 치료 사례

기관지 확장증 각혈과 가래가 거의 사라졌어요!

안녕하세요. 제 호흡기가 나빠지기 시작한 것은 옛날에 다방을 조금 운영했는데, 거기에 담배 연기가 많았어요. 그땐 그래도 젊으니까 불편한 거 없이 아주 오랫동안 잘 지냈는데, 그다음에 제가 인테리어 현장 근무를 15~6년 정도 했는데, 돌가루를 먹을 수도 있는 그런 안 좋은 환경에서 나쁜 줄도 모르고 일을 했어요.

그러던 어느 날 각혈을 굉장히 한 거예요. 그래서 응급실도 가고 그랬어요. 각혈하니까 병원에서도 폐암인 줄 알고 이것저것 검사를 하더라고요. 그래도 폐암은 아니라고 한 달 분 약을 지어줘서 그럭저럭 괜찮아졌는데,

나이도 먹고 면역력이 약해지다 보니까 어느 날부터 점점 더 각혈하는 거예요. 그럴 때마다 병원 약을 먹었는데, 약 먹으면 괜찮고 약 먹으면 괜찮고 그랬는데, 각혈이 점점 더 심해지는 거예요. 그전에는 몰랐는데, 그때야 이게 참 심각한 병이라는 걸 깨달았어요. 내 맘속에서 심각성을 느끼니까 주변에서 편강한의원 얘기를 해주는 분도 있고, 저도 광고를 통해 폐 전문 한의원으로 알고 있던 곳이라 편강한의원에 내원하게 된 거예요.

그래서 편강탕을 복용하기 시작했는데, 느낌이 좋았어요. 먹으면 좋아질 것 같다는 느낌이 왔고, 다른 대안도 없어서 '되든 안 되든 끝까지 먹어보자. 좋아지면 좋고, 안 좋아져도 운명으로 받아들이자.' 생각하고 꾸준히 복용했어요. 처음엔 전혀 보이지 않게 조금씩 너무 미세하게 변화가 오더라고요. 그때 신뢰가 안 가는 사람은 먹고 중단할 수도 있겠단 생각이 들 정도로요. 그래도 저는 다른 방법이 없으니 그냥 믿고 먹었어요. 그러다 보니 어느 순간 가래가 많이 좋아진 거예요. 컨디션도 아주 좋아졌어요. 올해 제 나이가 한국 나이로는 68세인데, 한 60대 초반 아니면 50대 후반 이 정도의 컨디션이에요.

감기 같은 것도 잘 안 앓고 가래도 거의 없어지고 각혈도 예전에는 자주 했었는데 지금은 괜찮아요. 편강탕을 먹기 시작한 뒤로는 감기약도 안 먹고 양약은 아무것도 안 먹었어요. 그 대신 계란, 콩 발효시킨 것 등 단백질만 보충했어요. 특이하게 제가 오른쪽 혈액순환계가 안 좋은 편이었는데, 그것도 잊어버리고 살 정도로 괜찮아졌어요. 그리고 피부가 좋아졌는지 보는 사람마다 "얼굴 많이 좋아졌네~ 화사하네~" 그래요.

제일 힘들었던 게 심한 가래와 계속 나오는 각혈, 그리고 기운 없는 거였는데, 지금은 각혈 안 한 지가 몇 달 됐어요. 현재 가래도 거의 없어지고 컨디션도 좋고 활력이 생겨요. 그러다 보니 '오~ 이제 정상이네!' 이런 느낌 있죠? 이렇게 몸이 좋아지다 보니 예전에 한참 각혈할 때는 '나도 이러다 가는구나….' 그렇게 생각했었는데, 지금은 '어? 이거 먹으면 완치되겠네!' 이런 생각이 들어요.

이렇게 면역력이 좋아지다 보니 주변에 나처럼 기관지나 폐 이런 데가 안 좋은 사람이 있으면 꼭 먹어보라고 홍보해 줘요. 제가 좋아졌기 때문에 다른 사람도 좋아지길 바라는 희망으로 꼭 얘기해 주는 거예요. 예전에 저랑 같은 증상으로 복용했던 분도 좋아지셔서 약을 끊었더라고요. 그래서 더 먹고 건강을 꾸준히 유지해야 되지 않겠나 하고 권하고 있어요. 이렇게 편강탕은 저에게 너무 큰 희망을 준 약이라서 평생 먹을 거예요. 감사합니다.

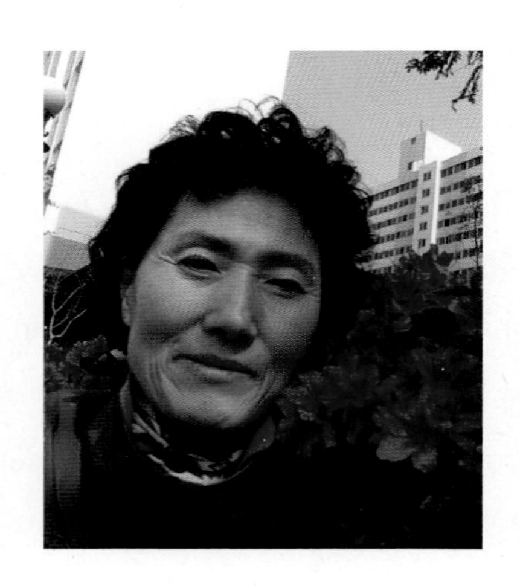

편강한의원 홈페이지에 올라온 김** 님 치료 사례

기관지 확장증 좋아져 살맛 납니다!

제가 어릴 때 감기를 많이 앓아서 그땐 먹고살기도 힘든 시절이라 보건소에서 약을 타 먹은 기억이 있어요. 약국도 별로 없어서 결핵약도 타 먹었던 것 같아요. 그러다 한 20년쯤 전, 애들이 어리니까 할 수 있는 일이 없어 새벽에 신문 돌리기를 했어요. 그런데 콧물, 코막힘도 심하고 가래도 많고, 하도 숨이 차서 S 병원에 가서 폐 사진을 찍었는데, 기관지 확장증이라는 진단을 받았어요. 그것과 동반해서 천식도 왔고, 엑스레이 찍어보면 결핵의 흔적도 약간 있다고 하더라고요. 왼쪽 폐에 기관지 확장증 있는 부분은 폐의 3분의 2가 제 기능을 못 한다고 하고요.

의사 선생님이 저는 진짜 관리를 잘해야 한다고 해서 그때부터 계속 병원에 다녔죠. 병원에선 흡입제를 꼭 쓰라 하고, 숨차면 먹는 약을 항상 지어줬지만, 어느 병원에 가든 양약은 그때뿐이었어요. 아무리 흡입제를 써도 목만 더 아프고 콧물, 코막힘도 심해지고 나아지는 기미가 없었어요. 가래가 끝도 없이 나오니 사람들 많은 곳에도 못 가고, '이렇게 살아야 하나…' 회의도 들고, 기관지나 천식에 좋다는 음식도 신경 써서 먹어봤지만 좋아지지 않았어요. 그러다 애 아빠가 신문을 보고 편강한의원이 폐를 좋게 해준다고 해서 내원하여 편강탕 처방을 받았어요.

그런데 계속 좋아지는 걸 못 느끼겠어요. 복용 5개월까지는 계속 가래가 많이 나오더라고요. 초기에 명현현상으로 가래가 많이 나올 거라고, 치료의 과정이니까 뱉어내라는 안내를 이미 받아서 계속 뱉어냈지만, 그래도 막상 가래가 계속 나오니까 엄청 망설이며 먹고 있는데, 1년쯤 복용하니까 미세하게 좋아지는 게 느껴졌어요. 가래가 점점 줄더니 멈추면서 2년 정도 꾸준히 복용한 지금은 가래도 안 뱉고 아주 편안하게 잠을 자고 있어요.

그리고 편강탕 먹고부터는 병원 약, 흡입제는 다 끊었는데도 콧물, 코막힘 같은 비염 증상이 완전히 낫고, 무엇보다 목이 너무 좋아졌어요. 목소리도 옛날엔 허스키해서 주변 사람들이 왜 그러냐고 감기 걸렸냐고 항상 그랬었는데, 지금은 목소리도 깨끗해지고, 피부 좋아졌다는 소리도 많이 들어요. 피곤함도 그전보다 훨씬 덜하고요.

제가 50대 중반이라 갱년기 증상도 심했는데, 지금은 그런 증상도 없고, 몸도 엄청 가벼워지고, 전체적으로 아주 좋아진 것 같아요. 우리 애들도 "엄마, 가래를 그렇게 많이 뱉어내더니 지금은 그런 것도 없고 잠도 잘 잔다"며 좋아하고, 가족은 물론 주변 사람들이 다 "어떻게 그렇게 좋아졌냐"고 물어요.

편강탕 복용 후 1년 8개월쯤 됐을 때 폐 CT를 찍었는데, 의사 선생님이 그전에는 사진을 보며 이게 다 가래라고 설명을 해주셨고, 제가 봐도 가래로 꽉 차 있었는데, 이번에는 가래가 없다고 설명을 해주시더라고요. 제가 봐도 폐포 사이에 가래가 막 낀 게 보였었는데, 그게 다 없어졌어요.

그러고 나서 폐 기능도 함께 검사했는데, 예전보다 더 좋게 나왔어요. 의사 선생님이 나이 먹을수록 폐 기능이 떨어지는데, 오히려 폐 기능이 올라간 걸 보고 의아해하시더라고요. 이렇게 편강탕을 만나고부터 너무 좋아져서 정말 살맛이 나요. 그래서 저와 같은 병을 앓고 계신 분이 있다면 꼭 얘기해 주고 싶어요. 이렇게 좋은 약을 만들어 주셔서 정말 감사합니다.

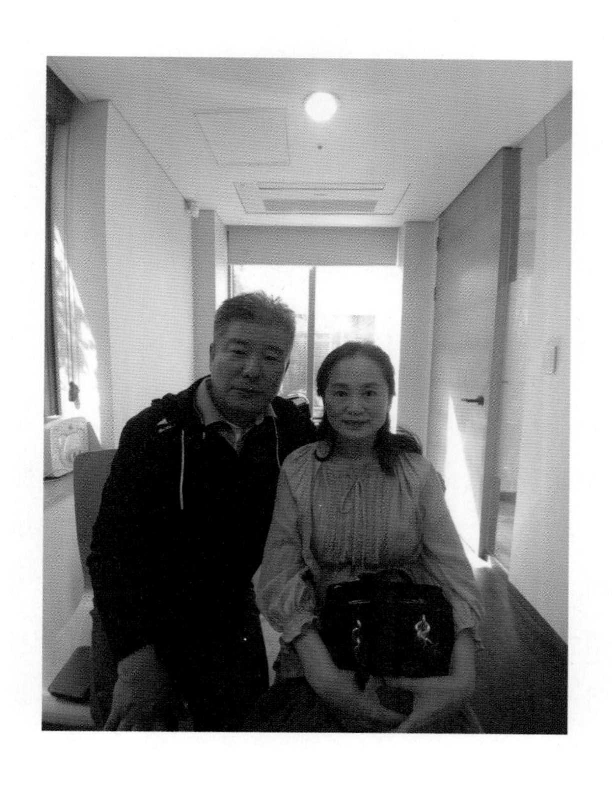

편강한의원 홈페이지에 올라온 김** 님 치료 사례

병명도 모르던 폐 구멍, 편강탕 한 달 반 먹고 나았어요!

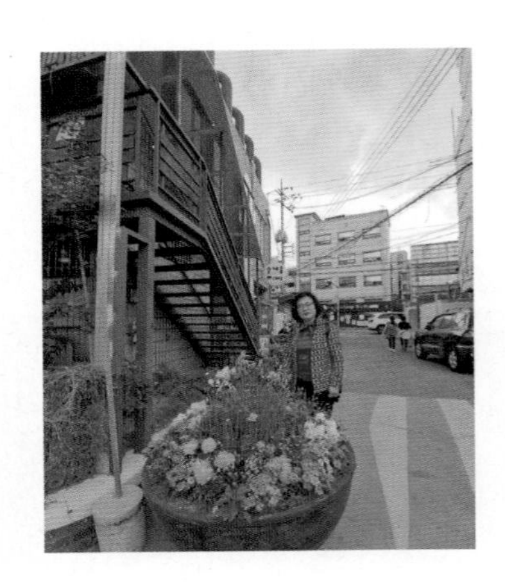

저는 서울 응봉동에 사는 60대 여성입니다. 평소 직장 생활을 하면서 연기가 많은 주방 쪽 일을 하다 보니 그전에 피를 간혹 1~2년에 한 번씩 토해서 각혈처럼 했어요. 그게 뭔지는 모르지만, 연속적으로 그랬다면 병원에 달려갔을 텐데, 어쩌다 한 번씩 그러니까 혼자 새기고만 있었죠. 항상 가래도 끓어서 아침에 자고 일어나도 그렇고, 평소 감기가 들어도 코가 막히면서 가래가 끓어 침을 뱉으면 누런 코 같은 게 한 접시씩 나오고 그랬어요. 그러다 점점 숨이 가쁘고 헉헉거리면서 가슴이 불편하더라고요. 그래도 형편이 어려워 그냥 감기 들면 감기약이나 지어 먹고 그랬어요.

그러던 어느 날 택시를 타고 가다 택시가 턱에 걸렸는데, 또 한 번 울컥 뜨거운 게 밑에서부터 올라와 뱉어보니 피더라고요. '이건 아니구나!' 해서 S 대학병원에 갔어요. '암인가 중병인가… 죽음의 길이면 어쩌나…' 별별 생각이 다 들어서 결과가 나오기 전까지 무서워서 얼마나 가슴이 뛰었는지 몰라요. 그게 2015년 정도 상황인데, 병원에서는 "피가 왜 나왔는지는 피가 나올 때 봐야 알 수 있어 원인은 모르겠다. 기관지 확장으로 보이나, 한번 늘어난 기관지는 다시 회복하기 힘들다. 더 나빠지기 전에 치료할 수는 있으나, 치료할 단계는 아니고 약을 먹을 단계도 아니다." 이렇게 얘기를 해서 그냥 집으로 돌아왔어요.

제가 평소에 신문을 자주 구독하는데, 편강한의원이 눈에 띄더라고요. 그래서 신문 광고지나 전철, 버스에 '편강탕'이 쓰여있길래 '편강탕이 뭐지?' 하고 읽어보면, 나한테 얘기하는 말인 것 같아 관심을 가지다가 '한번 가야지, 가야지' 하면서도 '한약이면 간에 무리가 가면 어떡하지?' 몇 번 망설이다가 '그래, 한번 물어라도 보자!' 하고 편강한의원 선생님을 찾아뵀어요. 선생님이 "기관지 확장증도 고칠 수 있다." 자신 있게 말씀하셔서 편강탕을 한 달 분 시켜 먹었는데, 형편이 어려워 계속은 못 먹었어요.

그렇게 한 달 분을 한 달 반 동안 아껴서 먹었고, 정말 선생님 말씀처럼 두 달째 되니까 시간이 지날수록 점점 좋아지고, 한 달 분밖에 안 먹었는데도 기관지에 가래 끓던 게 사라지고, 숨 쉬는 게 편안하고, 몸이 상쾌한 느낌이 들었어요. 그때 뿌리를 뽑았어야 했는데, 크게 불편함이 없으니까 안 먹고 있다가 2018년에 각혈이 또 나오면서 가슴이 답답해지더라고요.

그래서 2018년 건강검진할 때 종합검진을 다 했는데, 검사한 분이 저한테 추천서를 써주면서 "폐에 이상이 있는 것 같다. 큰 병원에 가봐라" 해서 다시 S 대학병원에 갔어요. 건강검진센터에서 폐 CT 찍은 걸 보여주니까 S대에서 다시 찍어보자고 해서 찍어봤더니 폐에 구멍이 났는데, 원인이 뭔지를 못 잡더라고요. "이런 경우는 처음 본다. 혹시 결핵을 앓은 적이 있느냐?" 물어서 "스쳐 지나갔는지는 몰라도 내 몸에 있었는지는 모르겠다." 그랬더니 "결핵을 앓은 적이 있는 것 같다"라고 해요. 그런데 "결핵균이 나와야 하는데, 세균이 안 나와 결핵도 아닌 것 같고, 구멍 난 게 시간이 흐를수록 갉아먹어 구멍이 커진다"라고 해서 "그럼, 그게 뭐냐?" 물으니까 자기들도 "원인은 모르는데 지켜봐야 한다"라고 해서 1년간 추적 검사를 했어요.

그런데 계속 가래 검사를 해도 병명이 안 나오고, 1년 동안 특별히 나온 게 없어서 지켜보기만 한 거예요. 제가 답답해서 "상황이 뭐냐? 암이냐?" 했더니, "자기들 선에서는 뚜렷이 모르겠는데, 암은 아닌데 배제는 못 한다"라는 애매한 소리만 하더라고요. 그러더니 "겨드랑이를 째서 폐 조직 검사를 해보자. 그래서 그게 암이면 그 자리에서 수술을 해버리고, 아니면 놔두겠다" 이런 식으로 설명하면서 흉부외과 교수님께 추천을 해줘서 날을 잡으라고 해요. 그게 작년 6월이었어요.

솔직히 병명도 모르면서 날을 잡자고 해서 제가 요리조리 피했어요. 그랬더니 선생님이 전화해서 "언제가 괜찮냐? 수술 날짜를 잡자"라고 하길래, 저는 "병명도 모르는 상태에서 수술을 못 잡겠다" 했더니, "그럼 폐 CT를 다시 찍어보자"라고 해요. 그런데 6월에 폐 CT를 찍으려고 하니까 자리가 없어 한 달 반 후인 7월 24일에 다시 찍기로 하고, 저는 그사이 편강한의원 선생님께 달려갔어요. 가서 하소연을 했죠. "이렇게 수술 날을 받으라고 해서 불안하고, 받고 싶지 않다. 무슨 병인지 모르겠다. 폐에 구멍 나고, 갉아먹는다고 하더라" 했더니 원장님이 곧바로 "그건 폐기종이야. 염증의 일종이니까 편강탕을 꾸준히 먹으면 나으니까 걱정하지 말라"며, 그동안 수만 명을 고쳤다고 용기를 주시더라고요.

그래서 편강탕을 한 달 반 먹은 뒤 S대 병원에 7월 24일 예약 잡힌 것을 갔어요. 가니까 흉부외과에서 폐 CT를 찍어보더니 "어? 구멍이 막혔네요! 수술할 필요가 없어졌어요!" 이러는 거예요. 정말, 기적적으로 폐에 구멍이 막히고 깨끗해져서 수술할 이유가 없어졌다고, 다시 호흡기내과 선생님께 차트를 넘겨줘서 다시 호흡기내과로 갔어요. 거기서도 자기들이 해줄 게 없다고 약도 먹을 필요가 없다고 해요. 그래서 흉부외과 선생님한테는 얘기 안 했는데, 호흡기내과에서는 얘기를 했어요. "선생님, 제가 뭐 먹고 나았는지 아세요? 편강탕 먹고 나았어요." 이렇게 자랑을 했더니 씩 웃더라고요. 솔직히 양방은 한방을 인정 안 하려고 하지만, 저의 경우 자기들이 눈으로 직접 봤잖아요. 한 달 반 전만 해도 "폐를 갉아먹어서 구멍이 커져서 수술밖에 없다"라고 했는데, 그 구멍이 막힌 걸 자기들도 두 눈으로 보고 놀란 거죠.

이렇게 편강탕 복용 후 아픈 부위도 없어지고, 현재 복용 5개월 째인데 제 몸 상태가 어느 순간부터 여러 가지로 좋아지는 느낌이 확실히 들어요. 먼저, 가래가 안 끓어 가래 뱉던 것도 없어지고, 누렇던 피부가 화장을 안 하고 다녀도 될 정도로 톤이 맑아지고, 쉰 목소리나 가끔 쇳소리 나던 증상이 없어졌어요. 무엇보다 숨 쉬는 게 시원하고 피로가 사라졌어요. 그전에는 밤에 일을 하다 보니 항상 피곤했는데, 요즘은 4~5시간만 자도 피로한 게 없고, 좋은 반응이 여러 가지로 많이 오더라고요.

그래서 주변 사람들한테 얘기를 해줘도 한약으로 고쳤다는 걸 믿지 않으려고 해요. 그래도 제가 직접 좋아진 모습을 곁에서 지켜보니까 지인들도 느끼는 게 있어서 서서히 마음이 움직이고, 나처럼 수술할 뻔한 사람까지 나왔다고 하니까 처음엔 반신반의하다가 친구들도 먹겠다고 해요. 그래서 지인들께도 많이 추천하고 있어요.

누구나 선택의 갈림길이 있는데, 저는 편강탕이라는 좋은 약을 만나 우리나라 최고의 대학병원에서 기적적인 결과를 확인하니 지인들도 놀라워하고, 저도 '너무 선택을 잘했구나!' 감사한 마음뿐입니다. 정말 좋은 선생님, 좋은 약을 만나 수술하지 않고 잘 치료됨에 감사드립니다.

편강한의원 홈페이지에 올라온 배** 님 치료 사례

오랜 흡연으로 망가진 폐, 확실히 청소되었습니다!

저는 경북에 사는 60대 후반 남성입니다. 변호사 법률국장으로, 50년째 법조계에서 일하면서 하루에 전화를 450통씩 받을 때도 있고, 사건 결과가 좋고 나쁨에 따라 상대방 반응이 달라 결과가 나쁘면 막 소리를 질러 귀도 나빠지고 스트레스를 많이 받아 하루에 7갑씩 45~6년간 담배를 피웠습니다. 지금도 전화로 고함지르는 사람이 있으면 멀찌감치 띄고 전화를 받거든요. 그러다 보니 폐도 나빠져 대화 도중 갑자기 목이 잠겨 말을 못 할 때가 한두 번이 아니었고, 폐기종이 심하여 폐에 구멍이 뚫리고, 호흡기가 가래로 꽉 막혀 쌕쌕 소리가 났습니다. 내과에 가서 검사하면 폐암 조심하라는 얘기를 여러 번 하여 7년 전부터 담배를 완전히 끊었습니다.

편강탕을 먹으면 폐를 보하고, 폐에 쌓인 찌꺼기를 제거해 준다는 말을 듣고 편강한의원 약을 2020년 7월부터 먹기 시작했습니다. 복용 중 자다 목마른 현상이 2~3번 와서 소변 보고 목마르면 물을 여러 컵 먹고 자다가 '당뇨가 오는 거 아닌가' 걱정되어 병원에서 검사해 보면 당뇨는 아닌데, 조심하라는 소리만 들었거든요. 그러다 6개월 전부터 본격적으로 폐가 깨끗해지는 걸 느꼈고, 물 마시기 전에 세면대에 가서 미지근한 생수로 가글하여 오랜 흡연으로 쌓인 가래 덩어리를 뱉어내기 시작했습니다.

3개월 전부터는 새벽 2시 30분~3시 30분에 깨어 가글하면서 캑캑 뱉어냈더니 누런 찌꺼기와 시커먼 가래 덩어리가 뭉텅뭉텅 막 빠지는 거예요. 그래서 물을 대여섯 바가지 계속 가글하여 깨끗하게 뱉어내고 나서 생수를 한 컵 마시면 그렇게 개운할 수가 없어요. 다시 새벽 4시 30분~5시 30분에 또 목말라서 일어나 가글하면서 뱉으면 그때는 가래가 조금밖에 안 나와요.

그렇게 밤중에 소변보러 나와서 물 마시기 전에 계속 가래를 뱉어냈더니 지금은 대화할 때 목 잠기는 현상, 목마름 현상이 거의 없어요. 그래서 원장님께도 이런 현상을 말씀드렸더니 반가워하시면서 이것이 바로 폐를 청소해 주는 과정이라 하셨습니다.

현재 편강탕을 20개월 정도 먹고 있는데, 지금은 폐가 깨끗해져 가글을 하면 가래 색도 아주 맑고, 멀건 물만 나올 정도로 가래가 거의 사라졌어요. 아침에 샤워하고 양치질할 때 조금 나오는 거 말고는 전혀 없습니다. 낮에는 아예 없고요. 이 한약을 복용하면서부터 쌕쌕거리는 소리도 없어지고, 목소리도 아주 깨끗해졌어요.

그래서 제가 체험담으로 이 노하우를 꼭 전해주고 싶었습니다. 편강한의원 다른 환자분들께서도 이 약을 먹다가 목마름 현상이 있을 때는 폐에 쌓인 찌꺼기가 그대로 나오는 거니까 무조건 2~3번 정도 세면장에서 가글하여 누런 찌꺼기, 시커먼 찌꺼기 다 뱉어내고 깨끗한 물만 나올 때, 그때 물을 마시라고 말하고 싶습니다. 생수도 옹달샘 약수처럼 먹어야 기분이 낫지, 가글 안 하고 먹으면 계속 갈증만 나고 입안이 안 개운해요. 그걸 절실히 느꼈습니다. 이 한약을 드시는 분들께 꼭 밤중에 물 마시기 전에 가글하여 가래를 뱉어내라고, 그게 바로 보약이라고 조언하고 싶습니다.

저는 원래 운동을 좋아했는데, 폐가 좋아지니 건강이 전반적으로 더욱 좋아져 몸이 가볍고 활력이 넘쳐 가파른 산도 30분 만에 맘대로 오가니 사람들이 보고 놀랍니다. 진짜 담배를 피우건 안 피우건, 폐가 좋건 나쁘건 간에 누구나 돈 아끼지 말고 편강한의원 약은 기본적으로 5~6개월은 먹어봐야 한다고 생각합니다. 저도 계속 복용할 생각입니다. 먹어본 사람만이

'야~ 이 약은 꼭 먹어야 한다!' 생각합니다. 건강을 위해 복용하기에는 최고의 약이 아닐까 싶습니다. 정말 내 폐를 깨끗이 청소해 주는데, 그보다 더 좋은 약이 어디 있습니까. 천하를 얻고 천하의 명성을 얻고 천하의 소중함을 얻은들 자신의 건강을 잃으면 무슨 소용이 있겠습니까.

원장님께서 주신 올해 달력을 보고 놀랐는데, 원장님이 미국에 가서 사람들한테 폐가 건강하면 만병의 근원을 뿌리 뽑아 질병을 이겨낼 수 있다고 강연하시는 것은 정말 잘하는 겁니다. 저의 체험도 얘기해 주시고, 지금 남녀노소 막론하고 담배를 피우는 사람은 자신의 건강을 생각하지 못하는 어리석은 사람입니다. 모두 금연하시고, 자신의 건강을 위한 투자는 아끼지 마세요. 감사합니다.

미국 로스앤젤레스에 사는 화교 사** 님 치료 사례

십여 년의 만성폐쇄성폐질환이 회복되다

我從12歲開始患上鼻炎，經常鼻塞、流鼻涕、頭疼，後來做過兩次鼻息肉手術，也沒什麼幫助，發展到後來基本失去嗅覺。2004年來到美國後，因為有一次坐在很冷的板凳上休息受涼，導致嚴重感冒，咳嗽厲害，最終發展成慢阻肺。

나는 12세부터 비염에 걸려 늘 코가 막히고 콧물이 흐르고 두통이 나는 증세에 시달리고 있었다. 나중에 코 용종 수술을 두 번 받았지만 아무런 도움도 되지 않고, 오히려 후각까지 거의 잃게 되었다. 2004년 미국에 이민

와서 한번은 추운 벤치에 앉아 쉬다가 감기에 걸렸다. 심한 감기로 기침이 심해졌고, 결국엔 만성폐쇄성폐질환으로 발전했다.

隨著年齡增長，慢阻肺的症狀越來越嚴重，我經常呼吸困難，伴隨著哮鳴音、咳嗽、胸悶，連上個小坡都會氣喘，每天都需要用氣管擴張劑，整天不停地流鼻涕、吐痰，每天用一包紙巾都不夠。出去跟朋友一起吃飯，我在一旁不停地擤鼻涕、咳嗽、吐痰，自己都覺得很尷尬，簡直是人見人煩，給日常生活帶來很大不便。

나이가 들수록 만성폐쇄성폐질환 증상이 갈수록 심각해져 자주 호흡곤란이 오고 천명, 기침, 가슴 답답함을 동반했다. 작은 언덕 하나 넘으려 해도 숨이 가빠져 매일 기관지 확장제를 사용해야 했다. 하루 종일 끊임없이 콧물을 흘리고 가래를 뱉어야 해서 휴지 한 통이 모자라곤 했다. 밖에서 친구와 밥을 먹을 때도 옆에서 끊임없이 코를 풀고 기침하고 가래를 뱉어서 스스로도 민망했다. 그야말로 사람을 만나도 귀찮고, 일상생활에서도 크나큰 불편을 느꼈다.

另外，我睡眠也不好，只要有一點事就睡不著，半夜醒來很難再入睡。整個人臉色暗黃，沒有血色，皮膚也沒有光澤。為了健康看了很多醫生，為了治病花了很多錢，最後都是一場空，使得情緒更加低落，健康對我來說好像是可望不可及的夢想。

또 잠도 잘 못 잤다. 조금이라도 일이 생기면 잠을 못 자고, 한밤중에 깨어나면 다시 잠들기 힘들었다. 얼굴빛이 온통 노랗고 핏기가 없으며 피부도 윤기가 없이 거칠었다. 건강을 위해 많은 의사들을 만났고, 병을 고치려고 많은 돈을 썼지만, 결국 헛물만 켜고 마음만 더 상했다. 건강은 나에게는 바라볼 수 없는 꿈인 것만 같았다.

剛開始我在報紙上看到扁康丸的廣告還不太相信，太多次失敗的治療經歷使我一直不敢嘗試。後來妹妹吃扁康丸恢復了健康，推薦給我，我終於下定決心試試。

처음엔 신문에서 편강환 광고를 보고도 그다지 믿지 않았다. 너무도 많은 실패 경험 때문에 감히 시도조차 할 수 없었다. 여동생이 편강환을 복용한 뒤 건강을 회복하여 추천한 뒤에야 나도 한번 써봐야겠다는 결심을 하게 되었다.

我於2019年4月開始服用扁康丸，第一瓶服用兩週後就覺得咳嗽少一些，呼吸也順暢一些；為了更快的恢復健康，服用第二瓶時，我開始堅持每天跑步，一開始不能跑，只能走，走一段歇一會兒；後來服用第三瓶的時候，我可以稍微跑起來了；當服用第四瓶的時候，我感冒了，但這次感冒不像以前那麼嚴重，總體症狀輕很多，好得也快；當服用第七瓶的時候，我咳嗽也少了，痰也不多了。

나는 2019년 4월부터 편강환을 복용하기 시작했다. 첫 병을 2주 복용하니 기침이 적어지고 호흡도 원활해지는 것 같았다. 건강을 빨리 회복하기 위해 두 병째 복용할 때는 달리기도 시작해 매일 견지했다. 처음에는 뛸 수 없어 걸었다. 그것도 좀 걷다 쉬곤 했다. 그러다 세 병째 복용하니 조금씩 달릴 수 있었다. 네 병째 복용했을 때 감기에 걸렸지만 예전처럼 심하지 않고 모든 증상이 매우 가볍고 또 빨리 나았다. 일곱 병째 복용하니 기침도 적어지고 가래도 많이 줄었다.

2019年12月西醫檢查顯示肺很清，非常健康。2020年3月我又感冒了，這次感冒沒有發燒，也是很快就好了。我覺得扁康丸效果真的挺好的，就一直堅持服用到現在。

2019년 12월 양의한테 진찰받았는데, 폐가 매우 깨끗하고 건강하다 했다. 2020년 3월에 또 감기에 걸렸지만, 열도 안 나고 금방 나았다. 편강환의 효과가 진짜 좋은 것 같아 지금까지 쭉 복용하고 있다.

現在的我整個人滿面紅光，精神飽滿，幾乎很少感冒，沒有哮鳴音，也不氣喘了，幾乎不咳了，偶爾有兩口痰，現在不用紙巾了，可以一覺睡到天亮了。身體健康了，心情也好了。感謝徐院長發明的扁康丸救了我的命。若是沒有遇到扁康丸，真不知道自己現在是什麼樣呢！

지금 나는 얼굴에 홍조가 돌고 원기 왕성하며 감기도 걸리지 않는다. 천명음도 사라지고 숨도 가쁘지 않고 기침도 거의 하지 않는다. 가끔 가래가 두 번 정도 생기긴 하지만, 휴지 사용 없이 날이 밝을 때까지 잠을 잘 수 있다. 몸이 튼튼해지니 기분도 좋아졌다. 서 원장님이 발명한 편강환이 나의 목숨을 살렸다. 참으로 고맙다. 편강환을 만나지 못했더라면 지금 내 모습이 어땠을지 감히 상상도 할 수 없다!

폐섬유화 치료 사례

편강한의원 홈페이지에 올라온 신** 님 치료 사례

폐섬유화 많이 호전되어 편안합니다

저는 올해 호적상으로는 90인데, 원 나이는 93세 남성입니다. 젊었을 적에는 사업하고 뭐하고 하다 보니 골치도 아프고 자꾸 담배를 피우다 보니 하루 2~3갑씩 피우는 골초가 됐죠. 그렇게 한 50세까지 피웠나 봐요. 뭔가 몸이 이상해서 큰 병원에 가서 진찰하니까 담배를 끊어야 산다고 해서 한 60세 되면서부터 술이랑 담배를 딱 끊었죠.

그 후 호흡기가 조금씩 불편해지더니 70대가 되니까 기침, 가래, 호흡곤란이 심해서 병원에 가니까 천식이라고 해요. 근 10년을 천식약을 먹느라 몸이 많이 안 좋아져서 입원해서 치료도 받고 그랬어요. 그래도 잘 낫지 않아 호흡이 어려울 땐 B 흡입기 한 번씩 하고, 기침 가래도 상당히 많고, 잘 때도 가래가 끓어 흡입기를 빨아야만 잠을 자고 그랬어요.

이렇게 치료가 안 돼서 위임장을 받아서 큰 병원에 갔어요. 그 병원에서는 폐섬유화증이라는 진단을 내리더라고요. 입원해서 치료를 받고 증상은 호전이 되었는데, 거기서는 "폐섬유화증이면 5년 정도밖에 못 사는데,

이 약은 좀 더 생명을 연명하기 위해서 먹는 거지 낫는 약은 아니다"라고 말하더라고요.

그렇게 진료를 받다가 애들이 "이렇게 좋은 게 있으니까 잡숴보라"고 해서 편강한의원에 가서 서 원장님과 얘기를 나눴더니 "치료가 된다"고 말씀하시는 거예요. 다른 약은 쓰지 말고 편강 약만 쓰라고 처방해 줘서 병원 약, 딴 데 약은 끊고 편강 약만 먹었죠.

한 1년 가까이 되니까 조금씩 몸이 좋아지더라고요. 1년 후부터 계속 좋아져서 지금은 가래도 안 나오고, 잘 때도 아무 흡입기 안 하고 그냥 자도 편히 잘 수 있어요. 다른 사람들도 제 얼굴 보고 많이 밝아지고 젊어졌다고 하고, 실제로 제 얼굴에 커다란 검버섯 두 개가 있었는데, 그것도 없어졌어요. 그래서 '서 원장님 만나서 내가 사는가 보다' 이렇게 생각하고 있어요.

이렇게 여러모로 좋아서 계속 먹었더니 딴 병원에 가서 검사를 해보니까 "폐섬유화증은 낫는 약이 없는데, 이상하게 좋아진다. 이런 경우는 처음 본다"라고 이야기하더라고요. 의사 선생님이 청진기를 대보고서 "가래도 없다"고 그래요. 정말 너무 좋아져서 기침 같은 것도 없고, 저는 아주 기분이 더 좋아져서 지금까지 계속 편강 약을 복용하고 있어요.

정말, 편강 약 먹고 나서는 딴 병원 갈 일이 없어요. 편강 약 먹기 전에는 1년에 한 번씩 CT도 찍고, 엑스레이도 찍고 그랬는데, 편강 약 먹고부터는 호흡도 편안하고 일상생활하는데 지장이 없으니까 병원 갈 일이 없어요.

양방에서는 5년 생존율 얘기하는 폐섬유화증이 편강에서는 사실상 치료가 되는 것 같아요. 지금 사는 거 봐선 그렇죠. 하여간 많이 나아서 정말 감사한 마음입니다.

편강한의원 홈페이지에 올라온 이** 님 치료 사례

간질성 폐렴(폐섬유화)이 완전히 치료되었습니다!

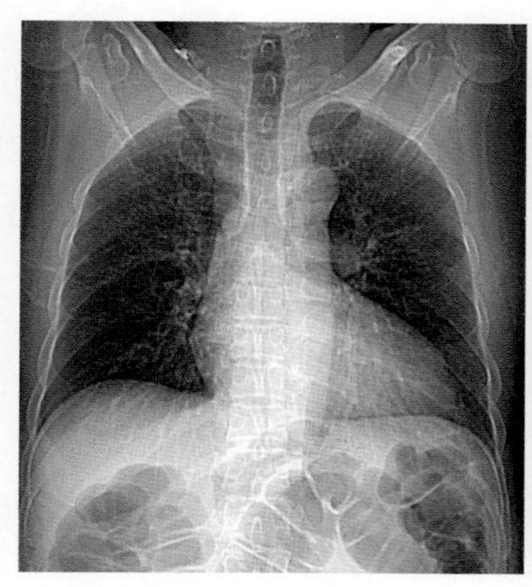
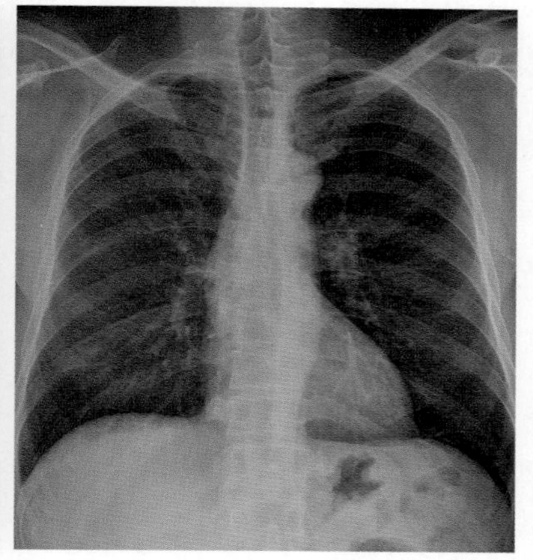

편강탕 복용 1년 전후 폐 CT

산악자전거 타는 게 저의 취미입니다. 작년 초부터 산악자전거 탈 때 전보다 힘들고, 계단 오를 때 숨이 찬 것 같다는 생각이 들었습니다. 5월 말

종합검진을 받게 되었고, CT 결과 간질성폐렴, 폐섬유화가 의심된다며 조직 검사를 권유받았습니다. 하지만 조직 검사는 시행하지 않고 7월부터 편강탕을 복용하기 시작했습니다.

첫 몇 개월은 별다른 변화를 느끼지 못했지만, 1년 가까이 복용하면서 숨이 확실히 덜 차다, 초진 때보다는 확실히 좋다는 것을 느끼게 되었습니다. 그리고 올해 5월 다시 종합검진을 받게 되었는데, 건강검진 전문센터에서 폐에 아무 이상이 없다는 결과지를 받게 되었습니다.

담배도 끊지 못해 하루에 1갑씩 피우고 있었고, 양약도 전혀 복용하는 것이 없었고, 내 생활에 변화는 하나도 없었습니다. 이 상황을 믿을 수가 없어 S 의료원에 가서 다시 확인해 보니 아무 이상 없다며 앞으로 병원에 올 필요가 없다고 했습니다. 정말 아직도 이 상황을 믿을 수가 없습니다. 저와 같은 환자분들께 희망을 드리고 싶어 후기를 남깁니다.

편강한의원 홈페이지에 올라온 최** 님 치료 사례

폐섬유화 물리치고, 12층 계단도 거뜬히 올라갑니다

안녕하세요. 저는 만 75세로, 초등학교에서 평생 학생을 가르쳤습니다. 20~60세까지 40년간 담배를 피우다 혈압이 높아져 15년 전에 담배를 끊었습니다. 처음에는 폐활량도 안 좋고, 찬바람을 조금만 쐬어도 콧물과 기침이 나고, 감기가 자주 들어 양방 병원에 갔더니 알레르기성 비염이라고 해요.

그러고 나서 수원에 있는 V 병원에서 폐 CT를 찍어 봤는데, 폐섬유화라는 거예요. 섬유화 시초로 생각되고, 폐 기능도 떨어져 있다면서 의사가 걱정하더라고요. 그래서 폐섬유화가 뭐냐니까 폐가 굳는 병이래요. 그러면 치료법이 뭐냐고 물었더니 없다는 거예요. 상식적으로 폐가 굳으면 인생 끝나는 거 아닙니까. 그래서 '80도 안 돼서 끝나겠구나….' 이런 생각까지 들면서 아이들한테 아빠가 폐섬유화라고 얘기하면 깜짝 놀랄까 봐 우리 부부만 알고 친한 친구들한테만 얘기하고 처음 한두 달은 고민이 많았어요.

그러다가 편강한의원 신문광고를 보고 서효석 원장님이 쓰신 책을 읽어보니 폐 청소를 해야 한다는 거예요. 찌든 폐를 청소하면 임파선이 튼튼해지고, 폐 기능이 강화되어 잡균이 폐에 들어와도 다 막을 수 있고, 폐쇄성 폐질환, 폐섬유화까지 치료할 수 있다는 얘기더라고요. 읽어보니 논리적으로 이해가 돼요. 나도 40년 담배 피워서 폐가 찌들 대로 찌들었을 텐데 평생 청소 한 번 안 했잖아요. 그래서 편강한의원에 내원하여 편강탕을 1년 반 먹었어요.

처음 폐섬유화 진단을 받고 편강에서 약을 1년 먹은 뒤 폐 CT를 찍어봤더니 1년 전과 그대로래요. 그런데 폐 기능 검사는 처음 했을 땐 89였는데, 그게 숫자가 많을수록 폐 기능이 좋은 거래요.

근데 1년 먹고 다시 재 봤더니 105가 됐다는 거예요. 그리고 다시 반년을 더 먹고 2년째 되던 해에 재 봤더니 106이래요. 폐 CT 결과도 더 진행이 안 됐다고, 엄청 좋아졌다고 주치의가 걱정 안 해도 되겠다고 그래요.

사실, 처음 1년 만에 사진 찍을 땐 의사한테 한약을 좀 먹는다고 했더니 혼잣말처럼 헛일을 한다고 그랬었거든요. 그래서 이번에 검사할 때는 한약 먹는다는 얘기를 안 하고 나 나름대로 가늠을 해봤죠. '나이가 한 살 더 먹었으면 나빠졌으면 나빠졌지 진전될 수가 없는데, 현상 유지 이상의 효과가 있구나!' 효능을 확신하게 된 거죠.

무엇보다 예전에는 알레르기성 비염이라 걸핏하면 감기 걸리고 내과에 찾아가서 감기약 짓고 그랬는데, 편강탕 먹고 나서는 기관지나 폐 관련 약은 먹어본 적이 없어요. 정말 감기 한 번 안 들었어요. 감기 기운이 약간 있다가도 어느 틈에 사라지고, 기침도 거의 안 하고, 콧물 조금 나오다 괜찮아지고, 그런 것들이 정말 좋아졌어요. 지금은 활동하는데 지장이 전혀 없을뿐더러 특별히 더 건강해져서 하루에 한 4km 이상씩 걷는데, 제가 아파트 12층에 살거든요. 일부러 12층도 하루에 3~4번씩 걸어서 올라가요. 그래도 숨이 차거나 그런 걸 못 느껴요. 그래서 확실히 나아졌다는 느낌이 들고, 편강탕 먹은 덕이 아니냐. 다른 약은 안 먹었거든요. 그래서 참 잘했다는 생각이 듭니다.

친구들도 요즘 제가 건강하게 술도 먹고 쾌활하게 지내니까 "너 왜 이렇게 기운이 좋아졌냐?" 이럽니다. 제가 생각해도 생활하는데 아무 불편이 없고, 집안 식구들하고 모여서 벌초할 때도 애들하고 같이 기계 메고서 하고 즐겁게 살 수 있게 되어 정말 다행이란 생각이 듭니다. 양방 병원에서는 예전에 폐가 섬유화되면 손톱도 이상해진다면서 손가락을 내보라고 그랬었는데, 그런 것도 전혀 없고 잘 지내고 있어요. 아침에 일어나서 새벽에 운동을 나가도 목 아프고 그런 것 전혀 없고, 괴롭거나 몸이 무겁거나 귀찮거나 그런 거 모르고 삽니다.

편강탕을 먹은 다음부터는 자신감이 생겼어요. 건강 걱정은 안 해도 되겠다는 생각도 들고요. 지금 75센데 살면 얼마나 더 살겠어요. 이왕이면 건강하게 살아야지. 그래서 앞으로도 하루에 한 포씩 건강 유지 차원에서 복용할까 합니다. 원장님께도 고맙다는 얘기 많이 했습니다. 원장님 책에서 말씀하신 것처럼 폐가 망가져서 숨 못 쉬면 폐와 심장은 같은 운명체니까 숨 끊어지면 맥 끊어지고 심장 멎으면 끝나는 거 아뇨. 그래서 혹시 폐섬유화 진단을 받고 고민을 하는 사람, 특히 초기인 사람이 있다면 이 한약을 한번 먹어보라고 추천하고 싶어요. 폐 관련 질환을 앓고 있는 친구들에게도 적극 권하고 싶습니다. 제가 경험했으니까 분명히 말씀드릴 수 있어요.

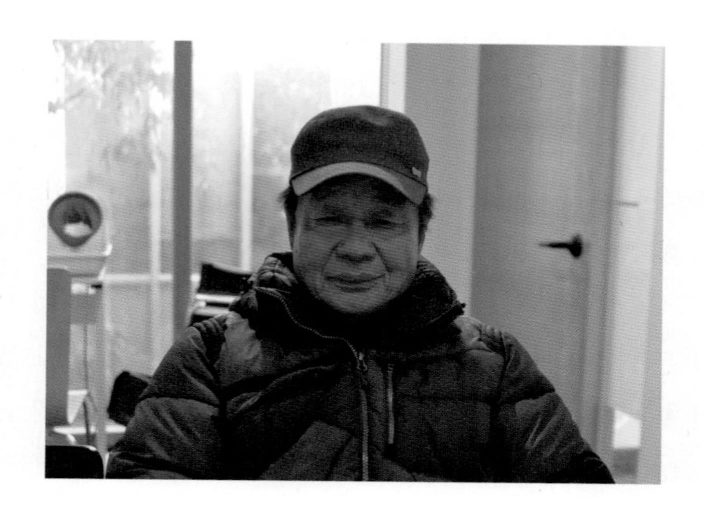

<편강의학> 7호에 실린 강** 님 치료 사례

3년 시한부 판정받은 특발성 폐섬유화 완치

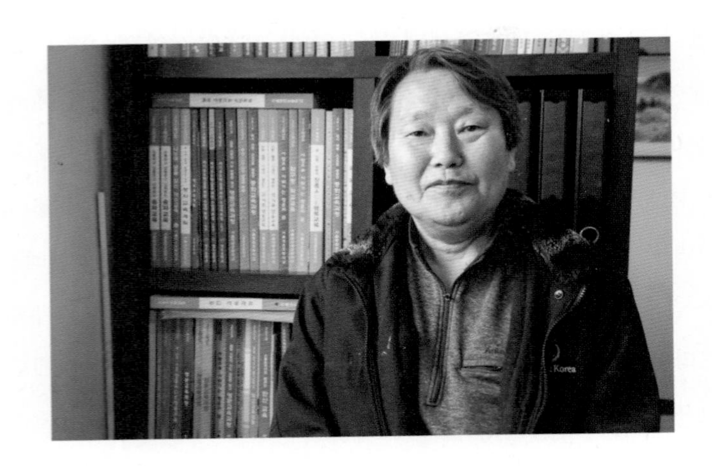

나는 1950년 6.25 전쟁의 소용돌이 속에서 태어났다. 당시 동네 사람들 대부분이 죽었기 때문에 지금까지 살아왔다는 것만으로도 참 행복이라 생각한다. 심산유곡에서 자란 나는 공부를 마친 후 서울 충무로에 나와 35년간 출판업을 했다. 서울은 공기가 안 좋고 미세먼지가 많았다. 사업은 충무로에서 했지만, 집은 구로동 쪽이라 공기가 더 안 좋았다.

그러던 중 언젠가부터 가슴이 답답하고 호흡기 질환이 끊이지 않았다. 감기가 계속 낫지 않고 기침, 가래가 갈수록 심해져 제일 먼저 찾아간 곳이 구로에 있는 K 병원 호흡기내과였다. 가서 아무리 진찰하고, 엑스레이와 CT를 찍어도 의사는 원인을 모른다고 했다. 그래서 일주일째 이 약 한번 먹어보세요. 그래서 안 들으면 그럼 이 약을 강도 높게 써볼까. 그래도 안 나으니 의사가 안 되겠다며 조직 검사를 하자고 했다. 그래서 열흘 동안 입원해 있으면서 조직 검사를 받았다. 가슴 한쪽을 칼로 찢어내 허파에서 가로 1cm, 세로 1cm를 잘라 조직 검사를 해보니 특발성 폐섬유화란 병명이 나왔다.

퇴원할 때도 의사는 이건 약도 없는 병이라며 흡입제를 처방해 주면서 경과를 좀 두고 보자고 했다. 나는 시간 날 때마다 아침에 한 번, 저녁에 한 번 입으로 들이마시는 흡입약을 썼지만, 차도가 없었다. 문득, 이게 오진일 수도 있으니까 다른 데 가볼까? 별생각을 다 했다. 의사는 이걸 사용해도 안 되면 스테로이드라는 약이 있으니까 마지막으로 그걸 한번 써보자. 연세도 있고 그러니까 좋은 공기 마시고 그냥 마음 편하게 시골 이런 데 가서 사시다가 돌아가시는 게 좋겠다. 이게 예후가 나쁜 병이라 통계를 쭉 보여주면서 3년 가기가 참 힘든 병이다. 그러니까 작정하시고, 자기가 할 수 있는 일이 이거밖에 없다며 시한부 판정을 내렸다.

와이프와 병원을 나오면서 이런 생각이 들었다. '야~ 이거 그래도 칠순은 해먹고 죽어야 할 텐데, 60대 중반에 죽기는 너무 억울하다. 좋다! 병하고 한번 싸워서 이겨보자. 힘든 군 생활도 통신병으로 34개월 넘게 잘 이겨냈는데, 이런 병이 왔다고 이대로 죽을쏘냐. 나는 너를 이길 수 있다!' 이런 마음가짐을 가지고, 그렇다면 무엇을 할까 생각도 하고, 한편으로는 부정적인 생각이 자꾸 끼어들어 앞으로 3년 후에 죽는다면 자식과 친구들한테 얘기해야 하나 말아야 하나, 재산은 어떻게 분배를 할까, 화장을 할까

선산을 할까… 걱정을 많이 했다.

1월에 이렇게 폐섬유화 판정을 받고 나서 48년간 하루에 한 갑씩 피웠던 담배를 결혼기념일인 30일에 딱 끊어버렸다. 그리고 강원도 곰배령으로 와이프를 데리고 내려왔다. 나중에 여생을 이곳에서 음악 듣고 독서하면서 손주들 여름방학 때 놀러 오면 자연에서 뛰놀게 하고 싶어 5~6년 전에 지어 놓은 조그만 별장이 있었는데, 어차피 폐섬유화도 호흡기 질환이니까 우선적으로 해야 할 것이 폐가 깨끗해야겠다. 그래야 폐가 굳어가던 게 멈추지, 서울에 탁한 공기 마시면 도저히 낫지 않겠다 생각해서 일주일 동안 그곳에 머물렀다. 거기서 죽기 전에 해야 할 몇 가지 하는 <버킷리스트>라는 책을 보면서 내가 좋아하는 클래식을 들으며 옛날 영화 메모해 가며 대문호들의 고전도 좀 읽고, 이 사람들은 인생을 어떻게 마무리했는가 이런 것들을 검색해 가며 하루하루를 보냈다.

비 오는 날에는 빗소리를 들으며 탁자에 앉아 소주에 와인을 타서 마시며 그렇게 맘 편하게 생활하는데, 계속 기침 가래가 심하게 나왔다. 무엇보다 잠을 잘 수가 없었다. 자다가도 숨이 차서 벌떡 일어나서 한동안 가슴을 두들겼다가 호흡이 정상이 되면 다시 누워서 전전반측하다 보면 날이 뿌옇게 밝아오곤 했다.

그때 다시 미래에 대한 불안이 엄습했다. 이대로는 안 되겠다. 식구들 데리고 출판업을 해야 하는데, 출판업 하려면 영업도 해야 하고, 마케팅도 해야 하고, 여러 가지 트레이닝할 게 많이 있는데 시골에 파묻혀서는 안 되겠다.

문득 이런 생각이 들어서 다시 서울로 올라왔다.

그전부터 편강한의원 신문 광고를 많이 봐왔기에 여길 한번 가볼까 말까 고민하다가 일단 한번 가 보자 결심하고 서초동에서 서효석 원장님을 찾아가 상담받고, 진맥을 받아봤다. 원장님은 편강탕을 1년 넘게 꾸준히 복용하면 좋아질 거라 하셨고, 나는 하루에 세 번씩 꼬박꼬박 차 마시는 기분으로 챙겨 먹었다.

그런데 처음 5~6개월은 큰 차도가 없었다. 그래서 한 달에 50만 원씩 6개월이면 300만 원인데, 술 한 잔 안 먹은 셈 치자. 생각하면서도 편강한의원으로 전화해 뭐 이건 먹어도 차도도 없고, 다른 약으로 대체할 수 있는 거 없냐 했더니 좀 더 드셔보시라고 그래서 곰배령으로 서울로 왔다 갔다 하면서 꾸준히 복용했다. 병이 답보상태다 보니 가족들 회의를 거쳐 내가 요양원으로 들어갈까 말까 하다가, 요양원 들어가면 하던 사업도 있고, 거래처 관계도 있고, 와이프 혼자 노후 대책도 안 세워 놨는데 나 혼자 가면 안 될 것 같아서 살긴 살아야 되겠는데, 신경정신과 의사인 사위는 장인어른, 한약은 효과 없는 거다. 현대의학 대학병원에서 고쳐야지 한약 가지고 고치기 힘들다. 수차 말리고 그랬는데, 사위 몰래 편강탕을 먹은 거다.

그러면서도 잘 안 듣길래 와이프 류마티스 관절염 치료하던 경동시장 근처 한의원에 가서 편강탕을 먹어도 될까 하고 물었더니, 그 한의사가 서효석 원장님 유명한 분이라고, 경희대 선배님인데, 병을 아주 잘 고친다고 해서 믿음이 더 갔다. 그래서 요양원 결정하기 불과 며칠 전에 이제 마음을 다부지게 먹고, 편강탕 꾸준히 먹고, 그 다음에 쭉 운동을 한번 해 보자! 결심하고 매일 새벽 다섯 시에 일어나 아침 운동을 좀 심하게 했다. 산등성이, 평지에서 조깅도 많이 하고, 틈날 때마다 간단한 근력운동도 많이 하고, 음식도 그동안은 고기 위주로 도가니탕, 설렁탕 이런 걸 많이 먹었는데, 곰배령 가서는 산나물이 많으니 된장찌개, 두릅나물 등 야채 위주의 식사를 했다.

이렇게 운동을 꾸준히 하고, 식생활도 채식 위주로 하면서 편강탕을 7개월 먹고 나니 몰라보게 좋아졌다. 오르막길만 올라가도 숨이 찼었는데, 이제는 산에 올라가서 뛰어도 숨이 안 차서 주변 사람들이 다들 놀랐다.

그래서 우리 부부 포함해서 안성 고향 친구들 네 부부, 총 8명이 중국에서도 굉장히 높은 황산으로 여행을 갔다. 다들 나이도 비슷했지만, 그래도 내가 좀 무거운 걸 메고 오랫동안 산에 올라가도 숨이 안 차서 나도 놀라고, 와이프도 놀랐다. 그전에는 조금만 걸어도 숨이 차서 10m만 가도 헉헉거렸는데, 이렇게 높은 산을 거뜬히 올라가니 자신감이 생겼다.

여행 가서도 편강탕은 아침, 점심, 저녁으로 계속 먹었다. 숨도 안 차고 가래도 안 차고 그러니까 이 정도면 낫지 않았는가 자신이 생겨서 황산에 다녀온 후부터 부정적인 생각이 싹 사라지고, 매사에 긍정적인 마인드로 바뀌었다. 편강탕 복용 후 피부도 덩달아 좋아져 담배 피울 때는 얼굴이랑 팔이 꺼칠꺼칠하고 검었는데, 지금은 얼굴도 환해지고, 한결 보드라워져서 주변에서 얼굴 좋아졌다는 소리를 많이 듣는다.

내가 이렇게 좋아진 후 1년 전 폐섬유화 진단을 받았던 K 병원에 가서 CT와 엑스레이를 다시 찍어봤다. 그걸 보더니 의사가 깜짝 놀라며 이런 경우는 처음 봤다며, 1년 전 폐 사진을 같이 보여줬다. 1년 전에는 엑스레이상 밑에 허연 게 이렇게 많았고, 위에도 있고 그랬는데, 지금 찍어본 사진에는 없지 않느냐. 깨끗이 나으신 거다. 근데, 재발할지 모르니까 지금까지 해온 그 습관, 그대로만 하라고 했다. 지금까지 어떻게 해왔는지 신기해하며 의사가 물어보기에 나는 양의사한테 편강탕 먹었다고 말할 수 없어 그냥 곰배령을 꾸준히 등산했다고만 했다.

나도 편강탕 복용 초기에는 의심도 많이 했지만, 결국에는 서효석 원장님을 믿고 편강탕을 중간에 포기하지 않고 꾸준하게 복용한 것이 완치라는 놀라운 결과를 불러온 것이다. 혹시 나처럼 폐섬유화로 절망하고 있다면 신념과 열정을 가지고 병마와 싸워서 이길 수 있다는 자신감으로 꾸준히 면역력 강화에 힘썼으면 한다. 면역력을 강화하려면 앉아있거나 드러누워 있으면 안 된다. 나이 들수록 자꾸 움직여서 아침에 30분씩 걷고, 15분 정도는 아령도 하고, 스트레칭도 하고, 공원에 있는 운동기구로 근육도 풀고, 물을 자주 먹는 등 자신의 길을 찾아 카타르시스를 느끼며 힐링케어 했으면 좋겠다.

그리고, 무엇보다 주치의를 믿는 것이 중요한 것 같다. 나는 폐섬유화를 이겨내면서 신념과 열정이란 것이 사람 사는 데 가장 중요한 길이 아닌가 하는 생각을 했다. 많은 환자들이 불치병에 걸리면 나도 이제 끝났구나… 포기하게 되는데, 나는 자신에게 맞는 루트를 찾아서 의지를 가지고 주치의를 믿고 병을 치료하다 보면 이겨낼 수 있지 않나 생각한다.

완치가 되었다는 생각이 들자 이제는 편강탕도 끊었다. 불치병이 깨끗이 나았으니 남은 삶은 와이프랑 손 붙잡고 가까운 곳에 여행 다니면서 음악도 듣고, 책도 보고, 곰배령에 살면서 평범하지만 삶의 귀감이 되는 자서전 같은 책도 한번 써서 내보고 싶다. 죽기 전에 해야 할 버킷리스트를 고민하던 나에게 새로운 희망 자서전을 쓸 수 있도록 건강과 평안의 시간을 선물해 준 서효석 원장님께 진심으로 감사드린다.

편강한의원 홈페이지에 동네 이장님이 올려준 백** 님 치료 사례

폐섬유화가 많이 좋아졌습니다

원장 선생님께 항상 고맙고 감사한 마음에 이렇게 사연 남깁니다. 저는 전라도 광주의 한 마을에 사는 동네 이장입니다. 우리 윗동네에서 나고 자라 우리 동네로 시집와서 76년 동안 가난하지만 따뜻한 마음으로 봉사하며 살아온 분이 있습니다. 그분이 느닷없이 감기처럼 폐병 환자처럼 그렇게 기침을 해쌓고 그래서 J대 병원 G대 병원에 가도 병명이 안 나왔습니다. 그래서 제가 서울 S대 병원에 가봐라 추천해도 안 간다 해서 동네 회의를 했습니다. 이분이 그동안 동네 노인정이나 노인회에 청소를 도맡아 하시고 봉사를 많이 해왔으니 우리가 치료할 방안을 만들자. 합의를 봤습니다.

그렇게 S대 병원으로 가서 진찰을 받으니 폐섬유화증이라는 진단 결과가 나왔습니다. 거기서는 광주니까 J대나 G대로 가서 치료하라고 하더라고요. 그러던 차에 제가 농민신문을 보는데, 거기 편강한의원 서효석 원장님 얘기가

나왔어요. 세밀하니 읽어보니까 많은 사람이 낫고 고쳐지는 것 같아 자제분 하고 서울로 가서 한번 상의를 하십쇼. 했더니 저도 함께 가자고 해서 서초동 편강한의원까지 함께 갔어요.

원장님이 1년 반 약을 드시면 좋아진다고 하셔서 믿고 자셔보도록 동네에 와서 또 회의를 했습니다. 기왕에 치료하는 거 반년이라도 한번 해봅시다. 하고 동네 사람들이 십시일반 비용을 내고 노인정에서 얼마 또 도와주고 해서 당시 한 달에 50만 원씩 주고 몇 달을 자셨는데, 그분이 동네 사람들 미안하다고 안 드시겠다고 해서 제가 또 회의를 했습니다.

어차피 효험도 있고 많이 좋아진 것 같으니까 좀 더 해봅시다. 해가지고 현재까지 오다가 중간에 원장 선생님께 사정 얘기를 했습니다. 이렇게 어려운 사람인데 도와줄 수 없습니까. 그분이 저희 작은방에 살고 있는데, 남편도 먼저 가고 아들 셋도 어려워 봉양할 형편이 안 됩니다. 그리고 아들들이 있어서 영세민으로도 안 됩니다. 이런저런 형편을 얘기했더니 그렇게 좋은 뜻이 있으니 선처를 해서 약값을 할인해 주셔서 쭉 약을 자시다 보니까 확실히 좋아지셨어요. 기침도 덜 하고, 가래도 덜 나오고 많이 좋아지셔서 병원에 가서 엑스레이를 다시 찍은 결과 더 진행이 안 되고 그대로 있다고 하더라고요. 아, 약이 확실히 좋긴 좋은가 보구나! 해서 동네 사람들이 계속 힘을 모아 17개월째 복용하고 있습니다.

무엇보다 서 원장님의 지원으로 잘 복용할 수 있어서 항상 고맙게 생각하고 있습니다. 어려워도 항상 마을 일을 도와주시고 인정을 베풀어주셨던 분이라 요즘 혈색이 좋아지고 활동도 조금 하시고 저희 집 앞 노인 회관에서 맑아진 얼굴로 좋은 일 하시는 모습을 보니까 원장 선생님께 항상 고맙고 감사한 마음뿐입니다. 저도 80살인데 그분 보면서 항상 젊게 베풀면서 살라고 합니다. 고맙습니다.

미국 로스앤젤레스에 사는 화교 왕** 님 치료 사례

폐 결절, 발작적 기침, 피로하고 무기력함
편강환 복용 후 폐 결절 사라지고 정신 맑아짐

洛杉磯的王女士，裝扮得體、容光煥發，看上去一點也不像57歲，顯得要年輕一些。然而在幾年前，她曾經被疾病折磨的疲憊不堪。

로스앤젤레스의 왕 여사는 풍모가 당당하고 얼굴에 광채가 있으며 57세라 믿어지지 않게 젊어 보인다. 하지만 몇 년 전까지만 해도 그녀는 질병의 시달림으로 고통을 호소했던 사람이다.

王女士介紹:「2014年，我患上了慢性咽炎，開始咳嗽。每天都咳，沒有原因、莫名其妙。每次都要持續幾分鐘，咳得腦袋、胸腔都痛，簡直像要斷氣的樣子，很長時間才能平 靜下來。」

왕 여사가 소개하기를 “2014년 나는 만성 인후염에 걸렸고, 기침을 시작했다. 매일 기침을 하였으며, 원인을 몰라 답답할 뿐이었다. 매번 기침을 시작하면 머리가 아플 정도로 격렬했고, 흉부 통증도 동반됐다. 정말 숨이 끊어질 정도였다는 게 정확한 표현이며, 한참을 지속해야 멈추곤 했다."

儘管咳得很厲害，可什麼東西也咳不出來。去看醫生，做了CT檢查，顯示肺部有黑點(結節)。但是家庭醫生說，沒有任何藥可以給我吃。另外，因為長期在辦公室操作電腦，所以右手腕酸痛難忍，落下了一個鼠標手。眼看著自己的身體每況愈下，不是今天這裡難受，就是明天那裡不舒服，還經常感冒，真是身心俱疲，感覺活得又苦又累。

기침을 아주 심하게 했지만, 아무것도 뱉어내지 못했다. 의사 선생님께 진찰을 받으러 가서 CT를 찍었는데, 흉부에 검은 점을 발견했다(결절). 가정의사 선생님이 이야기하기를, 어떤 약으로도 치료할 수 없다는 것이다. 그리고 오랫동안 사무실에서 컴퓨터로 일하다 보니 오른쪽 손목이 시리고 아팠으며, 손목 터널 증후군까지 겹쳤다. 신체는 점점 안 좋아졌고, 오늘 여기가 괴로우면 내일 저기가 괴롭고, 늘 감기에 걸렸으며, 정말 온몸이 피곤하여 고생스럽고 힘들었다.

2016年5月底，我看到了扁康丸的廣告，上面介紹清肺的治療理念，感到很有說服力，決定試一試，於是開始服用扁康丸。服用1個月左右的時候，咳嗽就開始減少，隨著不斷服用，逐漸的身體狀況越來越好，心情也變得開朗舒暢起來，服用到現在有一年多了，我一次也沒有感冒，特別是那種幾乎像要斷了氣的咳嗽，再也沒有出現過，連惱人的鼠標手也消失了。

2016년 5월 말, 나는 편강환 광고를 보게 되었다. 청폐에 관한 의학 이론을 소개했는데, 아주 설득력이 있어 한번 시험해 보기로 했다. 1개월 정도 복용했을 때 기침이 적어졌다. 지속하여 복용하니 신체가 점점 더 건강해졌고, 마음도 점점 더 편안해졌다. 1년 정도 복용하니 한 번도 감기에 걸리지 않았고, 숨이 멎을 듯 기침하던 증상도 다시는 나타나지 않았다. 손목 터널 증후군마저 사라졌다.

2017年7月，我到醫院去檢查，MRI(核磁共振)顯示，肺部的黑點已經沒有了！真是太神奇了！扁康丸讓我的身體有了一個根本的改變，現在我感覺整個人神清氣爽，人也越活越年輕！

2017년 7월, 나는 병원에 가서 MRI를 찍었는데 폐의 검은 반점이 사라졌다. 정말 너무 신기했다! 편강환으로 내 몸에 근본적인 변화가 생겼다. 지금 나는 아주 건강하고 젊으며, 온몸이 맑고 상쾌함을 느낀다. 사람도 살수록 젊어진다!

폐렴 치료 사례

편강한의원 홈페이지에 올라온 이** 님 치료 사례

감기, 편도선염, 비염, 천식, 폐렴 낫고 숨쉬기 편안합니다

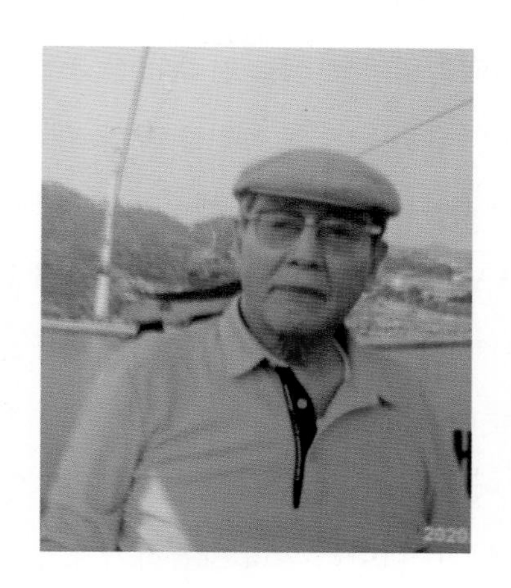

저는 85세 먹은 할아버집니다. 응당 아플 수 있는 나이지만, 한 3~4년 전에 감기가 왔는데, 열이 많이 나서 폐렴이 됐어요. 그 폐렴을 앓고 나서부터 다리에 힘이 없어 걸음도 못 걷고, 목도 쉬어버려서 안 나왔어요.

그리고 30대부터 비염으로 밥을 먹든 국을 먹든 뜨거운 걸 먹으면 콧물이 막 줄줄 흘렀어요. 그렇게 계속 비염, 편도선염, 인후염, 천식 이런 게 있었어요. 그런데 나이가 들수록 면역력이 떨어지다 보니 감기도 잘 오고, 감기에 걸리면 폐렴으로 넘어가 버리는 거예요. 막 콜록콜록 가래 끓는 기침을 하면 옆에 있는 사람이 도망갈 정도로 그렇게 심했어요. 1년에 한두 번씩 호되게 폐렴을 앓아 병원에서도 위험하다고 해서 굉장히 겁을 먹었는데, 양방에선 낫지 않았어요.

신문에서 편강한의원이 이걸 잘 고친다는 광고를 보고 처음엔 의심이 들어 서효석 원장님 저서인 <편강 100세 길을 찾다>와 <기적의 건강법>을 사서 한 자도 안 빼고 읽어봤어요. 편집이 잘되어 있어 책 내용을 발췌해 노트에 적어가며 어려운 글자는 옥편을 찾아 정리해 가면서 읽었어요. 제가 공무원 생활을 60살 넘도록 오래 해서 꼼꼼하게 내용을 정리해 가며 두 권을 열심히 읽고 난 뒤 믿음이 생겨 편강한의원 진료를 받게 된 거예요.

그렇게 3개월 꾸준히 편강탕을 복용한 결과 폐가 깨끗해진 것 같아요. 코감기고 목감기고 어떤 감기도 3개월 동안 한 번도 안 왔어요. 그러다 보니 자연히 폐렴도 깨끗이 나아버리고, 호흡하기가 아주 좋고 가슴이 시원해요. 천식도 숨이 가빠지는 경우가 있곤 했는데, 다 없어져 버려서 전혀 소식이 없어요.

선생님 덕분에 복식호흡도 배웠고, 아주 숨쉬기가 편하고 숨을 들이마시는 길이가 길어졌어요. 현재 편도선하고 폐렴은 시원하게 나았고, 예전엔 목이 쉬어 말도 안 나오고 노래 하나도 못 부를 정도였는데, 지금은 웬만한 건 다 말할 수 있고, 노래도 할 수 있게 됐어요. 그래서 전화하면 아는 사람들이 "네 목 참 좋아졌다"라고 말해요.

비염, 천식, 폐렴 같은 병은 양방에선 못 잡아요. 근본적으로 뭘 못하고, 그때그때 항생제 주사나 주고 그러지. 그러나 서 원장님은 달라요. 폐를 건강하게 해서 편도선을 강화해 면역력을 키워 스스로 낫게 해요. 결론적으로 저는 원장님을 잘 만나 정말 감사하게 생각합니다. 굉장히 만족합니다.

편강한의원 홈페이지에 올라온 최** 님 치료 사례

가습기 살균제로 인한 폐렴 호전

저는 평상시 육식도 별로 안 하고 채식 위주로 식사하며 원래는 몸이 아주 건강한 체질이었습니다. 그러다가 2012년 가을 · 겨울부터 직원들이 사무실에 가습기 살균제를 틀어놨던 것 같아요. 이상하게 2013년 11월부터 몸이 안 좋고 기침도 하고, 그전에는 기침을 보통 일주일 정도 하면 병원에 안 가고도 나았는데, 이번에는 보름 이상 가기에 안 되겠다 싶어 사무실에서 가까운 S 병원에 갔습니다.

엑스레이를 찍어보니 의사가 "폐렴이 아주 심하다. 당장 입원해야 한다"라고 해서 입원을 하게 되었습니다. 그런데 다른 사람은 폐렴이 나아서 퇴원하는데,

저는 아무리 치료를 해도 낫지가 않고 항생제도 듣지 않아 오히려 상태가 더욱 악화되어 의사도 손을 들어버리고 어떻게 할 방법이 없다고 해서 중환자실에 들어갔어요. 심지어 제 숨이 꼴딱꼴딱 넘어가려고 하니까 집사람에게 "마지막으로 가족들 얼굴이라도 보게 식구들에게 연락하라"고 인턴 의사가 말했다고 합니다. 그렇게 중환자실에서 7일 동안이나 의식 없이 있다가 깨어나 보니 이미 중환자실에서는 회복할 가능성이 없다고, 의사가 "폐섬유화가 온 것 같다. 그러니까 폐 이식을 신청하라"고 했대요.

폐 이식으로 사는 사람도 있지만, 죽는 사람도 있기 때문에 아내는 반대하고 그렇게 주저하고 있는데, 병원에서는 장기 이식 검사 후 내사자가 안 나와 시간이 걸리니까 스테로이드로 계속 치료를 한 모양이에요. 그때 64kg이던 제 몸무게는 45kg까지 떨어졌어요. 완전히 뼈밖에 안 남은 거죠. 보편적으로 폐렴 환자들이 일주일이나 보름 정도 입원하면 퇴원하는데, 저는 약이 듣지 않아 의사가 퇴원을 못 시켜서 2개월 정도 입원하게 되었어요. 그런데 그사이 스테로이드를 엄청 투약했는지, 겨우 의지하고 걸을 수 있게 되어 병원에서도 더 이상 치료할 방법이 없다고 해서 퇴원을 하게 되었어요.

그때 당시 신문에 편강한의원 광고가 나왔는데, 제가 아는 지인이 편강한의원 원장님을 아셔서 "폐질환 전문가이신 서효석 원장님을 만나러 가자!" 해서 같이 가게 되었어요. 지금도 이분께 정말 고맙게 생각합니다. 제가 S 병원에서 폐 이식을 했으면 아마 살아나지는 못했을 거예요. 저희 집사람이 이식 못하게 끝까지 막아서 퇴원 후 편강탕을 선택한 게 정말 잘한 것 같습니다. 이렇게 죽었다 살아나다 보니 의지할 곳은 편강탕밖에 없었어요.

편강탕도 처음 몇 개월은 제 몸에 쌓인 독소를 빼내느라 땀이 엄청나게 나고, 몸이 가렵고 붉은 것이 올라오면서 감당을 못하겠더라고요. 그럴 때마다 원장님께 전화를 드렸어요. 그러면 원장님은 "그동안 쌓인 스테로이드를 뽑어내는 명현반응인데, 이것을 이겨내야 치료가 된다. 몸을 움직일 수 있으면 운동도 하고 지속적으로 땀을 빼라"라고 말씀해 주셨어요.

그렇게 꾸준히 걷기 운동을 하면서 다른 약은 다 끊고 편강탕만 복용을 했더니, 그 지독했던 스테로이드 독성이 땀을 통해 빠져나가는 과정이 시원해지면서 기분이 상당히 업이 되었어요. 피부가 고와지면서 몸도 가뿐해지고, 기침도 줄어들고, 가래도 잡히면서 상당히 좋아졌어요. 이렇게 4개월 정도 집에서 편강탕 먹고 좋아지니까 퇴원 후 5~6개월 정도 못 나갔던 회사도 나갈 수 있게 되었어요.

편강탕을 1년 6개월 먹으니 다 나았다는 확신이 들 정도로 정상 몸무게를 회복한 것은 물론, 피부가 좋아지고, 호흡이 편안해지면서 몸이 너무 좋아지는 것을 스스로 확인할 수 있었어요. 그전에는 비싸지만 생명이 달렸으니 돈 아낄 상황이 아니었지만, 이렇게 몸이 전반적으로 좋아지다 보니 경제적 부담이 있어 편강탕은 끊고 꾸준히 운동을 했어요.

그러다 2년 전쯤에 저의 폐질환이 가습기 살균제 때문이란 생각이 들어

가습기 피해 협회에 지원 신청을 했는데, 조사한다 어쩐다 해서 S 병원에 가서 심사를 받게 되었어요. 그런데 예전 병원 차트를 보니까 엄청난 중증이었는데, 다른 사람들은 전부 호흡기를 코에 끼고 겨우 오는데, 저는 정상적으로 걸어와서 정상적으로 검사를 받으니까 죽었다 살아난 사람이 어떻게 이렇게 멀쩡한지 깜짝 놀라요.

이렇게 검사를 다 받고 각종 병원 서류 심사 후에도 계속 '가습기 살균제랑 상관없음'으로 나오다가 불과 3~4개월 전에 폐렴도 가습기 살균제 피해 질환으로 들어가고, 여러 민원들과 제가 아팠던 과정도 참작되고, 국회에서도 3~4단계 판정자도 정부 지원을 받을 수 있게 해주면서 저도 4단계 가습기 살균제 피해자로 인정되어 치료비로 들어갔던 비용을 국가에 청구할 수 있게 되었어요.

그래서 그동안 들어간 S 병원과 편강한의원 치료 비용을 청구했는데, "한의원은 인정이 안 된다"라고 하기에 "어떻게 하면 한의원도 인정받을 수 있느냐?" 했더니, "폐렴 치료 약으로 먹었다는 것이 증명되어야 한다"라고 하여 편강한의원에 가서 부원장님께 소견서를 받아 영수증과 함께 심사를 넣었더니 지원금을 받을 수 있게 되었어요.

옛날 S 병원 차트 보면 의식도 없고, 죽었다 깨어난 저로서는 현재 다른 사람들이 정상으로 볼 정도로 폐 건강을 회복한 것에 깊이 감사합니다. 누구를 만나든 "편강탕 참 좋다. 나는 분명 효과를 보았다"라고 이야기할 수 있어요.

편강한의원 홈페이지에 올라온 석** 님 치료 사례

폐질환, 두통, 변비, 불면증은 물론 아들 통풍까지 좋아졌습니다!

안녕하세요. 저는 나이가 여든이 넘어 평소 여기저기가 안 좋았어요. 젊었을 때 폐렴을 앓고 나서 폐 수술까지 해서 호흡기가 안 좋은 건 기본이고, 남편이 오랫동안 아파 병간호를 하다 보니 몸이 안 좋은 상태에서 두통, 변비에 불면증도 심했거든요. 이렇게 여러 가지 합병증이 많았는데, 조선일보를 보고 저한테 적합한 것 같다고 생각해서 그날 바로 우리 아들하고 같이 편강한의원에 갔죠.

그때 대표 원장님은 못 만나고 부원장님 만나서 상담하고 와서 편강탕을 계속 먹었어요. 제가 다른 사람보다 약 먹는 게 예민하거든요. 그런데 제가 느낄 정도로 두통이 좋아지고, 위도 좋아져서 소화 기능이 호전되니까 변비도 없어지고, 잠도 잘 와서 불면증도 없어졌어요. 그러다 보니 피곤한 것도 사라지고, 누가 보든지 젊은 사람 못지않게 피부가 곱다고, 아기 피부 같다고 칭찬합니다.

이렇게 모든 게 다 좋아지다 보니까 그전에는 수면제, 영양제 기타 양약을 어마어마하게 먹었거든요. 그런데 지금은 가정의학과도 안 가고 먹던 약도 다 끊었어요. 예전에 다녔던 강동 K대 병원 호흡기내과에서는 제 호흡기가 폐섬유화에 가깝다고 했거든요. 그래서 한 50% 정도는 한쪽 폐를 못

쓰고 있다고 했는데, 병원 약을 계속 먹으면서 진정만 시키던 차에, 서 원장님은 “그건 안 된다. 아예 기본적으로 폐를 깨끗이 청소해서 폐 기능을 복구하는 게 우선이다” 하셔서 사실 병원 약은 아주 힘들 때만 먹고 편강탕만 꾸준히 먹었거든요.

그랬더니 전반적으로 다 좋아지고, 지금은 호흡기 질환만 조금 남아있어요. 호흡기도 처음보다는 가래가 줄고 호흡곤란도 호전됐어요. 원장님도 “가래는 계속 뱉어내야 낫는다”라고 하셔서 이미 제가 다른 부분에서 기적 같은 호전을 경험했기 때문에 호흡기만 가라앉으면 어디든 갈 수 있을 것 같아요. 살아가는 데 큰 문제가 없어요. 그 정도로 하나하나가 다 좋아졌어요.

지금 편강탕 복용한 지 1년이 다 되어 확인차 K대 병원에 가서 CT를 다시 찍어봤어요. 그랬더니 폐가 깨끗해졌다고 의사가 그러더라고요. 거기에 진짜 감동을 받았어요. 그래서 영양제 다 끊어도 괜찮고, 모든 부분이 다 깨끗해지고 좋아졌으니까 앞으로 호흡기만 더 좋아지면 나도 이거를 커피 마시듯 끝까지 먹을 생각입니다.

제가 이렇게 좋아지다 보니 우리 아들도 옛날에 담배도 피우고 통풍이 말도 못 하게 심해서 고기 조금만 먹어도 다리를 못 움직일 정도였거든요. 그래서 같이 폐 청소하자고 해서 제가 먹은 지 한 3개월째부터 같이 먹었어요. 그런데 편강탕 먹고는 통풍을 이제까지 안 했어요. 나이가 마흔일곱인데, 담배도 끊고 술을 줄인 영향도 있겠지만, 그래도 편강탕을 복용한 후

93kg이었던 몸무게가 지금은 82kg 정도 나가요. 보기 좋게 몸무게가 줄고, 원장님 말씀처럼 폐에서 깨끗하게 피가 걸러져서 요산이 쌓인 쪽 피를 밀어냈는지 발병 횟수가 줄더니 6~7개월이 지나도록 발병을 안 하고 있어요. 그만큼 통풍에도 효과가 있는 것 같아요.

호흡기 질환도 저는 기분 좋게 치료될 걸로 알고 자신 있게 이 약을 먹고 있어요. "끝까지 나는 편강탕을 먹을 거다." 우리 아들하고 약속을 했어요. 그러면 건강하게 살 수 있을 것 같은 느낌이 들어요. 진짜 너무너무 감사합니다.

캐나다에 사는 화교 송** 님 치료 사례

6살 아이 폐렴, 천식으로 발육 늦어 걱정
편강환 복용 후 증상 사라지고 정상 키 되다

對加拿大的宋先生來說，最大的痛苦是看著幼小的孩子被病痛折磨，自己卻無能為力，那種感覺真是痛徹心肺。

캐나다 송 선생님은 어린아이가 병의 고통을 받고 있지만 자신이 어찌할 방도가 없어 마음이 갈래갈래 찢어지는 듯하였다.

「我兒子於2012年3月出生，6個月後就開始腹瀉，由腸炎轉到肺炎。西醫治療，越治越嚴重，到後來發展到腎衰竭，傳染了一種罕見的肺部病毒(發病率僅為萬分之一)，小呼吸道阻塞，肺氣泡阻塞，不得不常年服用激素、青霉素、紅霉素。」

"저희 아들은 2012년 3월에 태어나 6개월 이후부터 설사를 하더니 장염에서 폐렴으로 전이되었습니다. 서의(西醫: 양의(洋醫)의 뜻)가 치료하면 할수록 더욱 심해졌습니다. 나중에는 신부전으로 발전했고, 아주 희귀한 폐질환 바이러스에 전염되었습니다(발병률 만 분의 일). 작은 호흡기가 막혀 폐포가 없어지고 오랜 시간 동안 스테로이드, 페니실린, 붉은 항생물질에 의존했습니다."

「那時我兒子體質虛弱，臉色蠟黃。經常感冒、頭痛，天氣一變就發燒，每到換季時就咳嗽，幾個月都不好。夏天不能穿短袖，不能做運動，稍微一動就呼吸困難。食慾不好，消化不良，大便乾燥。小小年紀，睡覺又打呼嚕又磨牙，不能平躺著睡，只能蜷著身子睡。」

"그 당시 저희 아들은 신체가 아주 허약하였으며 얼굴색이 좋지 않았습니다. 늘 감기에 걸렸고, 머리가 아팠습니다. 날씨가 변하면 열이 나고, 계절이 바뀌면 기침을 하여 몇 개월이 되도록 낫지 않았습니다. 여름에는 짧은 셔츠를 입을 수 없었고, 운동을 할 수 없었습니다. 조금만 움직여도 호흡곤란을 일으켰습니다. 식욕이 없고 소화불량이었으며, 대변이 건조했습니다. 어린 나이에 잠을 자면 코를 골았고, 이를 갈았습니다. 편하게 누워서 자지 못하고, 웅크리고 잤습니다."

「由於長期服用激素、抗生素類藥物，導致孩子發育遲緩，身材瘦小，比同齡孩子矮半頭。全家人為了孩子的健康，整天提心吊膽。稍不留神就感冒，三天兩頭住醫院。發起燒來吃退燒藥都不好使。這些年，因為孩子生病，我們家人遭的罪，心裡承受的痛苦和壓力真是一言難盡!」

“장시간 스테로이드와 항생제 등 약물을 먹다 보니 발육이 느리고 아주 작았는데, 같은 연령의 아이보다 한 뼘 정도 차이가 났습니다. 온 가족이 아이의 건강을 위해 하루 종일 마음이 조마조마했습니다. 조금만 신경을 안 쓰면 감기에 걸렸고, 사흘이 멀다 하고 병원에 입원할 정도였습니다. 열이 나면 해열제를 먹어도 소용이 없었습니다. 이 몇 년 동안 아이가 병에 걸려 우리 가족이 겪은 고생과 고통, 심적 스트레스는 정말 이루 다 말할 수 없습니다!”

「2016年7月，我看到扁康丸的廣告，內心升起希望，就想讓兒子試試。但是我太太始終不同意，生怕兒子有什麼閃失，習慣上還是覺得西醫保險。但是看到幼小的兒子遭受的痛苦，我不想放過一線希望，堅持讓兒子試一試扁康丸。最後我太太也沒有辦法，勉強同意了。但是如果兒子吃了扁康丸真有個三長兩短，她就和我沒完。」

“2016년 7월 저는 편강환 광고를 보고 마음속으로 희망이 생겼습니다. 저희 아들에게 먹여 보고 싶었습니다. 하지만 아내는 계속 동의하지 않았고, 혹여 아들에게 무슨 일이 발생할까 봐 두려워하면서 습관적으로 서의(西醫)가 안전하다고 생각했습니다. 하지만 어린 아들이 받는 고통을 보니 한 갈래의 희망을 놓치고 싶지 않아 고집을 부리며 아들에게 편강환을 복용하게 했습니다. 마지막에 아내도 아무런 방법이 없어 겨우 동의했습니다. 하지만 아들이 편강환을 먹고 정말 무슨 일이 생긴다면 끝장을 내겠다고 하였습니다."

「服用3天後，兒子出現了排毒反應，咳嗽，喉嚨疼痛。我太太立刻緊張起來，又吵又鬧。我也很緊張，趕緊給扁康丸服務中心打電話，工作人員安慰我說，這是服用扁康丸後的正常反應，讓我放心，並建議可以先減少服用劑量。聽了她們耐心的講解，我和太太都松了口氣，繼續給兒子服用扁康丸。」

"복용하여 3일이 지난 후 아들은 명현현상이 나타났습니다. 기침을 하고 목구멍이 아팠습니다. 아내는 바로 긴장했고, 싸우고 소리를 질렀습니다. 저도 긴장하여 바로 편강환 서비스 센터에 전화를 걸었습니다. 직원이 저를 안심시키며 말했습니다. 이는 편강환을 복용하고 난 후의 정상 반응이니 시름을 놓으라고 하면서 먼저 적은 양을 복용하라고 건의했습니다. 그들의 인내심 있는 해석을 듣고 나서 저와 아내는 모두 한시름 놓고 계속 아들에게 편강환을 복용하게 하였습니다."

「15天後打鼾、磨牙的症狀就減輕了。並且頭不痛了，也不再感冒了！以前他經常感冒，現在我們都感冒了，他也不感冒，或者僅僅一兩天就好了，也不會發燒。胃口也好了，又能吃又能睡，臉色紅潤。夏天也能穿短袖了，打球、跑步都可以做，也不會哮喘，呼吸也正常了！」

"15일 후 코골이와 이를 가는 증상이 없어졌습니다. 머리도 아프지 않고, 감기에도 걸리지 않았습니다! 예전에는 늘 감기에 걸렸는데, 지금은 우리 모두 감기에 걸렸지만 아들은 걸리지 않거나, 혹은 하루 이틀이면 바로 지나갔습니다. 열도 나지 않고, 식욕도 좋아졌습니다. 잘 먹고 잘 자며, 혈색도 좋아져 얼굴빛이 발그스름합니다. 여름에도 반팔을 입을 수 있게 되었고, 공놀이도 하고 달리기도 할 수 있으며, 천식도 없고, 호흡도 정상을 되찾았습니다!"

「服用扁康丸短短一年的時間，兒子整個變了樣。最讓人高興的是，兒子的個子也長高了！目前身高已經追上了同齡的孩子！現在非常地健康、結實。扁康丸驅散了幾年來籠罩在我們全家的陰影，我們再也不用為孩子的健康擔心了！感謝扁康丸！」

"편강환을 복용한 짧은 1년 동안 아들이 완전히 달라졌습니다. 저를 가장 기쁘게 한 것은 아들의 키가 큰 것입니다! 현재 키는 이미 같은 또래의 아이들을 따라잡았습니다! 지금은 아주 건강하고 튼튼합니다. 편강환이 몇 년 동안 우리 집에 드리웠던 어두운 그림자를 흩어지게 하였고, 우리는 더 이상 아이의 건강 때문에 걱정하는 일이 없습니다! 편강환 감사합니다!"

미국 뉴욕에 사는 화교 서** 님 치료 사례

95세 고령 환자 폐렴 걸려 병원 위독 통지
편강환 복용 1개월 후 퇴원하여 집으로 돌아옴

生活在紐約的徐老先生，今年已是95歲高齡，和老伴攜手走過了60多年的風雨人生。為紀念鑽石婚，老倆口於2016年6月26日在親人們的簇擁下拍攝紀念錄像，誰知當天晚上回到家，老先生就累的發起了燒。

뉴욕에서 생활하는 서 선생님은 올해 95세이다. 부인과 함께 손을 잡고 60여 년의 파란만장한 세월을 살아왔다. 다이아몬드 결혼을 기념하기 위해 두 분은 2016년 6월 26일 친척 친우들과 함께 기념 영상을 촬영하다 돌아오는 길에 피로와 함께 고열에 시달리게 되었다.

家人趕緊將他送去醫院，一檢查說是肺部傳染病，將其隔離觀察，9天後醫生確認不是，說是肺積水，要求家屬同意抽水；隨之又說有吸入性肺炎，已不能進食，進行了胃造口，只能吃流食。

가족들은 신속히 그를 병원에 모셨지만, 검사를 하니 폐장에 전염병이 옮았다는 진단이 나왔다. 격리 후 관찰을 하다가 9일 후 확인을 해보니 폐에 물이 차 가족의 동의를 거쳐 물을 뽑겠다고 했다. 또한 흡인성 폐렴이라고 판명하였는데, 이미 식사를 할 수가 없어서 위장에 구멍을 뚫고 유동식을 할 수밖에 없었다.

大約5天後，醫院召集家屬參加一個會議 ——「臨終關懷會議」，通知家人為老先生做後事準備，老伴和孩子們聽到這個消息後震驚萬分，難以相信:「不應該這樣啊。住院之前心跳、血壓都是正常的，住院後也是正常的，怎麼突然就要『臨終關懷』了?」

약 5일 후 병원에서는 가족들을 불러 회의를 열었다. '임종 배려 회의'였는데, 노 선생님을 위해 후사를 준비하라는 것이었다. 부인과 자녀들은 천둥벼락과 같은 소식을 들은 후 깜짝 놀라 믿기 어려워했다. "이렇게 해서는 안 된다. 입원하기 전에는 심장 박동과 혈압이 모두 정상이었고, 입원

후에도 정상이었는데, 갑자기 '임종 배려 회의'라니?"

難以接受這個現實的家人商量後要求換科室，但是新科室的醫生也不持樂觀態度，說不會有什麼轉機了，所以老先生每天只能靠注射抗生素、吸氧維持。

이 현실을 받아들이기 어려워 가족들은 상의 후 과를 옮기기로 했다. 하지만 새로운 과에 있는 의사도 낙관적인 태도가 아니었다. 별다른 진전이 없을 것으로 진단했다. 서 선생님은 매일 항생제 주사와 산소 호흡기로 생명을 유지했다.

在這種情況下，早就聽說過「扁康丸」療效的徐太太，想讓先生試試。她找到醫生，問是否可以服用「扁康丸」，醫生說，吃和不吃都一樣了，不會有用的。但是徐太太不想輕易放棄，跟家人商量後決定服用扁康丸。

이런 상황에서 일찍이 '편강환'의 효능을 알고 있는 서 노부인은 남편에게 시험 삼아 복용하게 하겠다고 의사의 동의를 구했다. 의사는 복용하나 하지 않으나 효과가 없을 것이라고 했다. 서 노 부인은 포기하지 않고 가족들과 상의 후 편강환을 복용하기로 결정하였다.

既然醫生不同意，就只能背著醫生偷偷的吃。服用大約2週後，醫生再為老先生檢查身體時說病情已趨於穩定，建議轉到護理中心；到護理中心2週後就不再吸氧氣了，肺炎也沒有了，燒也退了。

의사 선생님이 동의하지 않으니 몰래 먹였다. 약 2주 후 의사 선생님은 노

선생님의 신체검사를 다시 한 후 병세가 안정기에 들어섰다고 하면서 요양 센터로 옮기기를 건의했다. 요양 센터에서 2주를 지내니 산소 호흡기를 떼어낼 수 있었고, 폐렴도 사라졌으며 열도 내렸다.

徐太太想讓先生早點出院回家，就請求護理中心的醫生拍個肺部的片子，看看到底怎麼樣了。連拍了2次都不清楚，到第3次，結果終于出來了，很清楚，一點肺炎也沒有了。

서 노부인은 남편이 빨리 퇴원할 수 있도록 요양 센터 의사 선생님께 폐장의 사진을 찍어 상황이 어찌 되었는지 알아보려 했다. 2번을 연속 찍었는데 잘 보이지 않아서 3번째 다시 찍었는데 결과가 나왔다. 아주 명확했고 폐렴이 아예 보이지 않았다.

護士跟徐太太開玩笑說，你們給病人吃了什麼靈丹妙藥啊？片子這麼清楚，一點炎症也沒有了，非常好！

간호사가 서 노부인에게 웃으면서 “당신들은 환자에게 어떤 영단 묘약을 복용시켰나요? 사진이 이렇게 깨끗하니 말입니다. 염증이 하나도 없어요. 아주 좋습니다!”라고 했다.

全家人聽到這個消息真是喜從天降，萬萬沒想到，一個月前醫生還讓做臨終關懷，服用扁康丸1個月後，肺炎竟然沒有了，燒也退了，也不用再吸氧氣了，這前後戲劇性的變化，讓徐老先生全家人深深折服於扁康丸的神奇療效。

온 가족이 이 소식을 듣고 정말 기뻐했다. 한 달 전만 해도 의사 선생님이

'임종 배려 회의'를 열었는데, 편강환을 복용하고 나서 1개월 뒤 폐렴이 없어지고 열도 내렸으며 산소 호흡기도 쓰지 않게 되었다. 치료 전후의 극적인 변화를 보고, 서 선생님의 온 가족은 편강환의 신기한 효능에 깊이 탄복했다.

更不可思議的是，因為老先生做了胃造口，只能吃流食，徐太太想辦法將扁康丸以水化開，經過過濾，只餵老先生扁康丸水，而剩下來的藥渣，她覺得丟掉太可惜，就自己吃掉了，沒想到徐太太多年醫不好的咳嗽竟然在服用扁康丸渣後也好了！

더욱 불가사의한 것은 서 선생님이 유동식만 가능하기에, 서 노부인은 편강환을 물로 녹여내 필터링 후 편강환을 우려낸 물만 먹였고, 남은 약 찌꺼기를 버리기 아까워 전부 먹었는데, 뜻밖에도 서 노부인의 수년 동안 앓던 기침이 편강환 찌꺼기를 먹고 나서 다 나은 것이다!

若不是親身經歷，徐太太怎麼都不會相信「起死回生」的奇跡就發生在自己家中，她激動不已地打電話給客服人員說：「真不知道用什麼樣的語言來表達我此時的心情，感謝你們，感謝扁康丸，是扁康丸救了我先生的命啊！」

만약 직접 겪어보지 않았다면, 서 노부인은 어찌해도 '기사회생'이란 기적이 자신의 가족 중에 발생할 거라고 생각하지 않았을 것이다. 부인은 너무 기쁜 나머지 전화를 걸어 "정말 어떤 단어로 현재의 제 심정을 표현해야 할지 모르겠습니다. 정말 고맙고, 편강환에 감사드립니다. 편강환이 우리 남편의 목숨을 구했네요!"라고 말했다.

미국 뉴저지에 사는 화교 장** 부모님 치료 사례

편강환이 100세 노인의 건강한 노후를 책임지다

家住新澤西州張先生和太太羅女士，10月份為父親舉辦了百歲生日聚會，親友們看到老人家面色紅潤，神彩奕奕，都圍著張先生夫婦詢問老人家健康的秘訣。

뉴저지에 살고 있는 장 선생님과 부인 나 여사는 10월에 아버님을 위한 100세 생일 모임을 가졌다. 친구분들이 아버님의 얼굴빛이 홍조를 띠고 있고 기력이 좋으신 것을 보고 모두 장 선생님 부부를 둘러싸고 그 비결을 물었다.

羅女士說：家公之前也和其他年紀大的老人一樣，有很多病：高血壓、哮喘、咳嗽、心臟不太好，睡眠也不好，前列腺問題導致腳踝腫脹等等。到2016年春天，由於感冒引起肺炎、哮喘，治療了2個月也不好，渾身無力，不想活動。服降壓藥3年了，可是血壓還是降不下來。中藥西藥吃了不少，也沒什麼效果，反反复复總是不好。我和先生又擔憂又著急，不知怎樣才能讓老人家健康起來。先生說在電視上看到扁康丸的專欄節目，看了很久了，覺得很有道理，不如我們給父親試試吧。就這樣，在2016年11月父親開始服用扁康丸。

나 여사는 말한다. "시아버님은 다른 노인분들과 마찬가지로 고혈압, 천식, 심장병, 불면증, 전립선 문제 등 많은 질병을 앓고 계셨다. 2016년 봄, 감기로 인한 폐렴, 천식이 2개월 동안 치료해도 낫지 않았다. 온몸이 무력했고, 움직이기도 싫어하셨다. 혈압약을 3년 복용하고 있었는데, 혈압은 내려가지 않았다. 한약도 적지 않게 복용했지만, 모두 효과가 없었다. 나와 남편은 걱정되기도 하고, 급하기도 해서 어떻게 해야 아버님이 빨리 건강해지실지 고민했다. 남편이 미국 TV에서 편강환 소개를 오랫동안 봐왔다고 하면서 치료 원리가 이치에 맞는 것 같다고 해서 그럼 아버님께 편강환을 복용하게 하자고 의견을 모았다. 그렇게 2016년 11월부터 편강환을 복용하시기 시작했다."

第一瓶服用後，咳嗽明顯減少了，我們都很高興。接下來到第二瓶的時候，一度出現咳嗽、痰多的現象，我們連忙諮詢扁康丸服務中心的工作人員，得知這是正常的治療過程，叫排毒現象，所以就放心繼續服用。到第6瓶時，父亲面色紅潤，也不咳嗽了，腳踝也消腫了，居高不下的血壓也恢復正常了！所以父親停用了所有的西藥，只吃扁康丸。每天可 以扶著助步器走一千步呢！

"처음 한 병을 복용한 후 기침이 현저히 줄었고, 우리는 모두 매우 기뻤다. 두 번째 병을 복용할 때 기침과 가래가 많아지는 증상이 나타나서 깜짝 놀라 편강환 고객 센터에 얼른 전화하여 문의하였다. 치료 과정에서 정상적으로 나타나는 일종의 명현현상이라는 것을 알게 되어 믿고 계속 복용하였다. 6병째 복용하게 되니 아버님의 얼굴색이 홍조를 띠고, 기침도 멎고, 복사뼈 부기도 빠지고, 그렇게 내려가지 않던 혈압도 정상적으로 회복되었다. 그리하여 아버님은 양약은 모두 중지하시고 편강환만 복용하기 시작했다. 그리고 매일 천 보씩 걸을 수도 있게 되었다."

羅女士越講越開心：看到家公服用扁康丸的效果这么好，我们也开始让我的母亲服用，她已经96岁高龄了，原來有嚴重的花粉過敏症，都40多年了，每到春天花粉季節，過敏現象非常嚴重，鼻塞、流鼻涕、打噴嚏、眼睛癢等，非常辛苦，自從服用了扁康丸，花粉期都過了她老人家也不知道。2017年5月美國東部花粉期的時候，我問母親，身體怎麼樣？花粉症發作了嗎？母親說還沒到花粉期呢。6月份我又問，今年花粉症有沒有發作啊？母親还是說還沒到花粉期呢。我聽了忍不住笑了起來，花儿都謝了還說花粉期沒到。可見母親已經平安度過花粉期，擺脫了惱人的花粉症！家裡的老人因為服用扁康丸而健康、愉快，我和先生非常開心。也由衷的感謝扁康丸給老人们帶來健康的晚年！

나 여사는 말할수록 즐거워졌다. “아버님이 편강환을 복용하여 이렇게 좋은 효과를 보니 어머님도 같이 복용하기 시작했다. 어머님도 이미 96세 고령이었다. 원래 꽃가루 알레르기로 40여 년간 고생하셨다. 봄이 오면 늘 코가 막히고 콧물 나고 재채기와 눈 가려움증이 매우 심했는데, 편강환을 드시고부터 꽃가루 시즌이 지나가도 모르실 정도였다. 2017년 5월 미국 동부 꽃가루 시즌에 어머님께 건강이 어떠시냐고, 알레르기 때문에 고생하시지 않는지 여쭤봤더니 아직 그 시즌이 안 됐다고 하실 정도였다. 6월에 또 여쭤봐도 아직이라고 하셨다. 나는 참지 못하고 웃음을 터뜨렸다. 꽃이 다 졌는데도 꽃가루 시기가 안 됐다고 말씀하셔서 이제는 어머님이 건강하게 꽃가루 알레르기 시즌을 보내고 화분증에서 벗어났음을 알 수 있었다. 집에 계시는 두 어르신이 편강환을 복용하여 건강하고 즐겁게 노후를 보내시니 나와 남편도 매우 기쁘다. 편강환이 노년의 건강을 지켜 주는 것에 대해 정말 진심으로 감사드리고 싶다!”

폐암 등 각종 암
치료 사례

편강한의원 홈페이지에 올라온 김** 님 치료 사례

폐암, 각혈, B형 간염 극복하고 온몸이 좋아졌습니다

저는 1942년 1월생으로, B형 간염 보균자입니다. 어렸을 때부터 기관지 천식으로 기침을 많이 해서 할머니가 약도 많이 달여주셨지만, 감기를 단골로 앓아 유년기를 아주 힘들게 보냈습니다. 계속 기침을 많이 하고 가래도 많이 끓었는데, 결혼해서 30대 초반이 되니까 가래에 피가 섞여 녹물 색깔같이 나오는 거예요. 그런 가래를 많이 뱉게 되니 '나는 아주 단명하겠구나…' 그런 생각을 했어요.

그런데 당시는 병원 다닐 수 있는 형편도 아니고, 그래서 '인명은 재천이다' 하고 살아왔는데, 어떨 때는 가래 양이 너무 많아 사람 많은 데를 피해서 서둘러 화장실 가서 뱉고 그런 힘든 생활을 계속했어요.

체질적으로 그렇게 약하다 보니, 67년에 군에 가서도 고생을 많이 했어요. 그러다 2013년 4월 진한 객담이 많이 나오고, 컨디션이 더욱 안 좋아졌어요. 그래도 생업을 계속하다가 한번은 탁한 막걸리 색 같은 소변을 본 거예요. 피 색깔은 아니라고 생각했는데, 비뇨기과에 갔더니 요로결석이 아닌지 의심스럽다고 해요. 그래서 소변검사까지 전부 다 하고, 거기서 연결해 준 S 병원과 인연을 맺게 되었어요.

그때부터 S 병원에 다니면서 온몸을 고쳐야겠다 해서 비뇨기과, 소화기내과, 안과, 호흡기내과 등 전부 다 진료를 받기 시작했어요. 그래서 요로결석이라든지 이런 문제는 해결되곤 했는데, 신장 가장자리에 석회가 있어 그걸 적출해 내는 게 살아가는 데 도움이 될 거라고 해서 S 병원에 로봇수술 장치가 있어 그걸로 수술하고 2년 2개월 이상 치료를 받았어요.

그러다 수술 경과는 좋은데, 비뇨기과에서 각종 수술을 하게 되면 제일 먼저 폐에 전이될 수 있다고 해서 폐를 점검해 본 거예요. 비뇨기과에서 CT 촬영을 해서 흉부외과에 분석을 의뢰했는데, 거기서 폐 CT 전문가인 암 센터 부소장이라는 사람을 추천했어요.

그 사람한테 2016년 7월 집사람하고 분석 결과를 들으러 갔다가 청천벽력 같은 소리를 들었어요. 갑자기 내가 폐암 말기라는 거예요. 암이 넓게 퍼져있어 조직 검사를 할 수도 없고, 수술도 불가능한 상태라는 판독이 나온 거예요. 의사는 바빠서 옆방으로 가버리고, 간호사들한테 물으니까 "선생님 말씀 그대로다" 해서 굉장히 충격을 받았어요.

저는 그동안 몸에 좋다는 등산, 섭생 등 건강을 위한 노력을 많이 했고, S 병원 다니면서 많이 나아진 줄 알았거든요. 신장만 문제가 있지 다른 데는 문제가 없는 줄 알았는데, 그런 소리를 들으니 무척 고민이 되었어요.

마침 조선일보를 보다가 편강한의원 기사를 발견하고, 우선 폐를 깨끗이 해야겠다 생각해서 폐암 진단 후 20일쯤 지났을 때 편강한의원에 방문한 거예요. 원장님 상담을 통해 나을 수 있겠다는 희망을 갖고 그때부터 편강탕을 복용하기 시작했어요. 그 후 21개월 동안 편강탕을 꾸준히 먹으면서 항생제도 많이 먹고, 온갖 양약도 계속 먹었는데, 편강탕이 신체 리듬과 힘을 회복시켜 양약의 내성을 감당해 줘서 지금 이렇게 건강해지지 않았나 하는 믿음을 갖고 있어요.

실제로 편강탕 복용 후 등산도 다니고, 식생활도 집사람이 건강식 위주로 챙겨주면서 가래가 점점 없어지기 시작했어요. 예전에는 얘기만 하면 기침을 하고 가래를 뱉어야 했는데, 지금은 오래 얘기를 해도 그런 게 없고, 노래방 가면 목이 쉬어서 말을 할 수가 없었는데, 그런 부분도 없어졌어요. 그래서 저는 편강탕이 굉장히 세상 사는 데 변환점을 가져온 약이 아닌가 생각하고 있어요.

무엇보다 S 병원에서 폐암 말기 진단 후 너무 기분이 나빠 다른 과 가서 전부 다시 진료를 받았는데, 편강탕을 7~8개월 먹은 후부터 조금씩 좋아지기 시작해 CT상으로도 폐가 깨끗해지고, 객담 검사를 해도 균 수가 줄어들기 시작했어요. 그렇게 21개월 꾸준히 편강탕을 복용한 결과, 현재는 많이 좋아져서 6개월에 한 번씩 정기검진을 가는데, 폐 CT를 다시 찍어봐도 아무 문제가 없대요.

제가 20대 때 결핵성 늑막염을 많이 앓았기 때문에 폐 CT를 찍으면 아주 안개 낀 것처럼 뿌예서 갈비뼈가 보이지 않을 정도였거든요. 폐와 연결된 기관지도 많이 망가져서 굉장히 굴절되어 보기 흉했었는데, 지금은 늑막염 지나간 흔적만 약간 있지 전체적으로 파편처럼 흰 게 다 없어지고, 기관지도 아주 건강하게 잘 붙어있다고 해요. 그래서 호흡기내과 정 교수가 CT를 보더니 "이전에 비해 굉장히 좋은 상태고, 더 이상 걱정할 필요가 없다. 모든 걸 볼 때 문제가 없다"라는 판정이 나온 거예요. 담당 의사가 걱정할 필요가 없다고 하니 저는 폐암이 완치된 걸로 알고 있습니다.

그리고 제가 황반변성으로 6년 동안 안과를 다니면서 고생을 많이 했는데, 시력도 더 이상 나빠지지 않았고, 그 독한 양약을 많이 먹어도 편강탕이 폐를 깨끗이 청소해 탄탄하게 버틸 수 있는 체력과 면역력을 선물해 준 것 같아요. 호흡기내과에서 치료하는 약들은 먹어도 피를 많이 토하고, 어떨 땐 피를 너무 많이 토해서 집사람도 못 오게 하고 집에 피칠할 정도로 토하다 S 병원 응급실에 실려가고 그랬는데, 그런 게 다 없어졌어요.

각혈이 나은 것은 물론, 예전에는 객담이 톡 떨어져 덩어리처럼 나왔는데, 지금은 기침하거나 객담이 톡톡 튀어나오는 것도 없어졌어요. 정말 기침이나 가래가 없는 모습은 상상할 수조차 없었는데, 그게 다 없어진 거예요. 기운도 많이 좋아져서 골프도 치고 남한산성에 올라가 운동도 하고, 사는 데 아무 문제가 없어요. 이렇게 몸이 전반적으로 좋아지다 보니 나이보다 굉장히 젊어졌다고, 7~8년 전보다 신수가 좋아졌다고 다들 그래요. 주변에서 비결이 뭐냐고 물으면, 좋은 걸 먹고 마음 편하면 좋아진다고 하면서 편강탕을 추천해도 잘 믿질 않아요.

요즘은 그 S 병원 암 센터 부소장이란 사람이 폐암 말기라고 한 건 오진이라고도 할 수 있지 않겠나 이런 생각도 들어요. 또 한편으론 제가 오래전부터 각혈도 하고 기관지가 계속 안 좋았기 때문에 폐암이 맞는데, 편강탕으로 깨끗해졌다는 생각도 들고요.

그래서 그 부소장한테 화도 났었지만, 지금은 내 몸 건강하면 괜찮은 거지 싶어요. 그래도 다행인 게, 그 사람이 조직 검사하고 수술하자고 했으면 내가 죽었을 텐데, 수술 안 받게 오진한 게 잘하지 않았나 싶어요. 실상은 오진인지 뭔지 잘 모르지만, 전 편강탕이 살려줬다고 생각해요. 그래서 서초구 지나가다 편강한의원 간판만 봐도 그렇게 고마울 수가 없어요.

저는 편강탕 먹고 간 수치도 좋아졌어요. 제가 B형 간염일 땐 간 수치가 상당히 높아서 술도 안 먹었어요. 간 수치가 높으면 치질 수술도 못 한다고 해서 수술을 연기하고 간 수치를 낮추는 진료를 받고 정상으로 돌려서 수술하고 그랬는데, 그렇게 높았던 간 수치가 지금은 18~21로 정상이 됐어요. 또한, 몸 전체가 고지혈증이라든지 당이라든지 그런 게 하나도 없어요. 혈압도 정상이고, 편강탕 먹은 후로 몸이 전반적으로 다 좋아졌어요. 그동안 B형 간염 보균자라 모든 걸 조심하며 굉장히 힘들었는데, 올 10월에 검사했는데 모든 게 다 정상이래요. 저는 편강탕의 혜택을 많이 봤고, 정말 좋은 약을 인연법으로 만나 감사하게 생각합니다. 저도 도움을 받았으니 아픈 분들께 도움이 되었으면 좋겠습니다. 감사합니다.

편강한의원 홈페이지에 올라온 박** 님 치료 사례

폐암 완치 후 인생 2막이 열리다!

나는 대학에서 인문학을 전공했다. 그땐 고민도 많고, 학과 특성상 막걸리 마실 일이 많았다. 일주일에 3번 이상은 먹었을 것이다. 주량은 소주 1~2병, 맥주 5~6병 정도 되는데, 담배는 고2 때부터 피기 시작해 40년 동안 하루 한 갑~한 갑 반, 많이 피울 때는 두 갑 반 정도까지 피웠다.

그래서일까? 10월경 감기에 걸렸는데 낫지 않았다. 콜록콜록 심한 기침이 계속됐다. 고등학교 교사로 근무할 때라 2년에 한 번씩 건강검진을 받았는데, 마침 건강검진을 할 때가 돼서 겸사겸사 근처 대학병원을 찾았다. 처음엔 의사가 결핵일 수도 있고, 0.1% 폐암일 수도 있다고 했다. 그래서 정밀 검사를 받았는데, 담당 의사가 "폐암입니다." 이렇게 말하는 게 아닌가! 나는 잘못 들은 줄 알고 "뭐라고요?" 재차 물었다. 그랬더니 다시 "폐암입니다." 이러는 게 아닌가…. 그때 딱 떠오르는 생각이 '아, 죽는구나…'였다. "그럼, 저 죽습니까?" 의사에게 물었더니 대답을 안 한다. 또 물어도 대답을 안 한다. "빨리 폐 CT를 찍어야 합니다" 해서 예약하려고 했더니 간호사가 "금년 연말까지 예약이 꽉 찼다"는 게 아닌가. 주치의가 직접 폐 CT 과장한테 가서 촬영 날짜를 당겨 잡은 것이 11월이었다.

의사는 폐암이 2기는 넘고 3기는 조금 안 된 것 같다고 했다. 3기라면 수술이 곤란한 중증인데, 2.5기 정도 됐으니 일단 암 덩어리가 약간 크니까 항암제를 미리 맞아서 암 크기를 줄여놓고 수술을 하자고 해서 그렇게 했다.

그리고 다른 부위에 전이됐는지 안 됐는지를 알기 위해 PET CT(양전자 방출 단층 촬영)를 찍어본 결과 "다행히 딴 데 전이가 안 됐으니 수술을 해보자" 해서 1월경 수술을 받았다.

나는 암세포가 폐와 임파선, 두 군데에서 발견되어 그 부분을 다 도려냈다. 폐를 3분의 1 정도 잘라내니 호흡곤란 증세가 심했다. 인간에게 주어진 육체적 고통 중에 가장 큰 고통이 췌장암 수술과 폐암 수술이라더니, 정말 진통제를 맞아도 괴로움이 가시지 않았다. 수술 후 항암 치료를 하자고 해서 3차에 걸쳐 항암 주사도 맞았다. 항암제를 맞으니 막 토하고 기력이 하나도 없어 열 발짝도 걷기 힘들었다.

암 중에 치사율이 가장 높은 암은 생존율 10% 이내인 췌장암이고, 둘째가 12~15%밖에 살지 못한다는 폐암이라고 하는데, 처음엔 나도 죽는 줄 알았다. 그런데 가만히 생각하니 100명 중 15명은 산다는 것 아닌가. 나는 그동안 살아오면서 공부, 싸움, 운동, 심지어 여학생 꼬시는 것까지 100명 중 15등 안에 안 든 적은 없었다. 문득 '그럼, 나 산다.' 그런 생각이 번뜩 들었다.

항암 치료를 받을 때 서울에 사는 친척이 편강한의원 원장님을 통해 폐에 좋다는 편강탕을 4인 가족이 모두 2년간 먹고 있었는데, 여러 가지 면에서 그렇게 좋다고 적극 추천을 했다. 이 얘기를 듣고 와이프랑 서울에 올라가 서효석 원장님 진료 후 편강탕을 처방받았다. 힘겨운 수술과 항암 치료 후 만신창이가 된 몸으로 약 2년간 편강탕만 복용하면서 다른 약은 아무것도 먹지 않고 정기검진만 받았다.

그런데 놀라운 일이 일어났다! 편강탕을 복용하니 우선 머리가 맑아지고, 가래 끓던 것이 사라지더니, 호흡곤란 증세가 없어졌다. 잠도 잘 오고 기력이 회복되면서 몸 컨디션이 상당히 좋아졌다. 컨디션이 좋아지니 꾸준히 운동을 할 수 있게 되었다. "야~ 좋구나!" 해서 2달, 3달 신청한 것이 2년을 꾸준히 복용하게 됐다. 신기한 건 편강탕 복용 후 단 한 번도 감기에 걸려본 적이 없다는 것이다.

수술한 병원에서 3개월마다 정기검진을 했는데, 병원에서는 갈 때마다 "몰라보게 좋아졌네요."라고 말했다. 6개월 만에 가니까 "수술한 환자 같지 않게 좋아졌어요!"라며 놀라워했다. 그다음부터는 6개월마다 갔는데, 단 한 번도 이상이 있다는 얘길 못 들었다. 그렇게 5년이 됐을 때 최종 종합검진을 다른 부위까지 다 했다. 그런데 거의 완벽하게 이상이 없다 한다.

지금은 학교를 정년퇴직했는데, 그때는 정년퇴직하기 1년 전이라 62세였는데, "나이 같지 않게 신체 건강이 아주 좋다. 고혈압 등 아무것도 없고 깨끗하다"라며 최종 완치 판정을 받았다. 그때의 기쁨은 말로 형언할 수 없다. 하늘을 훨훨 난다면 이런 기분일까!

그 후 지금까지 몸 상태가 아주 좋다. 지금도 날마다 새벽 5시에 일어나서 신문 보고 6시 정도 나가서 1시간 반 정도 걷고, 뛰고, 운동을 한다. 비가 와도 우산 갖고 운동하러 나간다. 지금 팔씨름하면 아마 서 원장님도 이길 것이다. 정년퇴직하기 전에 30, 40대 체육 담당 선생님과 팔씨름을 해도 내가 이겼다. 이렇게 신체 건강이 몰라보게 좋아졌다.

수술 후 처음엔 열 발짝도 못 걸었는데, 지금은 1시간 반을 뛸 수 있다. 하루 종일 걸어도 문제없다. 그래서 마라톤에 도전해 보려고 했는데, 무릎 관절에 무리가 오면 안 된다고 해서 안 하고 있다. 지금은 60대인데, 남들이 보면 40대라고 한다. 아프기 전보다도 훨씬 젊어 보인다는 말을 많이 듣는다. 어제는 동창 결혼식에 갔는데 다들 놀랐다. 딴 동창은 큰형님 같은데, 나는 큰형님의 조카 정도로밖에 안 보인다 한다. 편강탕을 복용한 후 피부도 엄청 좋아졌다. 검버섯이 없어지면서 얼굴이 깨끗해지고, 주름이 쫙 펴지면서 매끄러워졌다.

이렇게 건강을 되찾아 젊어지고 보니, 노년엔 강의를 다니며 많은 사람들에게 희망을 주며 살고 싶었다. 그래서 강의하는 법을 1년간 배웠다. 여기저기 책도 보고, 열심히 뛰고 있다. 앞으로 본격적으로 강의를 하면 내가 살아온 인생을 말하겠다. 무엇보다 폐암 극복 과정에 대해 얘기하려고 한다.

돌이켜 보면 생존율이 15%밖에 되지 않는 폐암을 이긴 것은 첫째는 자신감이었고, 그 자신감을 준 것이 편강탕이었다. 곱씹어 봐도 편강탕뿐이었다. 나와 같은 일이 닥쳐도 확신을 가진 사람은 편강탕을 1년 내지 2년 정도 드시면 체력도 좋아지고, 호흡도 좋아지니까 하지 말라고 해도 운동을 하게 된다. 어떤 역경을 지닌 암 환자도 100% 살 수 있다고 나는 100% 확신한다. 말기라고 다 죽는 것이 아니다. 의지가 중요하다.

아프기 전 나의 인생 좌우명은 '자신과의 약속을 지키는 것이 가장 중요하다'였다. 그러다 보니 남보다 앞서려 하고, 일상의 행복을 못 느끼고 술 담배에 찌들어 살았다. 그런데 폐암 판정 후 술 담배도 완전히 끊었고, 편강탕을 복용하면서 넘치는 에너지로 꾸준히 운동하면서 지금은 좌우명도 'Let it be'로 바뀌었다. 자연의 순리에 맡기고 있는 그대로를 인정하며 긍정적으로 사는 게 최고라는 것을 깨달은 것이다. 아픔을 통해 나는 환골탈태해 완전히 새로운 사람으로 거듭났다. 전화위복이 된 것이다.

폐암 수술 후 7년째, 내 몸과 마음은 더욱 건강해지고, 인생 2막을 준비하는 하루하루가 즐겁다. 완치 이상의 행복을 준 편강한의원 서효석 원장님께 진심으로 감사드린다.

편강한의원 홈페이지에 올라온 한** 님 치료 사례

배에 있던 종양 사라지고, 항암 치료 후 극심한 아토피 완치

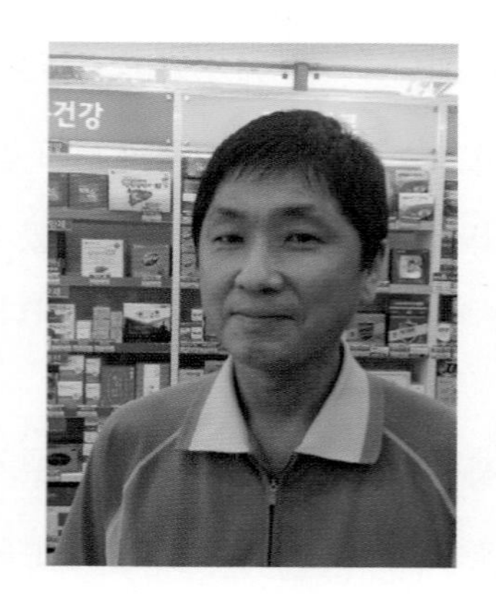

저는 어려서부터 아토피가 있었는데, 병원을 30년 정도 다녀도 낫지를 않았어요. 병원 치료를 받으면 약 먹을 때만 좋아졌다가 약을 끊으면 원래대로 돌아가고, 돌아가고··· 그러다 더 심해지고 이것만 계속 반복했어요.

그러던 와중에 2010년 10월 혈액암(림프종)이 발병한 거예요. 그 독한 항암 치료를 다 마치고 집에 왔는데, 스테로이드를 항암 치료 시 많이 써서 피부에 뭐가 막 올라오면서 말로 표현할 수 없을 정도로 가려움이 몰려와 잠을 잘 수가 없었어요.

사실 항암 치료를 받을 때는 외관상으로는 피부가 새카매지면서 피부 염증이 없어진 것처럼 보이지만, 항암을 끊고 나면 증상이 더 많이 올라오고, 거의 밤에 죽어요. 옛날에 비해 한 5배는 심하게 가려움증이 몰려와 잠을 잘 수가 없으니 고통스러움에 인터넷을 검색하다 편강한의원을 찾게 됐어요.

편강한의원에서 처방해 준 편강탕을 보름 정도 먹으니 신기하게도 가려움증이 없어졌어요. 가려움이 사라지니 잠을 잘 자게 되었어요. 그런데 한 3개월 정도 먹으니까 명현현상이 오더라고요. 그래서 서 원장님 말씀대로 찜질방에 가서 땀을 흘렸더니 명현현상이 많이 줄어들었어요. 그렇게 찜질방에서 땀 빼면서 6개월 정도 복용하니 아토피가 완전히 사라졌어요. 림프종도 다 나았고요.

저는 초등학교 때부터 언덕을 올라가면 숨을 헉헉거리고 조금만 빠른 걸음으로 가면 숨차고 힘들어서 토하기도 하고 그랬는데, 편강탕 먹고 나서는 그런 것도 없어졌어요. 이렇게 몸이 전반적으로 좋아지다 보니 처음 3개월 정도 먹고는 관악산을 가볍게 1/3 지점까지 갔다 오다가 그다음엔 중간 정도 갔다 오고, 이렇게 조금씩 거리를 늘려 6개월 후에는 정상까지 갔다 올 수 있게 되었어요. 병이 완치된 후에는 하루에 관악산 정상을 2번이나 올라갔다 올 정도로 몸이 엄청 좋아졌어요.

이때부터 먹는 것만 잘 조절했다면 좋은 몸 상태 그대로 유지했을 텐데, 몸이 워낙 좋아지다 보니 그동안 참아왔던 먹을 것에 대한 유혹이 많더라고요. 일반인들이 즐겨 먹는 튀긴 음식, 고기 이런 걸 먹고 싶고, 한두 번 먹어서 괜찮으면 자꾸 긴장이 풀려서 모르겠다고 대충 먹어버려요.

이렇게 조절을 잘 못하다 보니까 사람들 만나 고기 시키고 그러면 적당히 먹어야 하는데, 남들 먹는 식으로 막 먹은 거예요. 그렇게 방심하면서 몸을 너무 혹사시키다 작년 10월에 8년 만에 림프종이 다시 재발하게 되었어요. '아, 이래선 안 되겠다!' 정신이 번쩍 들었죠.

2010년 처음 발병했을 때는 혈액암이 목에만 있었는데, 2018년에 재발했을 때는 목하고 배에도 있다고 하더라고요. 제가 2차 항암 치료를 받고 너무 힘들어서 12월에 퇴원한다고 하니까 의사가 안 된다고 하더라고요. 그땐 항암 치료 후유증으로 머리카락도 빠지고, 먹는 거는 아예 못 먹었어요. 하루에 물 2스푼밖에 못 먹어서 결정을 내린 거죠. 제 옆에 똑같은 혈액암으로 유명한 목사님도 입원해 계셨는데, 항암 치료가 워낙 독하다 보니까 그걸 못 이겨 내시고 결국 하늘나라로 가셨거든요.

저는 그래도 2010년에 한 번 겪어봐서 이제는 무리 안 하고 항암 치료를 중단하고 퇴원 후 편강탕 먹으면서 유기농 채식으로 식단 조절하고 잘 관리하다 보니 이번에는 2개월 만에 아토피가 완전히 사라졌어요.

무엇보다 편강탕을 복용하면서 폐가 좋아지니 다른 장기들도 좋아져서 그런지 컨디션도 좋아지고, 기운이 나면서 자신감도 많이 생기고, 몸 전체가 좋아지는 느낌이 들어요. 그렇게 5개월 정도 복용하니 주변에서 "아픈 사람 같지 않다. 피부 좋아졌다"라는 소리도 하고, 머리카락도 새로 돋아나고, 몸이 가벼워지면서 활동하기가 엄청 편해요. 12층 계단에서 뛰어 내려와도 거뜬할 정도로 폐가 좋아지니 이동하기도 편하고 정말 너무 좋아졌어요.

이렇게 좋아진 상태에서 며칠 전 제가 다니던 B 병원에서 다시 검사를 받아봤어요. 그런데 의사가 배 쪽에 있는 종양은 기수가 높은 애들이었는데, 다 없어졌다고 해요. 목 쪽에 5~6개 정도 림프절에 있는 종양도 크기가 커지지 않고 그대로라고 하고요.

이렇게 편강탕으로 효과를 많이 보다 보니 주변에 아픈 사람이 있으면 다 얘기해 줘요. 이번 검사 결과 보고 담낭암으로 투병 중이신 저희 작은삼촌도 편강한의원에 예약해서 저랑 같이 가기로 했어요. 그리고 최근에 두드러기로 30년 동안 밤잠 설치며 고생했던 60대 초반 지인 여성분도 저의 추천으로 편강탕 6개월 복용 후 완치됐다고 엄청 좋아하시더라고요. 그분도 3개월 정도 됐을 때 명현현상이 와서 포기할 뻔했다가 원장님 말씀 믿고 끝까지 먹었더니 정말 신기하게 다 나았다고 너무 좋아하시면서 저에게 밥도 사주셨어요. 그래서 그분 근무하는 곳에도 소문이 많이 났어요.

암 환자분 중에서도 아토피 환자가 많거든요. 그분들은 일반 환자들보다 가려움증이 극심하게 몰려와요. 그럴 때 편강탕만 한 약이 없는 것 같아요. 특히, 아토피 환자들 중에 항암 치료받은 후 병후 회복을 위해 노력하시는 분들께 추천해 드리고 싶어요. 항암 치료 후 극심한 가려움 때문에 수면 장애에 시달리고 계시다면, 편강탕을 드시면 그 가려움증이 사라집니다. 정말 엄청 신기하실 거예요. 간혹 한약이라고 하면 거부하는 분들이 있는데, 좋은 약이니까 일단 한번 드셔보시고 저처럼 다시 건강해지셨으면 좋겠어요. 좋은 약을 개발하여 새로운 인생을 살게 해주신 서효석 원장님께 진심으로 감사드립니다.

편강한의원 홈페이지에 올라온 김** 님 치료 사례

천식 · 두드러기 · 갑상선 악성종양까지 좋아졌어요!

천식 증상이 생긴 지는 10년도 넘었습니다. 처음에는 멋모르고 스테로이드를 먹기도 하고 흡입하기도 했는데, 그 약이 몸에 아주 안 좋다는 말을 듣고 중단했습니다. 그 후 다른 한의원에서 한약 3개월 먹고 좋아졌다가 3년 전 두드러기가 심하게 나면서 천식도 다시 나타났습니다.

감기에 자주 걸리고, 걸리면 가슴이 답답하고 쌕쌕거리고 기침이 심했어요.

옷에 가려지는 부위에도 두드러기가 아주 심하게 났습니다. 두드러기는 피부과 약을 먹으면 바로 좋아지지만, 며칠 지나면 올라오기를 반복해 근본적인 치료를 위해 편강한의원에 방문했습니다.

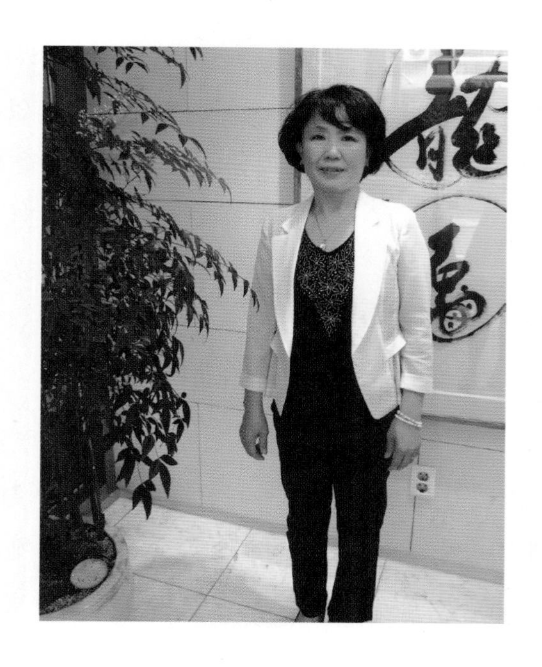

4달 복용 후 천식과 두드러기가 거의 사라졌고, 완치를 목표로 3개월 더 복용했습니다. 1년 후 효력 유지 차원으로 3개월을 더 복용했는데, 그때 신기한 경험을 했습니다. 갑상선에 있던 악성종양이 없어진 것입니다. 편강탕 복용 초기 건강검진을 했는데 아주 작은 갑상선 혹을 발견했습니다. 크기가 작아 별다른 치료 없이 주기적인 검사만 받고 있다가 사실 갑상선 종양에

대한 기대는 없이 천식, 두드러기만 완치할 생각으로 복용하고 있었는데, 작년 건강검진 시 갑상선의 악성종양이 거의 다 없어지고 종양 주변에 뿌옇게 보이던 것들도 다 사라졌다는 얘기를 듣게 된 것입니다.

천식이 있다는 사람들을 찾아다니며 편강탕을 권했고, 제 주위 사람들도 좋아진 사람이 많습니다. 간혹 한약을 불신하는 사람들이 있는데, 너무 안타깝습니다. 제가 편강탕을 복용한 것 외에 특별히 한 것이 없기 때문에 편강탕이 천식이나 두드러기뿐 아니라 갑상선에도 좋다는 것을 확신합니다.

편강한의원 홈페이지에 올라온 정* 님 치료 사례

폐 수술 안 하고 편강을 만나 참 다행입니다!

안녕하세요. 저는 작년 11월에 기침이 나서 동네 약국에 가서 약을 3일 치 타서 먹었는데, 기침이 계속 나는 거예요. 그래서 동네 의원에 가서 약을 일주일 치를 처방받아 먹어도 기침이 계속 나요. 더 이상 동네 병원에 가서 약을 먹어선 안 되겠다 해서 제가 사는 분당 C 병원에 갔어요. 특진으로 진료받으며 그런 얘기를 했더니 일단 약을 일주일 치를 처방해 줄 테니까 약을 드시고 일주일 후에 오실 때는 영상과 엑스레이를 찍고 난 다음에 자기 방으로 오라고 해요. 그래서 다 찍고 교수 방으로 들어갔어요. 그랬더니 엑스레이를 보면서 이쪽 상태가 안 좋은 것 같은데 일주일 약을 다시 복용하고 또 엑스레이를 찍은 후 자기에게 오라고 해서 그런 식으로 3~4주 정도 그 병원에서 통원 치료를 받았어요.

그리고 마지막에는 엑스레이 찍은 결과가 더 안 좋다 보니까 CT를 찍으라고 해요. 그래서 CT를 찍으니까 교수가 깜짝 놀라서 CT 찍기를 잘했다. 지금 폐암 같은 징조가 CT에 나타난다. 그러니까 오늘 당장 입원을 해라. 조직 검사에 들어가야겠다. 그래서 이걸 가족에게 알리고, 주변에 의사들이 3~4명 있어서 그걸 알렸더니 그냥 입원하지 말고 더 큰 병원에 가서 한 번 더 검진을 받았으면 좋겠다고 하는 겁니다.

그래서 그 CT 영상을 가지고 S대 병원 호흡기내과에 접수를 했죠. 교수님과 상담을 했더니 오늘 3가지 검사를 하고, 내일 또 3가지 검사를 한 뒤 결과는 열흘 정도 있다가 보라고 해요. 그래서 결과를 보러 갔는데, 그 교수님이 당장 입원을 해서 구체적인 조직 검사를 해야 되겠다. 뭔가 C 병원에서 얘기하는 비슷한 말씀을 하시더라고요.

그래서 분당 S대 병원에 입원해서 계속 암에 대한 검사를 했어요. 이틀, 삼일 계속 검사를 하니까 내 정상적인 몸무게가 평상시에 74kg이었는데, 힘들어서 쭉쭉 빠지는 거예요. 그래서 최종적으로 58kg까지 빠졌어요. 호흡기내과 교수님이 입원해 있는 병실에 오셔서, 오늘 퇴원을 하시고 흉부외과로 다시 접수를 해서 폐암 수술을 하는 방향으로 절차를 밟아야겠다고 얘기를 해요. 그래서 흉부외과에 접수하고, 교수님과 상담할 수 있는 날짜가 돼서 흉부외과에 갔는데, 임파선 쪽으로 문제가 조금 있다고 임파선 쪽으로 전이가 되면 수술을 할 수가 없으니 초음파 검사를 다 해봐야겠다. 그래서 초음파 검사를 했어요. 하고 나서 결과 보러 일주일 정도 있다 갔는데, 임파선 쪽으로는 전이가 안 됐고, 폐 쪽에는 지금 염증이 있고,

그다음에 찌꺼기가 있다고 그러는 거예요.

저는 정말 종합병원들 신뢰를 못하겠어요. 너무 상업적이고, 왜 호흡기내과에서는 암이라고 하고 흉부외과에서는 암이 아니고 폐 염증이고 폐 찌꺼기다. 똑같은 병원에서 과만 다른데, 호흡기내과에서는 지금 상태가 암이고 수술을 해야 한다. 그런데 흉부외과에서는 암은 아닌데 기침을 없애려면 폐 절제 수술을 해야 한다. 폐가 상엽 · 중엽 · 하엽이 있는데, 지금 그걸 50% 정도 잘라내야 한다고 했거든요. 그러면서 운동선수라면 선수 자격이 상실되겠지만, 일반인들은 일상적인 생활을 할 때 잘라내도 문제는 없다. 이렇게 얘기를 하거든요.

그런데 제 주변에 의사들은 이구동성으로 간은 회복되지만, 폐는 잘라내면 회복이 안 된다. 엄격히 호흡이 곤란해지고, 산을 타는 것도 힘들고, 조금만 달려도 숨이 찬다. 이렇게 말하는데, 대학병원에서는 전혀 그렇게 얘기 안 하고 일상생활에는 불편이 없다. 한 달 정도 고생하면 그다음부터는 정상적으로 회복이 가능하다. 이렇게 말하는 거예요. 그리고 수술 안 하면 기침 없앨 수 없다. 그렇게 얘기하는 겁니다. 정말 그렇게 말하는 것 자체가 거만하다는 생각이 들었습니다. 겸손하게 우리 병원에서는 이 정도 실력밖에 안 되어 수술 외에는 방법이 없겠습니다. 이렇게 얘기를 해야지, 자기네 병원에서 안 되면 어디서도 안 된다. 수술 안 하면 기침 없앨 수 없다. 이렇게 단정적으로 얘기하니까 나뿐 아니라, 나하고 증세가 비슷한 환자들에게도 무조건 수술하라고 해서 한 번 잘라내 버리면 한 생명이 얼마나 남은 인생 힘들게 살아가겠어요.

CT도 1년에 두 번 이상 찍으면 건강상 안 좋다고 다들 그러는데, 이분들은 그런 생각이 없어요. 환자 생각 안 하고 수도 없이 별별 촬영을 다 하면서 자기 실험 대상용, 매출 올리려고 그런 식으로 환자를 대하니까 '의사한테만 내 몸을 맡겨서는 내가 건강할 수 없겠구나!' 하는 것을 이번에 절실히 느꼈어요.

수술 날짜를 잡아놓고 내가 이런 아픔이 있다는 걸 지인들이 많이 알게 됐어요. 그중 지인 한 분이 편강한의원을 추천하는 거예요. 추천해 주신 분은 저보다 더 심한 상태에서 편강한의원 약을 드시고 좋아지신 아버님의 아들이었어요. 교회의 집사님으로, 나이가 저보다 살짝 어린 분인데, 저보다도 더 열변을 토하시면서 아버님이 분당 S대 병원에서 저보다 더 심하게 몸이 안 좋았는데, 수술을 해라. 수술 안 하면 돌아가신다 해서 아버님이 80대 초반이라 연세도 있으시고, 이런저런 검사로 몸이 너무 안 좋아지셔서 그냥 병원을 퇴원했다고 합니다.

그 후 수소문 끝에 편강한의원 약을 먹기 시작했는데, 원장님께서 1년 6개월 약을 드셔야겠다고 말씀하셨다고 합니다. 저에게 추천한 시점이 편강한의원 약을 한 6개월 정도 드셨을 때 통화를 했어요. 그런데 너무나 지금 아버님 혈색이 좋아지셨고, 산을 타시지도 못하고 시력도 없으셨던 아버님이 이제는 산도 잘 타시고 시력도 되찾고 피부도 좋아지고 기침도 좋아지셔서 100%는 아니지만, 거의 70~80% 나았다는 거예요. 그래서 너무나 편강한의원이 신뢰가 갑니다. 선생님도 편강한의원에 가셔서 상담을 받아보시면 좋을 것 같습니다. 이러시더라고요. 그래서 편강한의원에 대한 믿음이 갔어요. 전화번호를 알려줘서 전화를 하니까 다음날 날짜를 잡아줘서 대표 원장님과 상담을 했죠. 원장님께서 그동안의 일을 듣고 수술 안 하고 오신 게 잘 됐다. 우리 약을 1년을 드시면 지금 선생님이 가지고 있는 이 병을 치료할 수 있으니까 꾸준하게 1년을 드시면 좋겠다고 하시면서 단계적으로 좋아지는 증상에 대한 설명을 쭉 하시더라고요. 그래서 약을 먹기 시작했어요.

정말 제가 편강탕 먹기 전에는 기침이 너무 심해서 잠을 못 잘 정도였거든요. 베개를 베고 누우면 기침이 더 많이 나와요. 그래서 병원에 비스듬히 눕는 거 있잖아요. 그런 식으로 하다 보니까 베개를 한 3개 정도 올려도 기침이 너무 많이 나오니까 쪽잠을 자고 밤을 꼬박 새우기 일쑤였어요. 그런데 정말로 한 3개월 정도 먹으니까 기침이 멈추더라고요. 정말 이루 말할 수 없이 많이 나오던 기침이 거의 90% 이상 없어져서 일반인들처럼 편안하게 잠을 잘 수 있게 되었어요.

지금은 7개월째 먹고 있는데, 기침을 전혀 안 해요. 원장님 엇그제 뵙고 왔는데, 제가 가래도 예전처럼 심하진 않지만 아직 목에 살짝 있는 것 같다고 가래에 대한 약을 좀 더 강하게 해줄 수 없습니까 했더니 그렇게는 안 되고, 아직 개월 수가 많이 남았으니까 가래도 남아있는 개월 수 안에 없어질 거라고 긍정적인 말씀을 하시더라고요.

그리고 제가 아프기 전에는 운동을 계속 열심히 하는 사람이었고, 보디빌딩하는 미스터 코리아처럼 몸이 울퉁불퉁하고 건강미가 철철 넘친다고 했었거든요. 특히 산을 좋아해서 가까운 청계산을 30년 가까이 일주일에 3번씩 올라갔었어요. 그런 식으로 건강관리를 철저하게 했던 사람인데, 아프고 나니까 운동을 해서 몸을 바로잡으려고 애를 써도 산으로 조금만 올라가면 기침 나고 숨이 차서 못 올라가겠더라고요. 그런데 그런 것들이 다 해결돼서 옛날처럼 산을 열심히 다녀도 하나도 숨찬 게 없어요.

그리고 아까 몸무게가 병원에서 74kg에서 58kg까지 빠졌다고 했잖아요. 지금은 몸무게도 72kg으로 거의 정상으로 회복되었고, 어디를 가도 피부가 젊어졌다고 합니다. 제가 호적에 3년 늦게 올라가서 실제 나이가 62세인데, 저를 보면 60대로 안 봐요. 거의 50대 초반, 많아봤자 중반 정도로밖에 보지 않습니다. 요즘 환절기라 감기 걸린 분 많이 있잖아요. 그런데 감기 그런 것도 없고, 현재로서는 좋은 페이스로 가고 있다고 생각합니다.

정말 원장님께서 말씀해 주신 그대로 효과가 나타나니 제가 주변에 있는 분들께도 홍보를 많이 했어요. S대 병원에서 수술 안 하면 절대적으로 기침이 안 없어진다고 했는데, 수술 안 하고 이렇게 한약으로 기침이 없어졌다는 것은 너무나 기적 같아요. 편강에선 음식도 그냥 골고루 잘 먹으라고 하고, 폐 절제 수술했으면 아예 산을 못 올라갔을 텐데 편강탕으로 자연 치유한 덕분에 제가 좋아하는 산을 마음껏 탈 수 있게 되어 육체적, 정신적으로도 많은 도움이 되었습니다.

그리고 제가 동네에 형 아우하고 지내는 내과 의원이 있는데, 이 동생한테도 예전에 감기 기침이 나왔을 때 약을 타 먹었거든요. 제가 편강한의원 얘기를 하니까 이 사람도 이해가 안 된다는 거죠. 어떻게 한약으로 기침을 멈출 수 있느냐. 실제로 내가 먹어서 없어졌는데, 증명이 되는데, 이걸 어떻게 거짓말을 할 수 있겠느냐. 이런 식으로 제가 피알을 많이 하고 있습니다.

정말 양의사에게 맡겼으면 저는 무조건 수술했을 거 아닙니까. 그러면 이 좋은 편강 약으로 치료를 못 했을 거 아닙니까. 지금도 그 생각을 하면 아찔합니다. 그걸 가슴 깊이 느껴서 제가 지인을 통해 약을 추천받았듯, 수술하지 않아도 이렇게 좋은 병원, 좋은 약이 있다는 자랑을 계속하고 다닙니다. 무리한 수술로 더 폐를 망가뜨리지 말고, 편강의 좋은 약으로 모두 건강해지시기 바랍니다. 감사합니다.

편강한의원 홈페이지에 올라온 정** 님 치료 사례

부작용 없는 편강탕으로 어머니 폐암과 나의 호흡기 치료

안녕하세요. 저는 서울 낙성대에 살고 있는 정**이라고 합니다. 그동안 저희 어머니와 제가 편강탕을 복용함으로써 건강을 되찾은 사례를, 아직까지 이 약을 접하지 못한 분들과 공유하고자 이렇게 글 남깁니다.

평범하고 조용한 생활을 영위하던 저희 집에 시련이 닥친 것은 6년 전 여름 무렵의 일이었습니다. 어머니께서는 평소에도 몸이 좀 허약하신 편이었는데, 그해에 접어들면서는 딱히 어디라고 규정할 수 없을 정도로 건강이 총체적으로 무너지며 이후 몸져 누워계시는 날이 많게 되었습니다.

마치 불안해 보이던 둑에 구멍이 생기면 걷잡을 수 없이 무너져 내리듯이 간을 치유하기 위해 병원에서 타온 약을 복용하면 곧이어 그 약 때문에 위장이 심각한 탈을 보이는 식으로 오장육부 전체가 이상 증상을 보이기 시작했습니다.

연쇄적이고 복합적으로 나타나는 이런저런 증상들에 대처하고자 당연히 여러 의료 기관들을 전전하게 되었고, 그렇게 임시방편식의 대응으로 시간을 보내는 와중 의료 행위 중간에 벌어진 일련의 사건들로 인해 마음의 상처도 많이 받게 되었습니다. 시간이 지나갈수록 기존 의료 기관들에 대한 불신이 깊어져만 갔고, 할 수만 있다면 가능한 한 병원을 이용하지 않고 문제를 해결하고 싶은 생각이 점점 더 강하게 들더군요.

4년 전부터는 어머니께서 가끔씩 뱉는 가래에 피가 섞여 나오기 시작하더니 나중에는 호흡까지 곤란해지는 지경에 이르렀습니다. 부산의 유명한 김** 내과 의사 선생님께서는 X-ray 판독 결과 폐암 초기 증상 같다는 진단을 내리셨고, 빨리 큰 병원에 가셔서 치료받으셔야 할 것 같다고 조언해 주셨습니다. 하지만 그때까지 벌어진 이런저런 사건들에 치여 어머니의 기력이 모두 소진된 상태였기 때문에, 근본적인 원인을 치유하지 못하는 양의학의 치료 방법들로 다시금 어머니를 괴롭힐 일이 당시로서는 더 이상 엄두가 나지 않았습니다.

또한 병 자체보다는 스스로가 처한 상황에 놀라신 나머지 증세가 더 악화될까 두려워 가능한 한 어머니께는 병명을 알리지 않고 문제를 해결할 수 있는 방법을 찾아야겠다고 마음먹었습니다. 이미 오랜 옛날에 양의학에 대한 믿음이 사라졌기에, 굳이 심리적인 압박 속에서 수술 및 방사선 치료를 받는 것보다는 어머니께서 마음 편한 환경에서 투병하시는 게 차라리 더 나을 것 같다고 판단했기 때문입니다.

이후 여러 가지 루트를 통해 알게 된 민간요법들을 어머니께 권해 드리며 초조한 나날을 보내던 중 아버지께서 부산일보에 나온 편강탕의 전면 기사를 우연히 보시게 되었습니다. 그 당시엔 폐에 좋다는 요법은 거의 다 시도해 보았던 때였으므로, 물에 빠진 사람이 지푸라기라도 잡는다는 심정으로 편강탕 또한 주문해서 먹어보기로 하였습니다.

하지만 그 효능에 대해서는 확신을 가지지 못했고, 상태가 더 나빠지지만 않는다면 괜찮겠다는 생각을 한 것이 현재에도 기억에 생생합니다. 그때까지 적용해 본 대부분의 민간요법은 기대 이하의 결과를 가져다주어서 편강탕에 대한 기대 또한 그다지 높지는 않았던 것 같습니다.

반신반의 상태에서 복용을 시작하긴 하였지만, 한 달 후에 가시적으로 나타난 편강탕의 효과는 정말 놀라울 정도였습니다. 복용 후 며칠이 지나자 일단 가래에 섞여 나오는 피의 양이 줄어들기 시작하더니 얼마 후에는 호흡도 정상적으로 되돌아왔습니다.

그래서 시간이 흐른 뒤 일말의 희망을 가지고서 X-ray 사진을 다시 찍어 본 결과 오른쪽 폐 윗부분에 희끗희끗하게 보이던 흰색 부위들이 깨끗하게 없어졌다는 사실을 확인받게 되었습니다. 게다가 폐의 기능이 강화되어서인지 기타 불편을 겪어온 장기들의 기능도 덩달아서 호전되는 기쁨도 함께 누릴 수 있었습니다.

그러한 결과에 고무되신 어머니께서는 평소에 기관지가 약하고, 비염이 심해 호흡곤란 증세를 느끼던 저에게도 편강탕을 같이 복용할 것을 권유하셨고, 그것이 인연이 되어 이후 저는 현재까지도 편강탕을 건강 보조제로 애용하고 있습니다.

일반적으로 큰 병을 앓는 환자 대부분의 경우, 그 병과 그 병의 치료 과정에서 얻게 되는 합병증으로 인해 또 다른 고통을 받게 됩니다. 하지만 편강탕은 다른 한약들과는 달리 액이 맑고 쓰지 않아 복용하기가 아주 편하고, 다른 장기들에 부담을 주지 않아 양방 처방에 의한 의약품들이 일으키는 여타의 부작용 증상을 보이지 않았습니다.

일단 그 복용 효과를 떠나서 당시 위장 기능이 거의 정지되어 있던 어머니께 무리한 부담을 드리지 않을 수 있게 되어 매우 기뻤고, 앞으로 편강탕으로써 병을 치료하고자 하시는 분들께서도 최소한 약으로 인한 부작용 문제들에 대해서만큼은 미리 고민하지 않으셔도 될 것 같습니다.

앞으로 보다 더 많은 분이 편강탕을 선택하셔서 과거 저희가 건강의 회복 과정에서 느낄 수 있었던 커다란 기쁨을 함께 누릴 수 있게 되기를 간절히 바랍니다.

편강한의원 홈페이지에 올라온 이** 님 치료 사례

췌장암 말기, 암세포가 5분의 4 줄었대요!

저에게 기적이 일어나고 있습니다! 사실 올 6월까지만 해도 저는 절망 속을 헤매는 췌장암 4기 시한부 환자였습니다. 처음엔 소화가 안 되고, 오목가슴 부위가 아프고 쓰렸어요. 새벽 2시만 되면 명치끝이 아파 등허리가 뚫어지는 것 같아 잠에서 깨곤 했어요.

그래도 그때는 역류성 식도염인 줄만 알고 양약을 오래 먹었어요. 그러다가 물혹이 있어 제가 다니던 산부인과에 CT를 찍으러 갔다가 우연히 역류성 식도염이 아닌, 췌장암인 걸 알게 되었어요. 그때 이미 간과 폐까지 전부 전이가 된 4기라고 하더라고요.

일산 A 센터에도 가봤지만, 제가 흔하지 않은 신경 내분비 암이래요. 1년에 한두 명 있을까 말까 한 희귀 암이라 약도 없고, 치료를 못 하니까 6개월밖에 못 산다고 해요. 표적 항암제가 있다고 해서 찾아간 분당 C 병원에서도 나한테 맞는 항암제가 없대요. 설령 항암제를 맞아도 신장이 나빠 부작용이 생겨서 못 맞는대요. 그래서 포기 상태로 여기저기 헤매며 죽을 날만 기다리는 절박한 상황이었어요.

이런 저의 상태를 보고 옆에 사는 동생이 “누나, 약은 안 지어도 좋으니까 편강한의원에 꼭 가보자” 추천을 했어요. 주변에 대장암 걸리신 분이 병원에서 항암제를 맞다 맞다 상태만 나빠져서 투석하고, 온몸이 붓고 상태가 안 좋아 동네 사람들도 죽는다고 다들 그랬대요. 그런데 그분 아들이 인터넷을 뒤져서 편강한의원을 찾아내 거기 약을 먹고 지금은 아주 멀쩡해졌다고, 누나도 내가 중신 서줄 테니까 딸하고 무조건 아침 9시까지 나오라고 가서 말씀이라도 들어보라고 해서 그분 사례를 듣고 저도 편강한의원에 가서 약을 지은 거예요.

그렇게 7월 중순에 처음 내원해서 현재 4개월째 복용 중인데, 우선 속이 많이 편안해지고, 기운이 나면서 얼굴도 많이 좋아졌어요. 췌장암 진단을 받고 나서 한 달 동안은 운동은커녕 걷지도 못하고 손이 떨려 전화도 못 받을 정도로 기력이 없었는데, 편강탕 복용 후 목소리도 맑고 힘이 생기면서 지금은 많이 걸어도 피곤하지 않고, 힘도 안 들어요. 무엇보다 지난 9월에 다시 검사를 해보니 암이 많이 줄었대요. 암세포가 5분의 4가 줄고, 5분의 1이 남았대요. 정말 너무 감사해요.

이제 11월 26일에 또 CT를 찍으러 가서 11월 30일 날 다시 결과를 보기로 했어요. 그때도 암세포가 줄면 정말 엄청 좋아진 거죠. 폐암이신 옆집 아저씨도 제가 좋아진 걸 보고 무조건 드신다고 같이 가자고 해서 오늘 우리 딸이랑 편강한의원 모시고 갔고, 한 달 전에는 동생도 갔어요. 걔도 편강 한약 먹더니 팔에 검버섯이 많이 없어졌대요. 그런 거 보니까 속도 많이 좋아진 것 같다고, 누나 우리 같이 열심히 먹자고 하더라고요. 그래서 한 번도 안 빼놓고 계속 먹으면서 주변에 추천도 많이 하고 있어요.

C 병원에서는 저에게 요양병원 가라고 했는데, 이렇게 편강탕 복용 후 몸이 훨씬 좋아지니 요양병원 안 가고 집에서 감사한 마음으로 한약만 먹고 있어요. 뛰어난 효능을 직접 체험하니 선전도 많이 하고 있고요. 저를 보고 많은 분이 희망을 지니셨으면 좋겠어요.

원장님께서 권하신 것처럼 항암제를 안 먹고, 안 맞아서 참 다행이에요. 그리고 저는 특수 암이라 저한테 맞는 항암제도 없다고 했으니 마침 잘 됐다 싶어요. 정말 항암제 안 맞은 게 전화위복이 된 것 같아요.

저도 처음 시한부 판정받았을 때 '나는 1년 안에 죽겠다' 하는 생각이 있었어요. 그러나 요즘은 '이제는 살 것이다!' 기대를 지니고 맘을 긍정적으로 먹어요. 편강탕을 먹으면 피가 맑아지고, 모든 피가 맑아지면 치료가 되지 않나 그렇게 생각하고 사람들한테도 그렇게 얘기해요.

양방에서는 한약은 지어 먹으면 안 된다고 말하지만, 저는 그런 얘기 듣지 않고, 딴 약은 먹지 않아요. 대신 운동을 열심히 하고 있어요. 아침에 일어나자마자 한 10~20분 정도 스트레칭하고, 산에서 걷기 운동을 하루에 1시간 반~2시간씩 하고 있어요.

예전에는 엄두도 못 냈는데, 지금은 아무리 운동을 해도 힘들지 않아요. 정말 기적 같은 일이에요. 한약 덕분이겠죠?

좋은 약으로 새 생명을 준 편강한의원에 정말 감사합니다.

편강한의원 홈페이지에 올라온 장** 님 치료 사례

갑상선 약도 끊고 온몸에 일어난 두드러기가 사라졌어요!

안녕하세요. 저는 갑상선 초음파 하면서 0.4cm짜리 혹을 발견한 뒤 6개월에 한 번씩 초음파 검사를 했어요. 그렇게 재작년 6월까지만 해도 괜찮았는데, 다시 12월에 초음파 검사를 해보니 새로운 것이 생겼다고, 그게 암이라고 해요. 대전에서는 기도 옆에 있기 때문에 암세포가 커지면 기도가 막혀 생명이 위험할 수 있으니 전체 절제를 하라고 해서 부랴부랴 서울로 올라가서 재검사해 보고 부분 절제만 해도 된다고 하여 수술을 한 거죠. 그렇게 작년 3월에 서울 모 대학병원에서 갑상선암 부분 절제 수술을 받았어요.

그런데 그 후 전신 마취를 해서 그런지 7월쯤에 두드러기가 온몸에 다 일어난 거예요. 온몸이 알레르기에 절어 너무 고통스러워서 얼음찜질해도 할 때만 괜찮고 또 올라오고, 피부과에도 가봤는데, 스테로이드 약을 그냥 주더라고요. 처음엔 그것도 모르고 먹었는데, 쌈빡하게 들어요. 그런데 안 먹으면 또 그러고 또 그러고… 그걸 보고 누가 그러더라고요. 한의원 가서 침 맞으라고. 그래서 근처 한의원에 가서 침을 맞아도 회복이 안 돼요. 제가 너무 고통스러워하니까 남편이 인터넷으로 검색을 했어요. '두드러기' 치니까 편강한의원이 나오더래요.

그렇게 11월에 서울에 올라가 편강한의원 원장님을 만나 뵙게 되었어요.

원장님은 처음부터 확신하시더라고요. 제가 갑상선 약(신지록신)을 먹고 있다고 했더니, 편강탕 6개월만 먹으면 신지록신을 안 먹어도 된다고 하시더라고요. 그땐 '설마' 했는데, 약이 와서 한 10일 먹으니까 두드러기가 조금 줄어드는 것 같아요. 그렇게 덜했다 더했다 하던 차에 편강탕 두 달을 먹고 나서 갑상선 수술을 한 병원에서 정기 검사를 했어요. 올 1월에 하러 갔는데, 갑상선 호르몬 수치가 정상이 됐다고, 더 이상 갑상선 약을 안 먹어도 된다고 그러는 거예요. 처음에는 갑상선 약을 5년 동안 먹어야 된다고 했었거든요. '오! 그래서 원장님이 확신하셨구나!' 하는 생각이 들면서 정말 너무 감사했어요.

그렇게 갑상선 약을 끊고 편강탕을 계속 먹었어요. 5달 먹으니까 알레르기가 쏙 들어가더라고요. 먹는 동안 감기도 한 번 안 걸렸고요. 지금은 알레르기가 다 들어가서 너무 좋고, '아! 대단한 한의원이구나. 빨리 가서 정말 다행이다!' 생각하니 감사한 마음뿐입니다.

이렇게 제가 약발을 제대로 받아서 갑상선 약도 끊고, 알레르기가 쏙 들어가다 보니 대전에서도 홍보하고 다녀요. 편강한의원 인터넷으로 치면 자세하게 나와 있으니까 거기 한번 가보라고. 정말 인터넷이 좋긴 좋아요. 인터넷 아니었으면 대전 사람들은 편강한의원을 모르니까 찾을 수가 없거든요. 대전에도 편강한의원 지점이 있었으면 좋겠고, 전국에 계신 알레르기로 고생하시는 분들이 하루라도 빨리 편강한의원에 찾아가셔서 편강탕을 드시고 건강해지셨으면 합니다. 감사합니다.

폐 질 환 의 전 설

건강의 새 길 III

서효석의 호흡기 건강 즉 문 즉 설

Q1 한의학(한약)은 비과학적인 거 아닙니까?

많은 사람이 인체의 신비나 우주의 진리에 관해 아직 미완성인 현대의학을 지나치게 맹신한 나머지 한의학은 민간요법에 지나지 않으며, 비과학적이라는 뿌리 깊은 불신과 편견을 지니고 있습니다. 그러나 잘 생각해 보세요. 동양의학의 역사는 5천 년이요, 서양의학의 역사는 120여 년에 불과합니다. 중요한 것은 논문으로 기술되는 수치가 아니라, 이제까지 불치병으로 알고 있는 질병들을 실제로 고쳐주는 것입니다.

그런 취지에서 노벨의학상도 비판받아 마땅합니다. 노벨의학상 수상자가 200명을 넘었으나 인류의 난치병은 그대로이고, 심지어 코로나 바이러스까지 날뛰고 있습니다. 노벨의학상은 인류의 불치병을 고치고, 인류의 전염병을 막으라고 주는 것입니다. 그러나 정작 그것을 해내고 있는 것은 서양의학이 아니라, 인체의 종합적이고 근본적인 건강을 지향하는 동양의학입니다.

특히 '편강의학'은 면역력의 요체, 편도선의 건강을 통해 감기부터 중증의 폐질환까지 예방 · 치료하는 진정한 의학입니다. 왜냐면 의학의 궁극 목표는 환자를 치유하는 것이기 때문입니다. 양방은 의학과 과학을 혼동합니다. 그들은 이화학적 검사를 통해 기계적 수치로 증명하는 것만이 의학이라고 규정합니다. 그러나 그것은 과학의 귀납적 방법이라는 틀에 갇힌 편향적 사고입니다. 의학은 귀납적 방법은 물론 연역적 방법을 통해서도 얼마든지 질병의 근원을 파악하고 그 치유책을 찾아낼 수 있습니다. 눈앞에 실존하는 수많은 실제 사례를 가지고 임상에서 연역적으로 깊이 궁구하면 얼마든지 실제로 병이 낫고 사람을 살리는 의학이 가능합니다. 저는 그 길을 반세기 동안 꾸준히 묵묵하게 걸어왔으며, 그동안에 쌓아 올린 20여만 명에 이르는 난치병 환자들의 치료 사례가 편강의학이 옳았음을 웅변하고 있습니다.

필자가 폐질환 연구 외길을 걸어온 50여 년 동안 치료 원리에 대한 섬광 같은 깨달음을 준 것은 세상에서 소위 객관적, 과학적이라 말하는 어려운 연구 논문이 아니라, 치료된 환자들이 들려준 한마디 한마디였습니다. 실제로 저는 연구실 책상머리에서 얻은 것이 별로 없습니다.

처음에는 편도선염 치료제 개발에 매달리면서, 그다음은 수많은 고질병 환자가 하나둘 치료되는 과정을 눈앞에 지켜보면서, 그들이 증언한 놀라운 신체적 변화들이 난치병 치료의 혜안을 던져준 것입니다. 환자들이 저에게 가르쳐 준 면역력과 복원력의 위대함과 부작용 없는 자연 치유의 신비는 활인의술(活人醫術)의 죽비소리가 되어 오늘의 편강의학이 있게 해주었습니다.

환자들의 놀라운 임상적 변화를 관찰하는 과정에서 얻은 치유의 기쁨과 완치의 축복, 이보다 더 명확한 근거가 어디 있겠습니까! 평생 저의 스승이 된 환자들을 진료하면서 체험을 통해 얻은 임상적 사실만이 진실이고, 인체 과학의 신비라 생각하며, 이런 인체의 신비와 우주의 무한한 진리에 근본적으로 다가가기를 꺼리는 현대의학의 편향적 인식의 틀에 갇히지 않기를 바랍니다.

Q2 한약을 먹으면 간이 나빠진다고 하던데… 정말인가요?

내원한 환자들이 가장 많이 하는 질문이 바로 이것입니다. 이는 애당초 간 수치를 의사들이 설정하는 데부터 잘못된 것입니다. 간 수치는 수시로 변합니다. 예를 들어, 술을 한 병 마시고 간 수치를 측정해 보세요. 만일 100이 정상이라면, 놀랍게도 500을 상회합니다. 그러면 술 한 병에 내 간이 망가진 것입니까? 아닙니다. 보름 후에 다시 재어보면 또다시 정상입니다. 내 몸 안에 알코올이라는 해로운 물질이 들어오면 내 간은 열심히 분해하여 청소하고 있습니다. 이때 간 수치는 높아집니다. 그런데 이처럼 일시적으로 높아진 수치를 보고 간이 나빠졌다고 단정하는 것은 잘못입니다.

폐가 깨끗해지면 인체의 면역 식별 능력이 좋아져 몸속의 쓰레기를 더 잘 발견하게 되고, 그 쓰레기를 간이 바쁘게 청소하느라 일시적으로 수치가 오를 수 있습니다. 기다리다 보면 곧 청소가 끝나게 되고, 간 수치는 정상으로 돌아옵니다. 이런 수치에 의존하는 것보다 훨씬 더 확실한 상식이 있습니다. 간이 나빠지면 몸이 무겁고 피곤합니다. 그런데 청폐(淸肺) 한약 편강탕을 복용한 분들의 한결같은 증언은 몸이 가볍고 피곤하지 않다는 것입니다.

또 하나, 편강탕을 복용하는 환자들은 하나같이 피부가 밝고 깨끗해졌다고 증언하며, 주위 사람들로부터 얼굴색이 좋아졌다는 칭찬을 듣는다고 입을 모아 이야기합니다. 간이 나빠지면 얼굴이 어둡고 칙칙한데, 대체로 편강탕 6개월 복용 후 지방간은 눈 녹듯 사라져 피부 미인 탄생하는 것입니다.

편강탕 복용 7개월이 지나면 B형 간염 보균이 사라집니다. 간이 돌덩이처럼 굳어있고, 표면은 거칠거칠한 임종 관리비가 나오는 간에 관한 가장 무서운 질병인 간경변도 편강탕 복용 1년이면 그 돌덩이 같던 간이 탄력을 되찾고, 거칠거칠하던 표면은 윤기가 흘러 최상의 상태가 됩니다. 간경변을 편강탕이 고쳐낸 것이 아니라, 깨끗해진 내 폐가 스스로의 면역력과 복원력을 최상으로 회복하여 고쳐낸 것입니다.

편강탕을 비롯한 한약은 이 땅이 길러낸 천연물입니다. 독이 있는 물질은 단 한 가지도 없습니다. 독이 없는 물질은 모두가 음식입니다. 그러니 간에 좋을 수밖에 없습니다. 오히려 양약이 간 수치를 높입니다. 항생제 · 소염제 · 진통제 · 진정제 모두가 몸속에 있는 유해균을 죽이거나 자연 면역 기제를 억눌러 일시적으로 완화된 것처럼 느껴지게 하는 대증요법(對症療法)에 지나지 않습니다. 화학적으로 합성하여 만들어낸 우주의 신물질을 내 몸이 배척하여 그것을 해독하기 위해 간이 나빠지는 것입니다.

특히 편강탕은 한약 출신이기는 하지만, 그 차원이 다릅니다. 한약은 검고 쓰고 탁하다가 기본이지만, 편강탕은 아무리 봐도 물처럼 맑고 담백하고 깨끗합니다. 편강탕은 무슨 특정 질환을 고치는 약이 아니라, 누구든 폐에 쌓인 쓰레기를 청소하는 '청소물'이라 할 수 있습니다. 폐를 청소했을 뿐인데 병이 낫는 것입니다.

만일 특정 질병을 고치는 약이라면 그 병 하나만 고쳐야 하지만, 편강탕은 병 고치는 약이 아니라 폐를 맑게 정화하는 약이기 때문에 면역력의 중심, 폐와 편도가 살아나면 비염 · 천식 · 아토피 · COPD · 폐섬유화 뿐만 아니라 폐렴과 폐암까지 낫는 환자들을 심심찮게 볼 수 있습니다. 그래서 편강탕을 '기적의 물'이라 노래한 김정호 작곡가도 있었습니다. 그러니 간 걱정하지 마시고 편안하게 복용하셔도 됩니다.

Q3 편강탕과 함께 먹으면 안 되는 음식이 있나요?

저는 가공한 인스턴트식품이 아니라면, 다양한 천연물은 무엇이든 골고루 먹으라고 말합니다. 양약은 화공약품이기 때문에 어림없습니다. 자연이 만들지 않은 모든 합성약은 몸속에 들어오는 순간 내 몸이 경계합니다. 이 때문에 양약을 오래 먹은 사람은 대상포진을 앓게 되는 경우가 많습니다. 대상포진이 많아진 이유는 항생 · 소염 · 진통 · 진정제를 먹거나 맞다 보니 나이 들어 면역력이 떨어지면 대상포진으로 아주 홍역을 치르게 되는 것입니다.

실은 대상포진도 그동안 내 몸에 스트레스로 작용한 화학 쓰레기를 수거해 일시적으로 버리는 모습입니다. 그런데 사람들은 겉으로 드러난 증상에 놀라 병원에 가서 또 다른 화학물질을 받아 복용합니다. 내 몸이 만들지 않았으면 자연이 만든 게 아니므로, 내 몸은 이물질로 보고 이제 간이 바빠집니다.

끝없는 악순환의 고리를 끊기 위해서는 순리에 맞는 자연치료를 지향해야 합니다. 이러한 원리를 깊이 이해하면, 그것이 자연물이라면 무엇이든 최상의 자연이 길러낸 좋은 약초와 깨끗한 물의 황금 비율로 빚어낸 편강탕과 함께 복용해도 됩니다. 녹용도 함께 복용해도 되는지 환자들이 많이 물어보는데, 물론 같이 먹어도 괜찮습니다. 전통적으로 녹용도 아주 좋은 약 아닙니까.

이러한 취지에서 저는 '합성약 시대는 가고, 메디컬 푸드의 시대가 온다', '스테로이드 아웃!'이란 메시지를 미국 최고의 신문사인 뉴욕타임스에 게재하기도 하고, 뉴욕에서 발행부수 1위를 자랑하는 에포크타임스에 꾸준히 31회 건강 칼럼을 연재하여 합성약에 의존하는 세계인들에게 경종을 울리기도 했습니다.

실제로 편강탕을 먹으면서 인삼을 같이 먹으면 아무렇지도 않습니다. 당연히 편강탕은 가리는 것이 없습니다. 편강탕과 함께라면 선택은 면역력이 합니다. 내 몸에 부족한 것 없이 다양한 것을 먹어주면, 현명한 내 면역력이 알아서 선택합니다.

Q4 천식은 치료가 불가능한 건가요? 천식을 달고 지낸 지 3년이 넘었는데, 어떤 치료를 받아도 나아지지 않으니 답답하기만 합니다. 치료 방법은 없는 건가요?

천식을 고치는 약을 찾지 말고, 먼저 환자분의 폐를 깨끗이 청소하세요. 폐를 깨끗이 청소하여 편도선이 건강을 되찾으면 천식은 소리 없이 사라집니다. 이는 천식을 수십 년 앓은 분들도 마찬가지입니다. 몇 년 전 90세 할아버지가 편강한의원으로 저를 찾아와 넙죽 절을 하셨어요. 그 할아버지가 나이 40에 천식에 걸려 50년간 고생고생하셨는데, 그게 나은 거예요.

제가 가진 최장 기록은 74년을 앓은 분을 고친 것입니다. 그분은 여섯 살에 천식에 걸려 나이 80까지 고생을 하셨어요. 신혼에도 숨소리가 거칠어 각방을 썼을 정도였는데, 74년 된 천식도 폐를 깨끗이 청소하면 치료할 수 있습니다.

이렇게 치료가 가능한 병임에도 비염 · 천식 · COPD 등을 앓는 많은 분이 불치병으로 포기하고 사는 모습을 보면 참으로 안타깝습니다. 자신의 폐를 깨끗이 청소했을 뿐인데, 고질병이 사라진다는 놀라운 사실을 여러분들이 체험한다면 생각이 달라지실 겁니다. 이 병들은 충분히 고칠 수 있습니다. 용기를 내십시오.

Q5 COPD로 호흡곤란이 심해 하루하루가 고통스럽습니다. 어떻게 해야 기침과 숨 가쁨이 사라질까요?

일반적인 상식과 달리 폐가 진정으로 좋아지려면 오히려 숨차고 기침을 해야 합니다. 여기서 '숨이 차다'는 것은 폐가 망가지고 있는 위급한 상황을 면역의 센터에 보고하는 신호입니다. 따라서 꼭 필요한 자연 치유의 과정으로 볼 수 있습니다. 이렇게 보고를 받은 뇌가 "알았다 오버!" 하여, "1중대 좌폐로 가서 죽어가는 폐 세포를 살려내고, 2중대 우폐로 가서 차오르는 가래를 퍼내라" 하고 명령을 내리면 비로소 내 몸의 면역 체계가 정상적으로 작동하여 치료가 시작되는 것입니다.

그런데, 폐가 망가지고 있다는 것을 숨차게 보고하면 현대의학에서는 정반대로 즉각 스테로이드를 써서 중요한 그 보고를 아예 차단해 버립니다. 그러면 당연히 뇌에 구조 요청이 가지 못하게 되는데, 더 큰 문제는 환자가 일시적으로 하나도 숨차지 않게 느끼니 좋은 약이라 생각하여 계속 스테로이드를 쓰게 된다는 사실입니다. 자연히 구조대는 전혀 내려오지 않게 되고, 갈수록 피해는 증폭됩니다.

저는 오히려 '기침해야 낫는다'라고 늘 강조하는데, 근본치료는 오히려 효율적인 기침을 통해 가능합니다. '기침해야 낫는다'라는 말은 COPD 환자들이 폐 속에 있는 노폐물을 몸 밖으로 버리는 유일한 수단이 기침밖에 없기 때문입니다.

COPD 환자들은 폐 속의 가래를 목구멍으로 밀어 올리는 섬모운동(纖毛運動)이 망가져 모든 것을 다 바람(風)으로 해결해야 하는데, 이 바람 청소가 바로 기침입니다. 이 때문에 '기침해야 낫는다'라는 말이 나온 것입니다.

그러나 현대의학에서는 진해거담제를 써서 오히려 기침과 가래가 못 나오게 합니다. 가래 덩어리에서 물기를 뽑아버리는 건데, 물기를 뽑으면 뽑을수록 부피가 줄면서 딱지처럼 변해 '뮤신'이라는 단백질로 가득찬 딱딱 가래로 변하게 됩니다. 그런데 겉보기엔 가래가 안 나오니 효과가 있다 생각하여 계속 진해거담제를 쓰면 결국 폐가 딱딱 가래로 가득 차 호흡부전으로 사망에 이를 수 있습니다.

진정으로 COPD를 뿌리 뽑고 싶다면, 오히려 딱딱 가래를 물렁 가래로 만들어 몸 밖으로 계속 뱉어내도록 유도해야 합니다. 꿈쩍도 하지 않던 딱딱 가래가 청폐 요법으로 물렁 가래가 되면 기침으로도 쉽게 움직일 수 있고, 가래를 기침으로 뱉어내면 몸 안의 독소와 노폐물이 계속 빠져나옵니다. 이렇게 계속해서 뿜어내고 씻어내면 점차 진한 가래가 많이 배출되다 흰 가래로 색이 맑아지면서 서서히 가래 양이 줄고, 기침과 숨 가쁨이 사라지며 숨결도 부드러워집니다. 이때 강화된 편도선에서 분출되는 활발한 림프구들이 망가진 폐포를 서서히 재생시켜 숨이 편안해지고, 중증 폐질환도 충분히 물리칠 수 있습니다.

맑은 숨, 행복한 삶

에필로그

이 책의 서막을 숲 이야기로 열었듯 모든 장을 마무리하는 지금, 나는 역시 창문 너머로 펼쳐진 싱그러운 숲을 바라보고 있다. 집 근처 수리산에는 바야흐로 봄이 오고 있다. 2월에는 하늘에 봄이 오고, 3월에는 땅에 봄이 오며, 4월에는 사람에게도 봄이 온다. 계절의 변화란 이렇듯 하늘과 땅, 사람 3박자가 만들어내는 리듬이다. 봄, 여름, 가을, 겨울 사계절의 순환도 인간의 생로병사도 일정한 순환의 리듬이 있다. 자연의 모든 것은 흙에서 와서 흙으로 돌아가는 까닭이다.

인간은 살아있는 동안 끊임없이 흙에서 자란 식물과 그 식물을 먹고 자란 동물들을 먹고 산다. 결국 모두 땅의 기운을 얻어 생명을 영위하며, 그 생명을

인간은 높은 산과 바다의 거대한 파도와
굽이치는 강물과 광활한 태양과
무수히 반짝이는 별들을 보고 경탄하면서
정작 가장 경탄해야 할
자기 자신의 존재에 대해서는
경탄하지 않는다.

- 성 아우구스티누스

지탱하는 핵심의 비결은 바로 건강한 숨결에 있다. 대기에 가득한 생의 기운을 호흡을 통해 폐부 깊숙이 채우고 비우기를 반복하면서 인간은 생기발랄한 삶을 영위해 간다.

그러나 '코-기관지-폐'로 이어지는 호흡기에 각종 세균, 바이러스, 미세먼지 등이 침투하여 병이 깊어지면 질병과 노화는 빠른 속도로 진행되며, 호흡기 질환의 사이클이 생로병사의 사이클과 맞물려 점점 가속도가 붙게 된다. 호흡기 질환의 생로병사는 크게 '감기-비염-천식-중증 폐질환'의 4단계로 요약할 수 있는데, 인간의 생로병사는 그 누구도 어찌할 수 없지만, 호흡기 질환의 생로병사는 건강 유턴이 가능하다.

그렇다면, 어떻게 맹렬히 달려오는 호흡기 질환 열차를 멈춰 그 흐름을 되돌릴 것인가? 필자는 폐를 깨끗이 청소함으로써 편도가 튼튼해지면 건강 유턴이 가능하다는 사실을 19만 7천여 명의 성공 치료 사례를 통해 확인한 바 있다. 일반적으로 청폐(淸肺)를 통한 편도 튼튼에 꼬박 두 달이요, 이 건강해진 편도가 석 달째는 비염을, 넉 달째는 천식마저 그 뿌리를 뽑는다. 드디어 숨차고 쌕쌕댄다, 그르렁 소리가 난다, 반복적으로 기침을 한다, 발작적으로 기침을 한다, 이 모두가 사라진다.

무엇보다 얼굴색이 밝아지며 호전이 피부에도 나타난다. 이후에도 지속적인 청폐 요법으로 폐에 쌓인 적열(積熱)을 꺼주고 심폐기능이 활발해지면 강화된 편도선에서 분출되는 활발한 림프구들이 이제는 기관지의 망가진 근육층과 탄력층의 병변을 재생시킨다.

혈관도 탄력을 되찾아 1년 정도 지나면 혈관이 회복되어 객혈(喀血)이 사라지고, 폐세포가 재생되면서 2년 이상 꾸준히 치료하면 양방에서는 영구적 병변으로 보는 폐기종 · 기관지 확장증 · 폐섬유화도 충분히 근치(根治)가 가능하다. 이처럼 동서양을 막론하고 수천 년 동안 인류를 괴롭혔던 비염 · 천식은 물론, 폐렴 · 중증 폐질환 · 폐암에 이르기까지 확실하게 물리칠 수 있는 유일한 비법은 청폐(淸肺)를 통한 편도선 강화에 있다.

호흡기 질환 치료 후 재발을 막으려면 역시 만병의 근원인 감기부터 확실히 막아내야 한다. 내 목을 지키는 경호실장, 편도가 건강하면 우선 감기부터 제대로 막아낸다. 열감기는 아예 걸리지 않고, 코감기는 걸리지만 가볍게 가볍게 이겨낸다. 이렇게 미약한 감기로는 비염은 물론, 천식도 재발시킬 수 없다.

더욱 반가운 것은 천식을 고치면 폐와 부부 장부인 심장도 더불어 좋아져 심장병도 사라진다는 사실이다. 수십 년간 있던 부정맥이 사라지고 가슴통증, 협심증이 사라지면서 10년 이상 먹던 협심증 약을 끊게 된다. 또 중풍의 원인인 심방세동도 사라진다. 천식을 고쳤더니 수많은 고질병이 사라졌다며 기뻐하는 완치자들을 나는 수없이 보았다.

이들의 공통점은 평생 아무 약도 먹지 않아도 편안하고 건강하게 생활하며, 천수(天壽)를 다할 때까지 또렷한 정신으로 일상생활을 영위하다가 지구별의 소풍이 끝나는 날 홀가분하게 떠난다는 것이다. 이들이야말로 진정한 건강 장수의 비결을 삶으로써 증명한 소중한 인생의 스승들이다.

이처럼 각종 폐 · 호흡기 질환은 경이적인 치료율로 잘 고쳐지는 병이다. 걱정하지 말라, 두려워하지 말라. 봄날 새싹이 딱딱한 땅을 뚫고 솟아오르듯 진정한 치유의 길을 만나면 누구나 건강 100세인으로 거듭나 자유롭고 행복한 삶을 영위할 수 있다.

독자 여러분 모두 폐 청소에 힘써 생명의 고향, 호흡기 건강을 되찾아 단 한 번뿐인 지구별에서의 소풍이 맑고 고운 숨결로 더욱 기쁘고 충만하시길 바란다.

부록 1

검증된 국가대표 한약,
편강탕

오래전 젊은 여성 환자의 비염을 치료해 준 적이 있다. 편강탕을 먹고 비염을 깨끗이 완치한 그 여성은 30년 동안 비염을 앓고 있는 아버지께 편강탕을 권했다. 공교롭게도 그 여성의 아버지는 의사이자 서울대에 재직 중인 교수였다. 딸에게 편강탕에 대한 상세한 설명을 들은 그는 천천히 머리를 끄덕이더니 "네가 믿는 약이라면 기꺼이 임상실험의 제물이 되겠다"라고 말했다고 한다. 국내 최고의 권위를 가진 대학의 교수이자 의사로서의 도도한 자존심이 느껴지는 한마디였다.

며칠 후 그가 당시 안산에 있던 필자의 한의원을 찾아왔다. 그는 한의원 앞에 차를 대지 않고 중간에 차를 세우더니 기사에게 "경건한 마음으로 걸어서 가겠다"라고 했다 한다. 그것은 자신의 비염 치료를 한방에 위탁하기로 마음먹은 양방 의사가 한의사에게 보여 줄 수 있는 최고의 성의였다. 나는 그 교수에게 비염 치료 과정을 자세히 설명했다. 그는 묵묵히 나의 설명을 듣고 있다가 이렇게 물었다.

"서울대 알레르기 클리닉에서 준 약은 어떻게 할까요?"

"끊어주세요."

그 후 몇 개월 만에 편강탕의 효과를 확인한 그는 역시 비염을 앓고 있는 처남과 미국에 있는 딸에게도 편강탕을 보냈다. 그 딸과 처남의 비염이 완쾌된 것은 물론이다. 그 교수에게서 전화가 왔는데, 그동안 흥미로운 일이 있었다며 다음과 같은 이야기를 해주었다.

스승의 날을 맞아 젊은 후배 교수들이 그 교수 댁에 인사를 왔다. 차를 마시면서 그 교수가 말했다.

"내가 이번에 한약을 먹고 비염이 나았어."

그 이야기를 하자마자 한 젊은 교수가 깜짝 놀라 소리쳤다.

"원장님, 위험합니다! 그 효과는 틀림없이 스테로이드 때문일 겁니다. 한약재 중에는 스테로이드 성분을 천연적으로 함유한 약이 얼마든지 있습니다. 틀림없이 일시적인 효과일 겁니다. 마약을 넣었을지도 모르고요."

또 다른 후배가 말했다.

"교수님, 요즘 한약재에는 농약이 많이 묻어 있습니다. 특히 중국산 한약재를 써서 만든 한약을 먹으면 방부제를 먹는 거나 마찬가지입니다."

후배들의 이야기가 어찌나 완강한지, 그는 시험 삼아 서울대 도핑센터에 편강탕 분석을 의뢰했다.

"오늘 그 결과가 나왔습니다."

나는 그저 빙긋이 웃으면서 그의 말이 이어지기를 기다렸다.

"편강탕 분석 결과… 스테로이드 없음, 농약 없음, 방부제 없음, 기타 중금속, 환경 호르몬, 마약 등 186개 유해물질이 전혀 검출되지 않았습니다. 축하드립니다."

이렇게 해서 나는 돈 한 푼 들이지 않고 권위 있는 대학 연구소에서 편강탕 성분 분석을 성공적으로 마쳤다. 내가 직접 편강탕의 분석을 의뢰했다면 모르긴 몰라도 꽤 큰 비용이 들지 않았을까?

그는 편강탕의 성분을 의심했던 후배들에게 곧바로 전화해서 이렇게 말했다고 한다.

"이 사람들아, 한약이라고 해서 그렇게 함부로 말하면 쓰는가?"

그는 내가 당시 책(편강 100세 길을 찾다)을 쓰는 중이라는 말을 듣고 이렇게 덧붙였다.

"원장님, 독자들에게 내 말도 좀 전해 주십시오. '안심하고 드십시오. 최고 권위의 양방 의사가 증명하는 한약입니다'라고 말입니다."

산이 높으면 골이 깊다던가. 편강탕(환)의 치료 효과가 입소문을 타고 국내는 물론 해외에까지 번지기 시작하자 경이롭게 바라보며 격려해 주는 사람들도 많았지만, 질시와 의심의 눈초리를 보내는 이들도 있었다.

해외 진출을 위한 기반 확보와 안전성에 대한 여러 의문을 확실하게 잠재우기 위해서 미국 FDA에 편강탕(환) 성분 검사를 의뢰하기로 결심했다. 이미 서울대 도핑센터에서 성분에 대한 분석을 마쳤지만, 우리 한의원에서 공식적으로 신청한 것이 아니고, 해외에서는 설득력이 약했기 때문이다.

드디어 애타게 기다리던 결과가 나왔다. FDA의 공식 검사 기관인 Microbac 사의 책임자 Aurea Yogarajah의 정식 서명이 선명한 분석 결과서가 온 것이다. 그 내용은 '화학적, 생체분자학적 유독성 검사(Chemical, Biological Molecular and Toxicological Analysis)'를 한 결과 '안전한 제품(Safe Product)'으로 판명되었다는 것이었다.

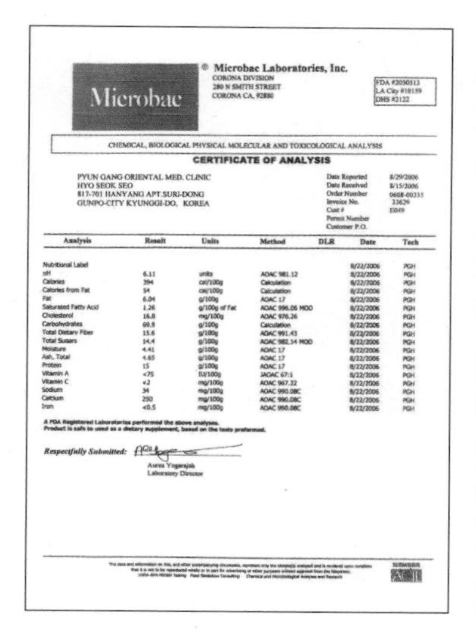

Microbac Laboratories, Inc.
CORONA DIVISION
280 N SMITH STREET
CORONA CA, 92880

FDA #2030513
LA City #10159
DHS #2122

CHEMICAL, BIOLOGICAL PHYSICAL MOLECULAR AND TOXICOLOGICAL ANALYSIS

CERTIFICATE OF ANALYSIS

PYUN GANG ORIENTAL MED. CLINIC
HYO SEOK SEO
817-701 HANYANG APT.SURI-DONG
GUNPO-CITY KYUNGGI-DO, KOREA

Date Reported 8/29/2006
Date Received 8/15/2006
Order Number 0608-00335
Invoice No. 33629
Cust # E049
Permit Number
Customer P.O.

Analysis	Result	Units	Method	DLR	Date	Tech
Nutritional Label					8/22/2006	PGH
pH	6.11	units	AOAC 981.12		8/22/2006	PGH
Calories	394	cal/100g	Calculation		8/22/2006	PGH
Calories from Fat	54	cal/100g	Calculation		8/22/2006	PGH
Fat	6.04	g/100g	AOAC 17		8/22/2006	PGH
Saturated Fatty Acid	1.26	g/100g of Fat	AOAC 996.06 MOD		8/22/2006	PGH
Cholesterol	16.8	mg/100g	AOAC 976.26		8/22/2006	PGH
Carbohydrates	69.9	g/100g	Calculation		8/22/2006	PGH
Total Dietary Fiber	15.6	g/100g	AOAC 991.43		8/22/2006	PGH
Total Sugars	14.4	g/100g	AOAC 982.14 MOD		8/22/2006	PGH
Moisture	4.41	g/100g	AOAC 17		8/22/2006	PGH
Ash, Total	4.65	g/100g	AOAC 17		8/22/2006	PGH
Protein	15	g/100g	AOAC 17		8/22/2006	PGH
Vitamin A	<75	IU/100g	JAOAC 67:1		8/22/2006	PGH
Vitamin C	<2	mg/100g	AOAC 967.22		8/22/2006	PGH
Sodium	34	mg/100g	AOAC 990.08C		8/22/2006	PGH
Calcium	250	mg/100g	AOAC 990.08C		8/22/2006	PGH
Iron	<0.5	mg/100g	AOAC 990.08C		8/22/2006	PGH

A FDA Registered Laboratories performed the above analyses.
Product is safe to used as a dietary supplement, based on the tests preformed.

Respectfully Submitted:
Aurea Yogarajah
Laboratory Director

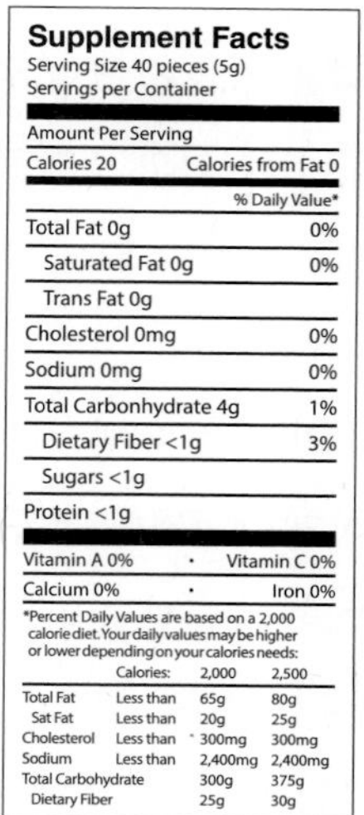

Supplement Facts
Serving Size 40 pieces (5g)
Servings per Container

Amount Per Serving	
Calories 20	Calories from Fat 0
	% Daily Value*
Total Fat 0g	0%
Saturated Fat 0g	0%
Trans Fat 0g	
Cholesterol 0mg	0%
Sodium 0mg	0%
Total Carbonhydrate 4g	1%
Dietary Fiber <1g	3%
Sugars <1g	
Protein <1g	
Vitamin A 0%	Vitamin C 0%
Calcium 0%	Iron 0%

*Percent Daily Values are based on a 2,000 calorie diet. Your daily values may be higher or lower depending on your calories needs:

		Calories: 2,000	2,500
Total Fat	Less than	65g	80g
Sat Fat	Less than	20g	25g
Cholesterol	Less than	300mg	300mg
Sodium	Less than	2,400mg	2,400mg
Total Carbohydrate		300g	375g
Dietary Fiber		25g	30g

이 부분과 관련해 지금 국내에서도 관련 기관이 지속적으로 검사를 시행해 안전성을 입증해 주고 있다. 우리나라에는 사단법인 한국의약품수출입협회가 있는데, 이 협회 산하에 부설 기관으로 한국의약품시험연구원(KPTR)을 운영하고 있다. KPTR은 품질 관리 전문 분석 기관으로, 국내에서 유일하게 법령으로 지정된 곳이다. 여기에서 수시로 편강탕의 무독성과 안전성을 확인하고 있다.

편강탕은 국내에서는 한약으로 분류되고, 해외에서는 건강식품으로 분류된다. 외국에서는 제약의 경우 일정한 공식에 의해서 화학적으로 동일하게 표현하고, 합성할 수 있는 품목을 약으로 보는데, 편강탕은 생약이기 때문에 그런 관점에서 제약으로 분류하지 않고, 폐를 맑게 해주는 건강식품으로 보는 것이다.

편강탕의 안전성뿐만 아니라, 전 세계 19만 7천여 명의 폐 · 호흡기 질환자를 치료한 뛰어난 효능을 객관적으로 입증하기 위해 필자는 50여 년간 각고의 노력을 기울여 왔다. 이미 편강한의원을 찾는 환자분들의 42%가 치료 효과를 본 지인의 소개로 내원하고 있었지만, 아직도 효능에 대한 의구심을 제기하는 사람 또한 많았기 때문이다.

필자는 근거 없는 비방이나 의구심에 맞서기 위해 편강탕의 효과에 대한 과학적이고 객관적인 동물 실험을 두 군데에서 진행하였다. 먼저, 건국대 수의과대학 내과학교실에서 실시한 연구 내용을 소개한다. 연구 결과에 대한 전문(全文)을 실으면 좋겠지만, 내용이 길고 어려운 전문 용어가 많아 최종 결론만 소개하겠다.

편강탕 복용 후 정상 견(犬)에서의 부작용 평가와 혈액 및 면역 세포 활성 효과에 대한 연구

주관 연구 책임자: 건국대학교 수의과대학 내과학교실 박희명 교수

(중략)

최종 결론

4주간의 실험을 통해 편강탕은 사람의 권장 복용량의 1/3, 그리고 1/6을 투여했을 때 혈액학적 이상이나 간독성, 신장독성, 췌장독성 및 전신적 이상 증상이 발견되지 않았으며, 특히 한약을 투여한 후 간독성이 발생할 수 있다는 다른 문헌들의 것과는 확연히 다른 결과를 보여 주었다. 즉 2달간 장기 투여한 비글 견에서 편강탕 투여에 의한 독성이나 특이할 만한 부작용은 발견되지 않았다.

단백질 전기영동검사, A/G ratio 검사를 통해 편강탕 투여가 일부 면역이 항진된 질병에서 면역을 일부 조절할 수 있는 기능을 가질 수 있음이 본 실험 결과에서 도출되었으며, 향후 애완동물 및 사람에서 각종 알러지 질병에 본 편강탕을 이용할 경우 알러지 치료를 위해 면역 억압을 유발하는 스테로이드를 장기간 사용한 것보다 적절한 면역 조절 기능이 있는 편강탕이 그 하나의 대체 요법으로 이용될 수 있을 것으로 생각된다.

특히, 스테로이드 등의 경우 장기간 사용 시 각종 부작용(다음, 다뇨, 다식, 체중 증가 등)이 발생하기 때문에 심한 면역 억압에 영향을 주지

않는 편강탕의 투여가 질병 치료에 부담을 덜 주고 치료에 도움을 줄 것으로 생각한다. 또한 지방 단백 전기영동검사를 통해 편강탕 1/3을 먹인 그룹은 다른 그룹에 비해 고지혈증을 완화해 줄 수 있는 결과를 보여 주었으며, 이는 편강탕이 향후 대사성증후군 등에 의해 속발하는 질병을 어느 정도 완화시켜 줄 수 있는 가능성을 보여 준다.

다음은 충남대에서 실험 연구한 내용을 간략히 소개하겠다. 건국대 연구 결과와 마찬가지로 내용이 길고 전문 용어의 등장으로 일반 독자가 읽기에는 불편하므로 연구의 주요 성과를 요약한 부분만 게재한다.

청폐 한약 추출물인 편강탕(환)이 호흡기 객담의 생성 및 분비에 미치는 영향에 관한 연구

연구 책임자: 충남대학교 의학전문대학원 약리학교실 이충재 교수

(중략)

연구의 주요 성과 요약

(1) 인간 호흡기 상피 세포주에서, 편강탕이 염증 유발 상태에서의 호흡기 객담 주 구성 성분인 뮤신 과다 생성(Hyperproduction) 및 유전자 과발현에 대해 나타내는 억제적 조절 작용을 입증함.

(2) 흰쥐를 이용한 급성 기관지염 모델에서, 편강탕이 호흡기 객담의 주

구성 성분인 뮤신의 과다 분비(Hypersecretion) 현상에 대해 나타내는 억제적 조절 작용을 입증함.

이상의 연구 결과를 바탕으로 편도선염, 기관지염, 폐렴, 후두염, 감기 등에서 관찰되는 호흡기 염증 상태에서의 기도 객담 과다 생성 및 분비를 조절함으로써 제반 질환을 치료하는 편강탕(환)의 약효를, 세포 및 동물 실험 수준에서 입증할 수 있는 연구 자료를 축적하였고, 그 결과를 논문의 형태로 영국의 저명한 천연물 과학 국제학술잡지인 'Phytotherapy Research(생약 치료학 연구지)'에 게재할 예정임.

특히 충남대의 '대기오염으로 인한 객담 과다 분비 완화, 항생물질 블레오마이신 유발성 폐섬유화 완화' 효능은 '한국생약학회'에서 발행하는 SCOPUS급 국제학술지 'NPS(Natural Product Sciences)'와 SCI급 국제 학술지 'JTCM(Journal of Traditional Chinese Medicine)'에도 게재되었다.

SCI는 'Science Citation Index'의 약자로, 미국 톰슨 사이언티픽 사가 운영하는 과학기술 분야 학술 잡지에 게재된 논문의 색인을 수록한 데이터베이스의 이름이다. 이 데이터베이스에서 선정한 학술지에 수록된 논문은 세계적인 권위를 인정받게 되며, 그런 논문을 'SCI 논문'이라 하여 일반 논문과는 격이 다른 대우를 받는다. 따라서 JTCM에 이 연구 결과가 게재된 것은 편강탕(환)의 효능에 관한 연구가 국제 학술계의 인정을 받았다고 보면 되는 것이다.

또한, 2020년 12월에는 서울대학교 연구진이 SCI급 국제학술지 'Antioxidants'에 편강탕(PGT)의 천식 완화 효능에 대한 논문을 발표하기도 하였다.

논문의 표제는 "Protective Effects of Korean Herbal Remedy against Airway Inflammation in an Allergic Asthma by Suppressing Eosinophil Recruitment and Infiltration in Lung(폐 내 호산구 모집 및 침윤 억제를 통한 알레르기 천식의 기도 염증에 대한 한방 치료제의 예방 효과)"으로, 영문으로 된 핵심 문장만 발췌하여 인용하면 다음과 같다.

"Oral delivery of PGT successfully alleviated asthmatic responses provoked by OVA in a mouse model and could lead to novel therapies for allergic asthma."
"편강탕(PGT)의 구강 전달은 마우스 모델에서 OVA로 유도된 천식 반응을 성공적으로 완화시키며, 이는 알레르기 천식에 대한 새로운 치료법으로 이어질 수 있다." - 'Abstract(초록)' 마지막 문단

"Taken together, our results showed the effectiveness of PGT as herbal remedies to control the development of OVA-induced asthma. We showed the reducing effects of PGT on type 2 immunity and lung eosinophil infiltration in OVA-induced allergic asthma. Additionally, we successfully identified that PGT lowers ILCs and CD4+ populations which produce IL-5 and IL-13 in an

IL-4 independent manner, which results in lowering eosinophil recruitment in the lungs, leading to decreasing the overall disease severity."

"종합하면, 본 연구 결과는 OVA로 유도된 천식의 발병을 통제하기 위한 한방 치료제로써 편강탕(PGT)의 효과를 보여주었다. OVA로 유도된 알레르기 천식에서 편강탕(PGT)이 제2형 면역과 폐 호산구 침윤에 미치는 감소 효과를 보여주었다. 또한, 편강탕(PGT)이 IL-4 독립적인 방식으로 IL-5 및 IL-13을 생산하는 ILC 및 CD4+ 모집단을 감소시키며, 이는 폐에서 호산구 모집을 감소시켜 전반적인 질병 중증도를 감소시키는 결과를 가져온다는 사실을 성공적으로 확인하였다." - 'Discussion(고찰)' 마지막 문단

한방의 특성상 약효에 대한 것이 궁극적으로 이러한 수치로 분석되고 증명되는 성질은 아니지만, 각종 분석 기기나 방법의 놀라운 발전을 한방이 외면할 수만은 없다고 본다.

19세기 근대 문명이 발달하여 중국이 서양 문물을 수입할 때, 근본은 중국에서 찾고 그 방법은 서양에서 찾고자 했던 '중체서용(中體西用)'의 정신처럼, 나도 근본은 한방에 두되 도움이 될 수 있는 모든 것은 동서양, 한방, 양방에 구애받지 않고 활용하고자 한다. 그것이 한방의 발전과 세계화를 위한 길이라고 믿기 때문이다.

부록 2

편강탕,
과학적 한약 제조 시스템

많은 분이 편강탕을 처음 맛본 뒤 그 청량감에 깜짝 놀라곤 한다. 기존 한약의 탁한 색과 쓴맛을 뛰어넘어 맑은 색과 담백한 맛으로 남녀노소 누구나 거부감 없이 복용하여 탁월한 효능을 발휘할 수 있도록 배려한 까닭이다.

편강탕은 최상의 한약재를 맑고 깨끗한 물에 달여 생약 그대로의 효능을 고스란히 살린 신개념 한약이기에 어린이나 임산부도 부작용 걱정 없이 숭늉처럼 담백하게 마실 수 있어 폐 · 호흡기 질환의 성약(聖藥)으로 입소문을 타면서 큰 사랑을 받고 있다.

또한, 전 세계에 수출하기 위해 휴대와 이동, 보관과 관리가 편리한 환약

형태로 제형 방식을 개발한 '편강환(扁康丸)' 역시 세계 30여 개국에 수출되며 꾸준히 사랑받고 있다. 이들은 충북 제천에 있는 원외 탕전실의 최첨단 시설에서 과학적으로 제조되어 국내는 물론 세계 곳곳으로 발송된다.

태백산맥을 중심으로 한 산간 지방에서 채취, 생산되는 우수한 약재의 집산지로 유명한 충북 제천은 유네스코 세계기록유산에 등재된 <동의보감>의 저술에 참여한 이정구 선생과 조선 시대 선조 임금의 어의(御醫)를 지낸 한계군(韓溪君) 이공기(李公沂) 선생의 고향이기도 하다. 한의학 발전의 기초를 제공한 고장답게 국제 한방바이오 엑스포(JEXPO)가 해마다 열려 전통 의학의 과학화, 산업화, 세계화를 통해 한약의 우수성을 전 세계에 알리고 있다.

제천을 동북아 제일의 한방바이오밸리로 육성키로 한 충청북도의 의욕적인 한방 특구 사업에 발맞춰 의료법인 편강의료재단에서도 제천 바이오밸리에 포도나무 원외 탕전실을 건립하고 본격적인 가동에 들어갔다.

포도나무 원외 탕전실은 3,000평 부지에 건평 1,100평 규모로 탕전실 및 식품 제조 시설과 첨단 장비를 갖춤으로써 정제 방식이 더욱 정교해져 고품격 한약 생산의 메카로 도약하고 있다.

편강한의원은 무엇보다 약재의 원산지와 채취 시기를 일일이 확인하여 최상의 약재만을 엄선하기로 유명하다. 녹용의 경우 소비자가 직접 한약재의 원산지와 제조사를 확인할 수 있도록 '녹용 이력 추적 제도'를 도입한 업체와 직거래하고 있다. 편강탕을 달이는 데 쓰이는 모든 한약재는 1등급 한약재 중에서도 전문 한약사의 손을 거친 최상의 약재만을 엄선한다.

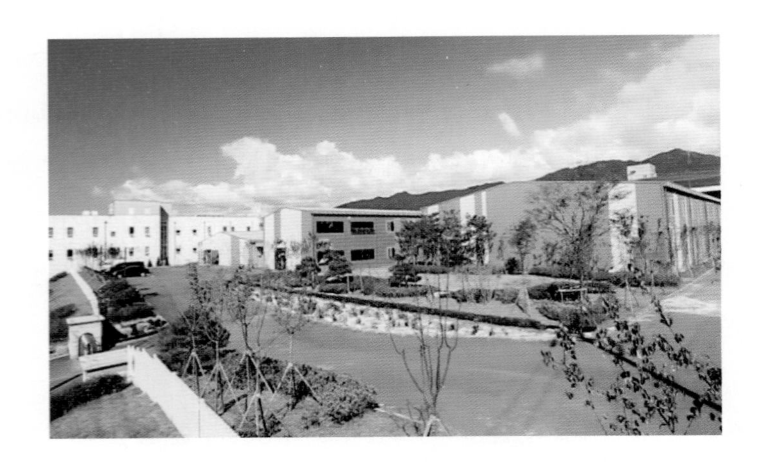

충북 제천 포도나무 원외 탕전실 전경

선별된 약재는 각각의 고유 성분에 따라 다르게 보관한다. 생약 상태의 뛰어난 효능을 유지하여 환부와 몸 전체의 조화와 상호 협력을 증진하기 위해 생약의 자연 치유 성분들을 고스란히 살린 최적의 온도와 습도로 보관하는 것이다. 이를 위해 어떤 약재는 20℃ 실온에 보관하기도 하고, 어떤 약재는 섭씨 4℃에 냉장 보관하기도 한다.

약재마다 성분이 다르기 때문에 세척 방법도 각각 다르다. 흐르는 물에 조금만 씻어내야 하는 경우가 있고, 장시간 세척이 필요한 경우도 있다. 약재마다 필요한 유효 성분의 양을 정확하게 추출하기 위해 오랜 시간 끊임없는 측정과 기록이 필수적이다.

편강탕은 탕약을 달이는 물도 확연하게 다르다. 일반 생수가 아닌 중금속 및 오염물질을 걸러낸 증류수를 사용한다. 특수 제작한 2억 원짜리 최고급 스테인리스 탕전기에서 섭씨 100℃로 끓이고 미세 찌꺼기를 깨끗이 걸러낸 후 생약 성분 그대로 1억 3천만 원짜리 윤전(輪轉) 포장기로 자동 포장한다.

제조부터 포장까지 철저한 위생관리를 통해 안심하고 마실 수 있는 편강탕(환)은 앞서 밝힌 대로 미국연방식품의약국(FDA)에 등록된 마이크로백 시험소에서 '무독성 식이 제품'으로 그 안전성을 검증받았다.

섬세한 탕제 작업은 편강한의원의 50여 년 노하우에 기초한다. <동의보감>의 전통, 현대 과학의 정확성, 그리고 편강한의원의 노하우가 어우러져 비로소 한 팩의 편강탕이 완성되는 것이다. 탕약이 완성된 후에는 빠르게 밀봉하여 그 약효를 보전한다.

또한, 약효를 최대한으로 끌어올리기 위해서는 정확한 양이 중요하기 때문에 1g이라도 오차가 있는 제품은 자동으로 축출한다. 이렇게 완성된 편강탕은 편강한의원의 정성과 함께 친환경 박스에 담아 고객의 집까지 안전하게 배송된다.

이처럼 편강탕은 폐에 좋은 10여 가지 약재를 황금 비율로 조합하여 최상의 물과 자연이 길러낸 부작용 없는 약초 성분이 함께 어우러진 청정 한약이다. 깨끗하고 맑은 편강탕의 향과 색은 편강한의원이 추구하는 정직한 장인정신이 빚어낸 한결같음의 결정체다.

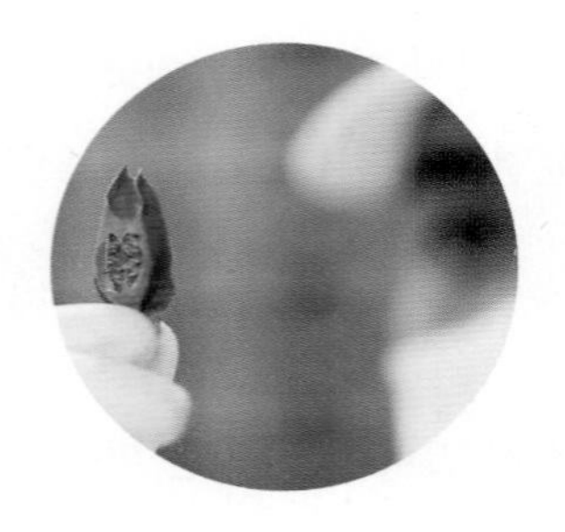

약재 선별
전문 한약사에 의한 세밀한 약재 선별

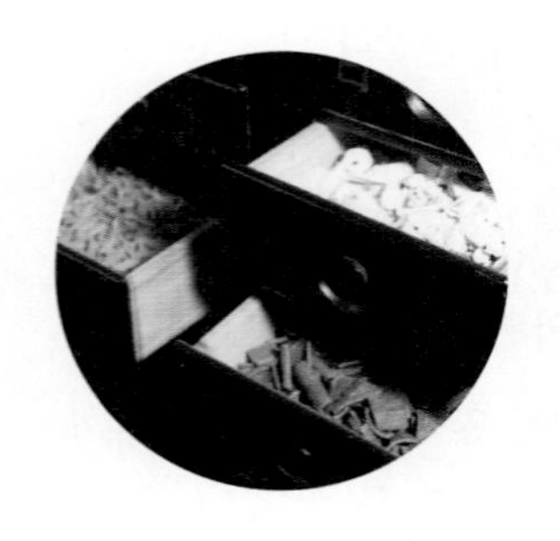

약재 보관
약재별 최적의 온도와 습도로 보관

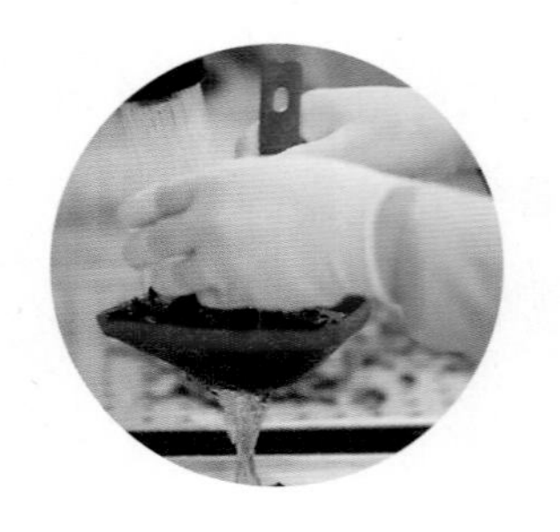

약재 세척
고유 성분에 따른 선별적 세척

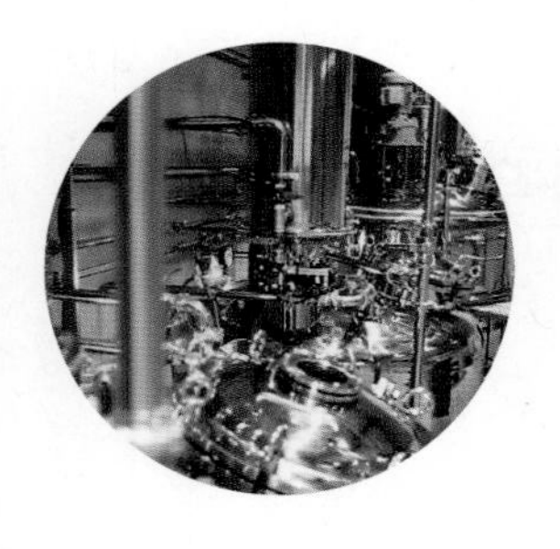

탕제 작업

편강한의원 50여 년 노하우에 기초한 전문 인력

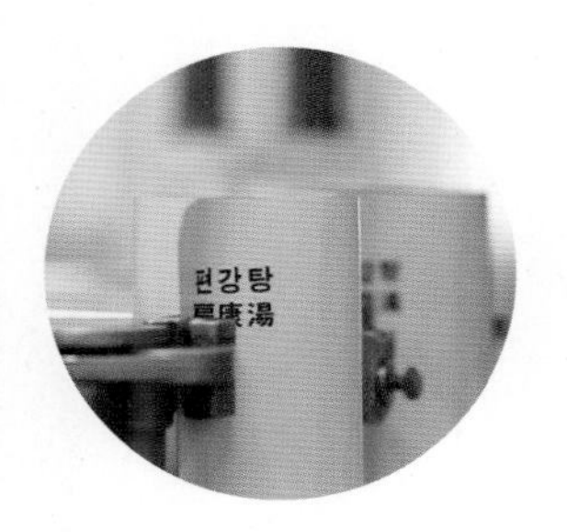

패키징

정확한 양, 빠르게 밀봉하여 약효 최대한 보존

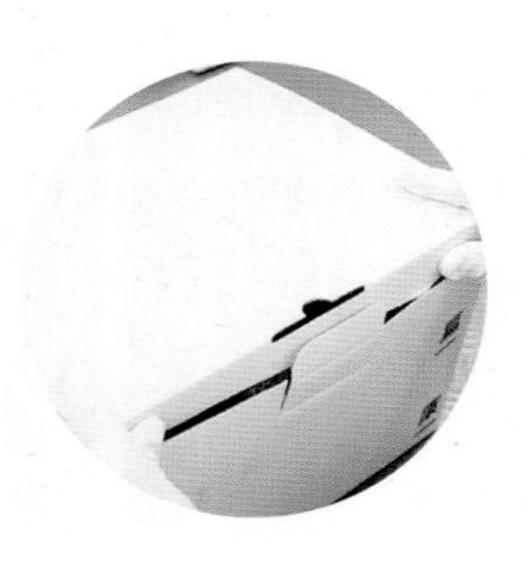

포장 · 배송

친환경 박스에 담아 고객의 집까지 안전하게 배송

부록 3

의술로 번 수익을 사회에 환원하는 편강한의원

이제 내 나이도 내일모레 팔순을 바라보고 있다. 돌이켜 생각해 보면 그동안 참 많은 분의 은혜와 사랑에 힘입어 지금의 편강이 존재할 수 있었다고 생각한다.

평생 고마운 인연이 되어준 많은 분과 이 존재계에 조금이나마 보탬이 되고자 필자는 끊임없이 의술로 번 수입을 사회에 환원하고자 노력해 왔다.

우선, 내가 좋아하는 탁구계와 바둑계에 꾸준히 후원해 왔다. 노인과 장애인 시설, 가정 형편이 어려운 한부모가정, 조손가정, 독거노인 등 소외계층에도 해마다 한약이나 성금품을 전달해 왔다.

무엇보다 지금의 내가 있게 한 모교의 후배들에게도 장학금을 주었는데, 익산 남성 고등학교에 이어 최근에는 학교급을 높여 내가 졸업한 경희대학교 한의학과에서 한방의 세계화를 통한 노벨의학상 수상자가 나오길 염원하며 장학금을 기부하기도 했다.

필자는 경희대 한의학과 66학번인데, 그동안 한의학을 전공한 덕분에 필자의 지병인 편도선염을 극복한 것은 물론, 인류의 생명을 위협하는 각종 폐 · 호흡기 질환을 고치기 위해 편강탕(환)을 창방하여 미국, 중국, 독일 등 전 세계 31개국에 수출하여 한국 한의학의 위상을 드높일 수 있었다.

한약 수출 1호로 수많은 어려움을 극복하며 세계화의 초석을 다진 필자의 바통을 이어받아 한의학의 우수성을 알리는데 선도적인 역할을 할 '경희 한의 노벨프로젝트'는 단순히 학교와 개인의 영광을 위해서가 아니라, 오랜 전통을 가진 우리 민족 한의학을 전 세계에 알리고 상용화하는 궁극적인 목표를 향해 나아갔으면 하는 바람이다.

지난 반세기 동안 이렇게 다방면으로 후원을 아끼지 않았지만, 필자가 가장 애정을 쏟은 분야를 하나만 꼽는다면, 바로 바둑계다. 2011년부터 사이버오로에서 해마다 편강배 월드바둑 챔피언십을 개최해 왔고, 잠깐 대회를 쉬는 동안에도 편강 바둑 연구실을 개설하여 장래가 촉망되는 프로 바둑 기사들을 후원하고, 한국 바둑의 미래를 이끌어갈 잠룡들의 연구를 도왔다. 또한, 2021년부터는 편강배 시니어 바둑 리그를 열어 메인

스폰서로 후원하기도 했다.

KHU
한의과대학 경희한의노벨프로젝트기금
금 일억원
(₩100,000,000)
편강한의원 원장 서효석
편강한의원 한의과대학 발전기금 전달식
2022년 6월 24일(금) 본관 213호

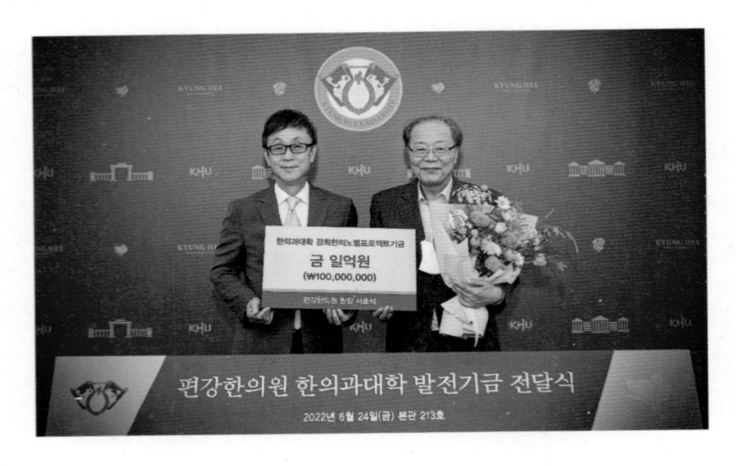

경희대 한균태 총장과 함께한 '경희 한의 노벨프로젝트' 기금 전달식

특히, 7년 동안 편강배 월드바둑 챔피언십을 개최하며 한국 우승자 4명(김영삼, 안성준, 홍성지, 변상일), 중국 우승자 3명(커제, 판팅위, 퉁멍청)을 배출했는데, 회를 거듭할수록 뜨거운 화제를 몰고 왔다.

3회 대회 당시 무명이던 커제가 편강배 타이틀 획득 후 마치 로켓처럼 기량이 수직 상승해 각종 세계 기전에서 우승을 휩쓸며 지금까지 중국 랭킹 1위를 고수하고 있고, 4회 대회 우승자인 판팅위도 농심배에서 7연승의 기적을 이뤄 전설이 되는 등 편강배를 거치기만 하면 발군의 기량을 선보여 '행운의 기전'으로 알려졌기 때문이다.

그러나 편강배 월드바둑 챔피언십은 인터넷을 통해 시합을 하기 때문에 시공간의 제약을 받지 않는 장점이 있는 반면, AI의 등장으로 커닝의 위험이 우려되어 공정성이 의심스러워 2019년부터는 오프라인에서 한국과 중국의 올스타들이 함께하는 단체전으로 새롭게 탈바꿈하여 중국 위해(威海)시와 합작하여 개최하였다.

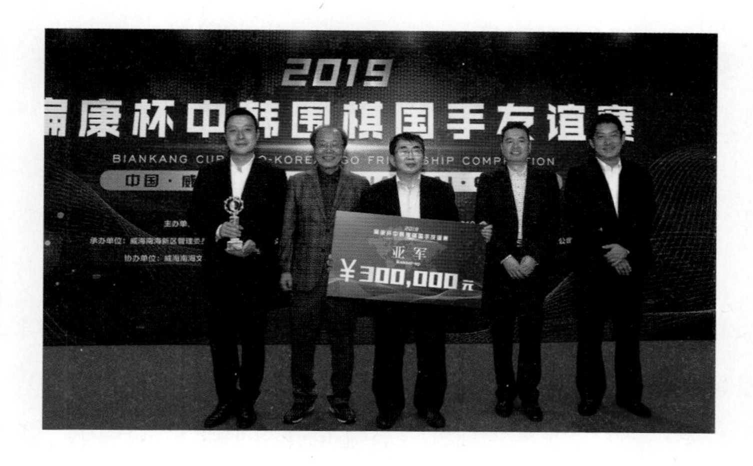

'2019 편강배 한중 바둑 국수 초청전' 당시 준우승한 중국 선수단
구리, 녜웨이핑, 마샤오춘, 창하오

출전 선수들도 기라성같은 왕년의 스타들이 총출동하였는데, 중국팀은 시진핑 주석의 바둑 선생인 녜웨이핑(聶衛平), 언제나 중국의 인기 스포츠맨 10위 안에 드는 창하오(常昊), 한 시대를 풍미했던 마샤오춘(馬曉春), 바둑으로 중국 최고의 칭화대에 들어간 구리(古力) 9단. 이렇게 네 명의 별들이 총출동하였다.

그에 걸맞게 한국에서도 국보급 돌부처 이창호, 반상의 승부사 서봉수, 세계 최강의 공격수 유창혁, 호방한 꽃미남 조한승 9단이 출전하여 명승부를 펼친 끝에 한국팀이 승리를 거뒀다.

혹자들은 왜 한의사가 비용을 들여가며 세계 바둑 대회를 개최하는가 하고 의아해한다. 내가 세계 바둑 대회를 개최하는 이유는 네 가지이다.

첫째 무엇보다도 나 자신이 바둑 애호가(공인 아마 6단)이기 때문이며, 둘째 편강한의원에서 올리는 수익을 사회에 환원하고자 함이요, 셋째 세계인들이 바둑이라는 공통 언어를 통해 서로 소통함으로써 세계 평화 증진에 기여하고자 함이요, 넷째 인류의 정신 건강을 증진하고자 함이다.

우리나라 바둑 인구는 한때 1,500만 명에 육박했다. 한마디로 남녀노소를 불문하고 전 국민이 즐기는 여가 활동이었다. 그러나 지금은 700만 명 정도로 줄어들었다. 물론 시대의 흐름에 따라 유행이 변하는 것은 당연한 일이고, 과거보다 수많은 즐길 거리가 등장한 현대에 굳이 바둑을 고집할 필요가 없어 보이는 것도 사실이다. 하지만 바둑이 지닌 진정한 가치를 안다면, 지금 바둑 인구가 줄어드는 것을 그저 눈 뜨고 볼 수만은 없다.

활발한 두뇌 활동을 통해 노년의 치매를 예방하고, 청소년의 집중력을 강화하는 바둑은 더할 나위 없이 좋은 두뇌 스포츠라고 할 수 있다. 요즘 청소년들은 게임을 많이 하는데, 이런 총싸움, 칼싸움은 인격 수양에도 도움이 되지 않고 중독성이 강하다. 게다가 게임 중독이 미국에선 총기

사고로도 이어지지 않는가? 그래서 내가 나서서 바둑 인구를 늘리는 것은 물론, 바둑을 올림픽 정식 종목으로 채택할 수 있도록 적극 홍보하여 전 세계인이 함께 즐기는 문화로 만들어 보고 싶다.

바둑의 세계화와 함께, 의료인으로서 필자는 지금껏 해왔던 '한방의 세계화'라는 또 하나의 중요한 역할을 병행하려고 한다. 그것은 바로 '3K 운동 본부'의 발족과 관련된 활발한 활동이다. 여기서 3K는 '쉬운 한글', '쉬운 바둑', '쉬운 한의학'을 하나의 패키지로 묶어 한국의 문화를 널리 알리겠다는 계획을 지칭한다. 향후 대도시에 운동 본부를 만들어 한국의 독보적인 자랑이자 문화유산을 더욱 발전시켜 나갈 생각이다.

또한, '3무(無) 노인촌'을 만들어 세계적인 관광 명소로 만들고 싶다. 남성 100세인 100명, 여성 100세인 100명, 도합 200명을 한마을에 모셔서 이들 모두가 110세까지 건강하게 살아가는 모습을 보여주는 장수촌을 만들 생각이다. 보통 100세에 이르게 되면 다양한 병을 가지고 살아간다. 이들의 병을 낫게 해서 3무(無), 즉 암이 없고 중풍이 없고 치매가 없는 건강 노인촌을 만들고자 한다.

이들은 늙어도 얼굴에 검버섯 하나 없이 새살이 돋고, 겨울에도 독감에 걸리지 않는다. 5년이 지나도 건강한 모습으로 살아가면, 전 세계가 이 노인촌을 주목하게 될 것이다. 이렇게 되면 그 비밀을 알기 위해 전 세계의 취재진이 한국으로 오고, 한의학(韓醫學)의 명성을 세계만방에 떨치게 될 것이다.

서울대 일반외과 과장인 내 친구는 “너는 뇌세포가 20대야”라고 말한 적이 있다. 올해 78세인 나는 지금도 매일같이 새로운 꿈이 샘솟는다. 인류의 난치병을 극복하여 무병장수 시대를 열기 위해 늘 청년처럼 열정적으로 살다가 이 세상 소풍 끝나는 날 홀가분하게 흙으로 돌아가고 싶다.

흙으로 돌아가기 전, 건강과 사랑의 등불이 되어 가능한 한 더 많은 분께 희망의 인술을 베풀고자 노력할 것이다. 평생을 부족한 나와 함께하며 내 성공의 제일 공로자가 되어준 나의 아내 윤창중 사장에게도 한결같은 사랑과 감사의 마음을 전한다. 지구별 모든 생명체가 행복한 세상을 꿈꾸며, 오늘도 나는 인류의 건강 백세를 위해 뚜벅뚜벅 걸어가고 있다.

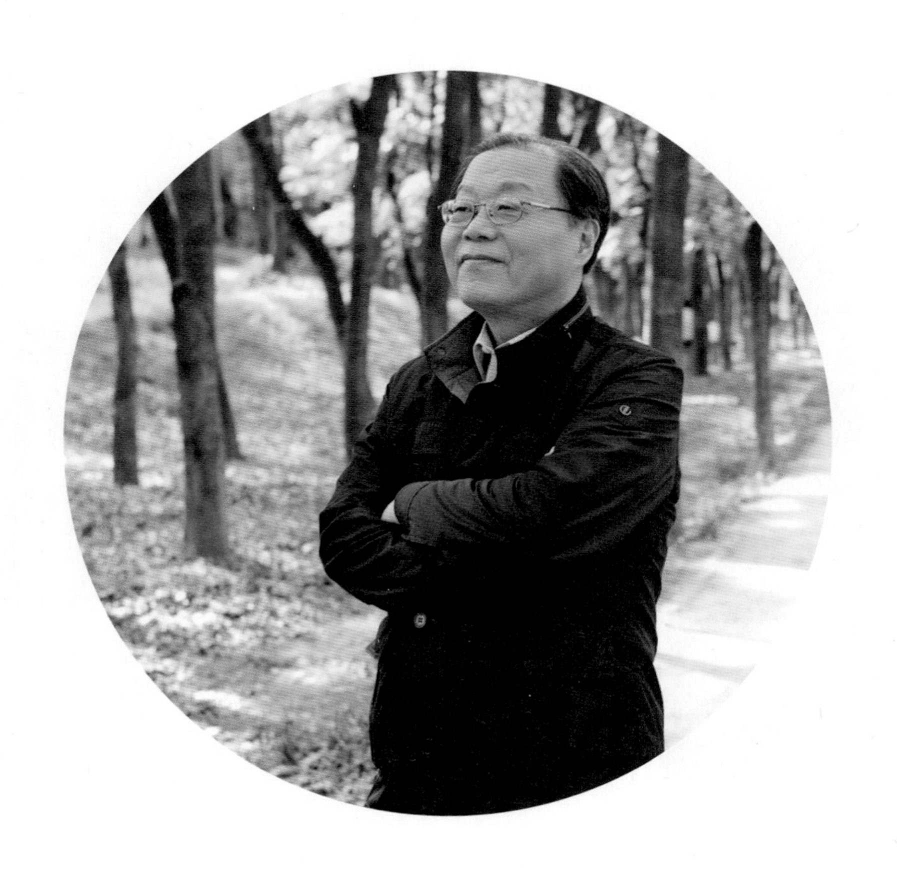

깨끗한 폐의 기적

초판 1쇄 발행 2023년 12월 30일

지은이 서효석
펴낸곳 도서출판 편강
주 소 서울시 서초구 양재천로17길 7
전 화 02 518 7777
팩 스 02 522 5273

PD 이경미
DD 권선희

치료 사례 사진은 사전 동의 후 사용하였습니다.
정가는 표지 뒤에 있습니다.
잘못된 책은 구입하신 곳에서 교환해 드립니다.

ISBN 978-89-963556-7-0 (13510)